全·球·健·康·学·译·丛

黎浩　向浩　毛宗福 | 主编

健康研究方法导论

第二版

Introduction to Health Research Methods: A Practical Guide

[美] 凯瑟琳·雅各布森◎著

马露 等◎译

人民出版社

总　　序

中国是全球化的受益者、重要的贡献者、坚定的维护者。团结合作，改善健康公平性，应对重大疫情，实现经济社会可持续发展，是各国政府和人类社会的责任和义务。新冠肺炎疫情再次说明，疾病无国界，病毒是人类的共同敌人，任何国家无法独善其身，唯有守望相助，才能有效汇聚成国际抗疫合力。

中国政府积极履行国际义务，倡导构建人类卫生健康共同体。作为实现全球人人公平享有健康的兼具研究和实践的一门新兴学科和艺术，全球健康在我国获得了迅速发展，一批高校、智库和相关部门先后成立了全球健康专门机构，开展教学、科研和社会服务，组建了中国全球健康大学联盟、中国全球卫生网络、中国南南卫生合作研究联盟和中华预防医学会全球卫生分会等全球健康学术共同体，创办了《Infectious Diseases of Poverty》（2012 年）、《Global Health Research and Policy》（2016 年）、《Global Health Journal》（2018 年）和《全球健康简报》（2014 年）等学术期刊。

为满足全球健康专业人才培养的需要，武汉大学 2013 年组织国内外 20 多所高等院校、科研机构的 200 余位专家学者，编写出版了我国首套全球健康专业国家级规划教材，对我国全球健康人才培养发挥了重要作用。为了更好地践行全球卫生健康命运共同体的理念，及时分享传播相关知识与智慧，丰富中文教材读物，经武汉大学全球健康研究中心与人民出版社协商，决定组织出版“全球健康学译丛”。

本套“全球健康学译丛”，精心挑选全球健康领域影响力较大的英文原版教材、案例和专著，组成丛书翻译出版。“全球健康学译丛”不仅可用做学生教材、教学参考和课外读物，也可供全球健康领域政策制定者、实践者和研究者参阅借鉴，更好了解国际经典和国际前沿。

最后，本丛书的出版要感谢各书作者及译（审）者、原出版商以及人民出版社的大力支持。但是，丛书体系构成及翻译质量都与我们的组织协调及学术水平息息相关，翻译、审校难免存在不足之处，恳请广大同仁批评指正。

黎浩　向浩　毛宗福

2020 年 6 月 10 日于武汉

目　　录

第一章　健康科学研究过程

健康科学研究是一个系统地调查人群生理、心理或社会适应状况相关的某一个具体问题的过程。

1.1　研究过程

研究（Research）是为了发现事物的规律而对某一研究对象进行系统细致调研的过程。无论研究项目的目标或使用的调查方法是什么，所有研究都有以下相同的五个步骤（图表 1-1）。其中前两步分别是确定研究问题和选择一个合适的研究方法。由于选择方法时可能要求细化研究问题，前两步通常同时完成。一旦研究对象和方法确定之后，剩下的三步就是设计研究方案、收集和分析数据、撰写论文并公布研究结果报告。这些步骤几乎适用于所有的研究项目。如果没有完成这五步，该研究项目就不足以称之为完成。

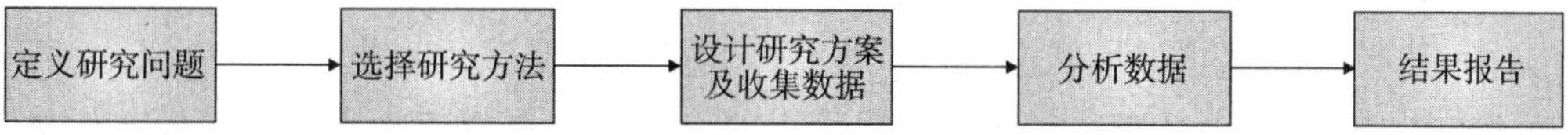

图表 1-1　调查过程

1.2　健康研究

健康研究（Health research）就是调查那些可能促进或损害人类身体、心理、社会适应度的生物、社会经济、环境等一系列广泛存在因素的研究。人群健康研究（Population health research）以人群为调查单位，而不是关注分子、基因、细胞或其他更小的生物成分；其研究范围小到只有少数个体的临床案例调查，大到涉及成千上万参与者的全球公共卫生调查。健康研究中常运用多学科领域的工具。例如分子生物学、微生物学、免疫学、营养学和基因学等相关研究，使用实验科学的工具；许多人群健康研究，还运用了人口统计学（Demography）（人口和人口动态研究，例如出生率、死亡率）、流行病学，以及各类社会科学，如心理学、社会学、人类学和经济学的学科工具。

常规实践活动和健康研究之间存在差别。流行病学家为卫生部门查找引起肠胃炎发作的物质来源所开展的工作不能称之为健康研究。然而,当爆发调查小组发现某种不寻常的食物是引起疾病暴发的原因,然后通过额外的相关调查及实验以证实他们的假设,并以书面报告形式公布调查方法和结果、分享调查发现时,这时此类调查就可能变成了一个研究项目;临床医生阅读几篇关于某种罕见疾病的文章或参与其他的持续教育活动的行为,不能称为健康研究。但倘若临床医生进行系统的文献查询、完成了某一问题的综述,并发表其概要,这样的调查可称为健康研究。健康研究不是某个企业为改进产品质量而要求其顾客完成的一项消费者满意度调查。然而,当委托人所做的调查运用的问卷设计和抽样方法被伦理委员会认可,同时其研究目标是回答一个建立在充分证据基础上的问题时(该证据已被科技文献刊登、或已通过演示进行了公开),它就是一项研究。

尽管大多数健康调查者希望他们的发现能够揭示出,对其他种族、地区和时代同样适用的某种概括性的趋势、关联和理论。但是,在某些具体到特定地区、特定种群、特定时间点的研究,在一定程度上其研究结果不具有推广性。当这些调查者完成健康调查,并发布他们的研究时,他们的研究为健康政策和实践提供了理论依据。

1.3 健康研究目的

人群健康研究常常是为了回答一些有关社区健康档案、疾病风险因素、临床有效性和干预措施影响的问题。常见方向包括:

• 需求评估:人群健康状况如何?某群体成员的主要健康问题是什么?某人群哪些健康相关的需要并未得到解决?这样的人群可以是任意有明确相同特征的个体集,如某个特定医院的患者们;某个特定企业的客户群;生活在某一个特定城市的居民;某所学校的学生或其他的人群。

• 风险评估:人群健康的威胁因素是什么?人群发病率(Morbidity)、死亡率(Mortality)、残疾和其他健康问题的风险因素是什么?

• 实践应用:我们对人群的健康隐患进行预防、诊断以及治疗的水平如何?相似的问题可能在许多领域被从事健康行业的专业人员问及,这些健康领域包括:药学、护理学、公共卫生学、物理治疗、职业治疗、药剂学、口腔学、眼科、临床心理、人体运动学、卫生政策、卫生行政与管理等。

• 结果评价:这次医学干预对于改善人群健康状况是否有效?该问题另一种问法是关于程序、过程、课题、项目、政策等活动的有效性。

任何健康研究的目的都是朴实的:回答一个定义明确的问题。当许多调查者用他们的发现发表科学文献,大量累积的信息会为改善个人及集体的健康状况提供证据支撑。

1.4　本书概述

那些致力于寻找并完成一个新型且有效项目的人将有助于推进健康科学的发展。健康研究不需要执照,也不需要硕士或博士学位,它甚至不需要研究者接受关于研究方法的专门课程,尽管这些会有所帮助但却不是必须。研究需要的是毅力和耐心、诚实和正直、认真和关注细节的品质,学习新的知识、发展新的技能的强烈欲望,对专家建议和反馈的开放态度,批评和修正个人工作、写作的能力。这些都是每个人都能培养和发展的个人性格特征。

这本书意在作为人群健康研究者的指南。这些章节是根据研究过程的五个步骤组织起来的。第一部分为如何选择一个适当、重点集中的研究问题以及在课题研究中尽早与同事和导师建立良好的人际关系提供了建议;第二部分总结了各种数据收集方法,概述人群健康科学主要的研究设计;第三部分描述了数据收集的过程,它强调各种新数据收集过程中的伦理规范;第四部分总结了常见的数据分析策略;第五部分就论文稿件在审查和出版的准备过程中的写作问题提供了一些策略和循序渐进的指导。如果目标是公开发表某项研究的发现,第五部分可能有助于解决在整个研究过程中的写作问题。因此,一些读者可能会发现,在完成他们的研究计划之前阅读本书第五部分的内容,会对整个研究过程有所帮助。

本指南并不是为了把一切健康研究者所知的研究设计、数据收集、数据分析方面的知识罗列出来,它实际上是对整个研究过程的综合性回顾。了解健康研究的最好办法就是做实际调研并在实践中亲自体会研究过程是如何开展的。当一个研究项目展开时,大多数研究者将从阅读专业参考文献或咨询专业人员中受益。许多优秀的书籍、期刊论文、技术报告、其他网络及图书馆资源,都包含着需要用复杂的研究设计和分析技巧才能理解掌握的关键信息。有些专家例如教授、上级、同事、合作伙伴、图书管理员、统计顾问等,能根据已有的研究经验,给新的研究者指引一些背景阅读的方向,或者是其他对课题有帮助的信息,切记他们的意见也是宝贵的咨询资源。

第一步　定义研究问题

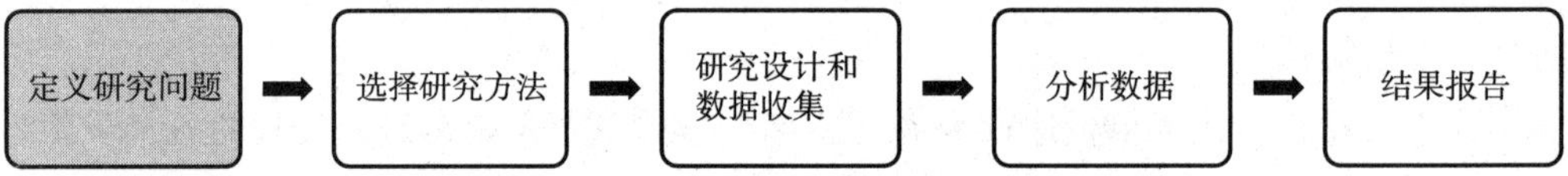

研究过程中的第一步就是选择研究方向。这一部分描述了如何选择一个研究主题、回顾文献、完善项目及如何进行合作。

- 选择一个一般性的主题
- 回顾文献
- 聚焦研究问题
- 合作与指导
- 合著

第二章　选择一个合适的主题

选择一个可行的研究主题是通向成功的第一步。有许多方法可用来发现潜在的研究问题。

2.1　可行的科研问题

健康科学的许多研究问题来自实践观察。例如:关于“蹦床受伤”的问题,不同的健康从业者有着不同的思考:

• 急诊室医生:“我们已知蹦床可造成包括肢体骨折和头部(颈部)的创伤。那我们是否应该对这些因为蹦床而手臂骨折的孩子们进行脑震荡的检查? 又是否充分重视这些孩子可能产生的并发症?”

• 理疗师:“今年似乎有更多因蹦床致伤来这儿治疗的病人,因使用蹦床而受伤的概率是否真的增加了? 或者是因为我平时更关注了他们? 我是否应该告诉我的病人不要使用家庭蹦床?”

• 健康教育者:“我在一家提供蹦床运动的健身中心工作,蹦床运动是否是一个改善心血管健康的有效方法? 我们能做些什么来确保客户的安全?”

源自实践的问题往往指向一个需求评估、项目评估或临床疗效研究等方面的问题。假设文献回顾显示对于这些问题并没有一致的答案,那么这些问题可能是值得探索的新课题。非医学从业者,可寻求和临床的同事或者其他卫生专业人员的合作,这可能会对研究带来一些灵感启发。

要记住一个好的研究问题往往以问号结尾,不是宣言或价值声明,而是要真正地调查。一个好的研究问题往往是可测定的,可测定性(Testability)是指研究的问题是可以被具体测量或检查的。

2.2　头脑风暴和概念映射

当临床实践、社区观察或个人经验提不出合适的研究问题时,一场头脑风暴会议(brainstorming)可能是确定研究课题的切入点。头脑风暴的目标是给可能的研究主题列一个清单。这不是排除想法的阶段,因此这些想法常不强调可行性,也不需要很成熟。图表 2-1 可以帮助确定个人兴趣领域,也能用来分类朋友和同事的构想。互联网、期刊和书籍可能会揭示一些值得探索的空白领域。例如,许多研究文章在结尾呼吁在某个特定的主题上进行更深入的研究。

有一种方法称为概念映射(Concept mapping)。首先列出几种疾病或有研究价值的研究人群。将多次出现并且有相关性的概念提取出来,这样也许可以凝练成一个研究方向。用圆圈和箭头明确整合主题之间的相互联系,并考虑哪些领域可能值得探索。

领域	**问题**
价值	• 我自己的兴趣和个人价值是什么? • 什么样的研究主题对我来说是有个人意义的? • 有哪些我能探索的未被充分研究过的领域，或者哪些领域对我或者我的家人、朋友、客户有重要影响? • 我对哪些公共卫生问题感兴趣， 因为它们反映了我认为不公的地方?
技能	• 我已经具备了哪些知识和技能?
个人成长	• 我想学习哪些 新技能?
人脉	• 通过教授、导师、同事或其他人脉资源，哪些人群或数据来源对我来说可能是可靠的?
工作和（或）课程要求	• 我的导师或教授想让我学习什么?
文献中的差异	• 哪些有利于学科发展或有助改善社会实践及政策的信息是当前不可得到的?

图表 2-1　头脑风暴

2.3　关键词

通过头脑风暴和概念映射法确定了感兴趣的领域后,下一步是罗列相关的关键词(keywords)来进一步确定主题。写下一长串可以帮助聚焦研究问题的单词。例如,一个对非洲儿童健康状况感兴趣的人,可能会列出这样的关键词“疟疾……儿童……非洲……蚊帐……乌干达麻疹……疫苗接种……学龄前儿童……营养不良……维生素 A 缺乏症”。对衰老感兴趣的人可能列下“骨质疏松症……摔倒……褥疮……物理治疗……骨骼密度……家庭安全状况……康复治疗……老龄化……预防”。罗列关键词的主要目标是在主要感兴趣的领域内确定潜在的研究焦点。

美国国家医学图书馆数据库 *MeSH*(*Medical Subject Headings*),有助于识别研究领域并可缩小研究领域的范围。例如:感染是一个潜在的研究方向。MeSH 数据库可以显示各种小范围的与感染有关的主题,如心血管感染、败血症、感染性皮肤病和伤口感染等。在皮肤病的领域内,MeSH 数据库列出了各种各样的较小范围的主题,如蜂窝织炎、皮霉菌病(皮肤真菌感染)和细菌性皮肤疾病。在皮霉菌病的领域内,MeSH 数据库列出了更小范围的主题,如芽生菌病、皮肤念珠菌病、皮癣。在这些研究领域中,MeSH 能提供更加精炼的分类和连续的子分类。

通过搜索 MeSH 数据库,研究人员可以获得以下几个方面的帮助。研究人员可以从一个模糊方向,深入到更为精确的领域,如:从感染或皮肤感染,进一步深入到,皮肤真菌感染、皮癣感染等。另外,MeSH 数据库可以用来寻找更广泛的、相关的研究领域。例如,搜索子痫前期(一种妊娠并发症),它和其他形式的妊娠高血压有关,如临床上的妊娠综合征。对妇产科学感兴趣的人来说,这可能是一个同样有趣的研究方向。

一旦罗列出了关键词,研究者可以从关键词中寻找它们的主题。研究者可以根据自己的喜好,自行排除或者挑选关键词。(图表 2-1)

2.4　暴露,疾病,人群(EDP)

确定了几种备选的主题后,就应该对其进行精炼。许多人群健康研究中的主题可能遵循这样一个模式:【人群】、【暴露】、【疾病/结果】。暴露(Exposures)(图表 2-2)和疾病(Diseases)(图表 2-3)包含许多特征,如下所示:

- 社会和环境指标
- 营养状况
- 感染
- 慢性病
- 心理健康状况
- 生活质量、措施
- 医疗卫生服务

对于实验研究,所研究的介入过程就是暴露。【人群】(Population)可以是个人、社区或有组织的集体。(图表 2-4)

在头脑风暴和概念映射中确定的关键词经常适用于暴露、疾病和人群分类。研究者们应该把关键词分成三类,根据这三类关键词就能创建一个研究框架:

- 一类是暴露或干预措施
- 一类是疾病或结果
- 一类是特定的人群

这些【暴露】、【疾病】(或者其他的与健康有关的结果(Outcomes)),和【人群】关键词,可以用一个模式化的句式"在某种特定的【人群】中,某种【暴露】是否与【疾病、结果】有关",结合形成潜在的研究问题,例如:

社会经济状况	健康相关行为	健康状况	环境暴露
• 收入	• 饮食习惯	• 营养状况	• 饮用水
• 财富	• 运动习惯	• 免疫状况	• 污染
• 教育水平	• 酒精使用	• 遗传	• 辐射
• 职业	• 烟草使用	• 压力	• 噪音
• 年龄	• 性生活	• 解剖学和解剖缺陷	• 海拔
• 性别	• 避孕状况	• 生殖历史	• 湿润度
• 种族	• 卫生习惯	• 并发症（存在的健康问题）	• 季节
• 国籍	• 宗教信仰		• 自然灾害
• 移民状况	• 卫生服务利用		• 人口密度
• 婚姻状况			• 旅行

图表 2-2　暴露类型示例

传染病和寄生虫病	非传染病疾病	神经精神障碍	受伤
• 念珠菌	• 哮喘	• 阿尔茨海默病和其他痴呆	• 骨折
• 霍乱	• 乳腺癌	• 自闭症	• 烧伤
• 大肠杆菌	• 白内障	• 创伤后应激障碍	• 压伤
• 钩虫	• 糖尿病	• 精神分裂症	• 冻伤
• 疟疾	• 高血压		• 枪伤
• 梅毒	• 骨质疏松症		• 溺水
• 肺结核	• 中风		• 中毒

图表 2-3　疾病类型示例

- 在患糖尿病的成年人中【人群】，锻炼习惯【暴露】与骨折的风险【疾病、结果】有关吗？
- 对于生活在安大略农村地区的妇女来说【人群】，生育史【暴露】与患中风的风险【疾病、结果】有关吗？
- 在澳大利亚小于五岁的儿童中【人群】，家庭财富【现象、暴露】与患哮喘住院【疾病】的风险有关吗？

通过回顾研究方向相关的文献，研究者可以了解最新的学术进展，从而更好地选择研究课题。第三章描述了文献回顾的步骤。

- 小于5岁的澳大利亚儿童
- 居住在安大略乡村的女性
- 患糖尿病的成年人
- 拥有至少 10年课堂经验的老师
- 在纽卡斯尔的圣玛丽医院最新被诊断出患有流感的个体
- 乌干达地区处理有关艾滋病事宜的非政府组织

图表 2-4　人群类型示例

2.5　PICOT

我们也可以用 PICOT 模型来构造研究的问题：

- 被用来研究的病人/人群(Patient/Population)是什么?
- 我们研究的干预措施(Intervention)是什么?
- 哪些措施可以与干预措施相比(Compare)?
- 结果(Outcome)是什么?
- 怎样安排随访的时间(Timeframe)?

PICOT 尤其有助于解决临床研究问题和设计干预措施的课题。运用 PICOT 的一个好处是它指出了关键指标,这些关键指标可以为后续的干预措施提供证据。

第三章　文献回顾

当大体的研究领域确定之后，阅读相关的背景文献能进一步明确研究的主题，缩小研究范围。

3.1　非正式来源

阅读非技术性的文档和互联网上的开放资料是了解潜在的研究领域的起点。许多主要的公共卫生组织，如世界卫生组织（WHO）和美国疾病控制和预防中心（CDC），在网上都有相关新闻报道介绍各类疾病和诱发这些疾病的危险因子。国际非政府组织（包括联合国及其他分支机构）和各国政府，也有新闻、宣传册、网站，提供关于国家和地区基本的人口、政治、经济、地理和其他与健康相关的信息。一些报纸和受欢迎的杂志可能会发表一些权威的有关于暴露，疾病或人群的非专业的文章，这些文章介绍的是某个主题有趣的或重要的点。宣传疾病知识的网站、个人网页和其他媒体，也可能有助于辨别和提炼重要和有意义的研究问题。没有经过同行评议的非正式来源的文章不算是正式科学文献的一部分，所以研究人员必须非常谨慎地对待这些文件中任何与正式科学文献相矛盾的地方。但是，这些初始背景阅读资料可以为后续理解更正式的科学文献提供一个基础，因此可视为完整文献回顾的一个组成部分。

3.2　数据统计报告

当研究特定的暴露，疾病和相关人群时，查询相关数据也许会有帮助。例如，了解某国某种暴露的患病率，某疾病每年的全球发病率，或一个特定人群的规模。

• 对于区域和国家层面的人口估计和比较，世界银行世界发展指标数据库为相关主题提供了广泛的信息。

• 数据统计可以在联合国相关机构年度报告的附件里找到。例如，世界卫生组织发布的《世界卫生数据统计》，联合国开发计划署发布的《人类发展报告》，联合国儿童基金会发布的《世界儿童状况》等。

• 人口资料局、美国癌症协会等私人组织发布的年度报告中包含了最新的数据统计和预测。

• 如果想获得关于州、省、县、城市和其他更小的行政单位的相关信息,可以联系相关的公共卫生部门。这可能是获得出生率、死亡率和其他人口统计指标等重要数据(Vital statistics)的最好的信息来源。

• 获得健康相关的暴露和疾病信息最好的方法或许是查找已发表的科学文章。

虽然在互联网上能很容易找到统计数据,但这些数据很少被引用,并且很难获得这些数据的来源信息。在科学研究中,应该跟踪统计数据最初始的来源而不是依靠二次报告。如果数据来源不清楚,那么这些统计数据同样也经不起推敲。

3.3　摘要数据库

摘要是关于一篇文章、一个章节或者一本书的精炼总结。健康科学期刊文章的摘要通常会对研究人群(如研究的样本大小和区域)、研究设计和主要结论做一个简单描述。摘要数据库(Abstract databases)让研究人员可以寻找成千上万的摘要关键词和相关条目。对至少一个主要的摘要数据库进行仔细地、全面地检索是文献回顾最重要的一步。

一些摘要数据库免费向公众开放。最受欢迎的公开的健康科学数据库,是由美国国立卫生研究院的美国国家医学图书馆提供的 PubMed,它提供了超过 2500 万的摘要。欧洲 PMC 与 PubMed 相似,但是它有更广泛的关于欧洲和加拿大的相关报道。SciELO(Scientific Electronic Library Online,科学在线电子图书馆)和 LILACS(Literatura Latino Americana e do Caribe em Ciências da Saúde)主要关注来自中美洲和南美洲的文献,它们允许使用英语、西班牙语和葡萄牙语进行搜索。AJOL(African Journals Online)允许搜索非洲机构发行的期刊。其他几个国家和地区数据库允许用相应的语言进行搜索。也可以通过图书馆订阅来获取一些健康文摘数据库,如:

• CAB Direct,来自国际应用生物科学中心,主要关注农业和营养学方面。

• CINAHL,护理与联合卫生文献累积索引指数

• Embase,来自大型出版公司爱思唯尔(Elsevier)

• ERIC,由美国教育部赞助的教育资源信息中心

• MEDLINE,由美国国立医学图书馆赞助并且只显示那些申请纳入并通过审查流程的杂志

• PsycINFO,由美国心理协会(APA)赞助

• Scopus,来自爱思唯尔(Elsevier)

• Web of Science,来自汤姆森路透公司,包括来自科学、社会科学、艺术和人文科学的期刊以及科学会议文集

考克兰图书馆(Cochrane Library)和一些负责制作、管理和发行在线期刊的企业,会提供一些额外的搜索选项,例如 EBSCO(提供各种特定学科的 EBSCOhost 数据库,如广泛报道体育研究的 SPORTDiscus 数据库),JSTOR,LexisNexis(侧重于商业和法律),Ovid 和 Proquest。一些出版公司会提供一个包含自己杂志上发表的文章的数据库,包括 LWW Journals Online(由 Lippincott Williams & Wilkins 发行),SAGE Journals Online,Elsevier's Science Direct,Springer Link,Taylor & Francis Online 和 Wiley Online Library。图书管理员可以根据某些特定研究问题提供最适宜的数据库信息。

尽管这些数据库包含成千上万的期刊,但很多同行评议期刊并不包含在其中,尤其是非英语发表的期刊。因此,用谷歌学术这类普通搜索引擎进行额外的搜索也许能帮助找到额外的相关摘要。当要研究的某个主题没什么人感兴趣或者关注度很低时,补充搜索就显得尤为重要。

摘要数据库可以进行关键字或 MesH 词表搜索,搜索操作中可以使用布尔值操作符,如"与"、"或"、"非"。可以通过设定搜索的出版年份、语言或是其他选定的参数来查找特定文献。也可以通过设定文章标题、作者姓名(通常使用姓名和首字母的格式,如"Baker JD"或"Patel AR")和杂志标题来搜索文献。关于如何更好地在数据库中搜索想要的文献,请参见 22 章。

3.4 全文

摘要提供了对一篇文章内容的大致印象。然而,真正理解一份研究的唯一途径是阅读文章全文。一些文章可以在网上全文开放获取,例如,从期刊网站上获取全文文献,也可在 PubMed 上,或在作者的个人网站上获取。大多数大学图书馆订阅了成千上万的在线期刊,允许访问者获取电子版本的文章。这些高校在他们的书架上也有数量有限的纸质版杂志,但直接搜寻纸质版书库可能不太现实,除非想要的文章历史相对较久远。大学经常提供免费或低成本的馆际互借服务,而这些"借贷"的期刊文章通常是电子文件或文章的复印件,因而并不需要归还。中低收入国家的研究机构可以通过世界健康组织提供的 HINARI 项目免费获取成百上千杂志的论文全文。

当以上的选择均无法获得文章的全文时,另一个可行的做法是直接与作者联系从而获取文章全文。一些数据库包括文章作者的电子邮件地址,很多期刊网站会在文章的摘要中附上作者联系方式。至少,很多数据库和大多数期刊文章都会列出作者所属机构,在这些机构的网站中搜索或在社交网站的搜索通常能找出作者的联系信息。给作者写信,礼貌地请求一篇文章的电子版副本是没有风险的。大多数作者会很高兴有人对他们的成果感兴趣。最坏的结果是,请求者没有收到作者的回复。最好的结果是,作者快速回应了请求、提供了文章的电子副本并表示愿意提供进一步的帮助。

3.5 批判性阅读

一旦研究人员获得全文文章的副本，下一步的行动计划应该是：

- 重新阅读摘要。
- 仔细注意表格和图，它们通常显示最重要的结果。
- 阅读（或浏览）整篇文章。
- 查看参考文献列表，了解其他应阅读的文献来源。

第32章告诉了文章应该有哪些必要内容，它遵循了科学报告的基本模式。

我们应该仔细阅读所有文献。批判性阅读包括询问一系列关于研究内部效度（Internal validity）的问题，从而确认一个研究的研究设计、计划实施、结果解释和研究报告的质量够不够好，以及评估一个特定研究问题的报告结果是否能反映特定的时间、地点、人群的真实情况。例如，一位读者应该要问：

- 研究的目的是什么？对于目的来说选用的方法是否合适？是否回答了主要的研究问题？
- 收集和分析数据的方法是否科学高效？例如，一个收集最新调查数据的研究是否有合适的样本数量，是否招聘了足够数量的参与者，使用的问卷是否经过验证，是否选用了合适的统计方法？研究实施是否符合伦理？作者是否意识到并讨论了研究方法的局限性？
- 结果是否可靠？在研究的设计、实施、分析和解释中，哪些类型的误差可能造成结果的不准确性？
- 是否所有结论都有研究结果的支撑？如果一份研究试图去回答的问题涉及因果关系，那么这篇文章是否提供了足够的证据来支持这种说法？

批判阅读也需要质疑这项研究的外部效度（External validity），即一个研究的结果可以推广到其他时间、地点、人群的可行性。外部效度问题（也称为普遍性（Generalizability））可能包括：

- 这个研究的发现结果在多大程度上符合关于这个主题已有的知识？在不同的人群中做出的重复研究（Replication studies）是否符合普遍性的结果？
- 对于实验性的研究，在实验室条件下观察的结果有多大的可能性发生在日常生活中？
- 实验结果适用于哪些其他人群？例如，一份来自年龄在30—49岁的加拿大男性的研究结果是否适用于年龄在30—49岁的墨西哥男性、或年龄在30—49岁的加拿大女性、或年龄在50—69岁的加拿大男性？

3.6 注释参考目录

创建一份注释参考目录(Annotated bibliography)是在文献回顾中用于追踪确定文章的常用方法。一份注释参考目录至少包括一份完整的被回顾文献的目录和一份关于文献的简要总结。研究者也许会发现做一份关于已出版的研究与新的研究项目之间联系的笔记,会对创建注释参考目录有所帮助。这项工作的目标不是去复制一篇文章的摘要,而是总结与新的调查研究最相关的内容。

一些新研究项目的注释参考书目应该与它们的总结段落编辑收录在同一个文档中。一些参考文献管理软件会专门划分出一个可以添加个人注释记录的区域,这个区域同样可以被用于记录关于文档的注释。有时获得相关的信息最简单的方法就是从每篇文章摘取相应内容到一个电子表格中,从最基本的细节进行单独的分栏,包括研究设计、研究人群、暴露和结果的定义、统计结果、研究的局限性、内部和外部效度的评价等。

3.7 研究的新颖点

每一个研究人员都在寻找"新颖"的主题。如果谁认为独创性需要在一个遥远的岛屿,在以前不曾认知到的人群中发现新的突发性疾病,那独创性对他们来说可能遥遥无期了。这种卓越的发现偶然地会出现在新闻里,但是粗略地回顾文献可证明绝大多数的原创性研究远没有那么富有戏剧性。对于那些展示新颖性(Originality)的研究项目,它只需要拥有一个对于以往成果来说实质性的不同之处。它可以是对于一个新现象的关注,对一个新疾病的关注,新的人群来源,新的时间阶段或者是一个探索领域的新视角。

图表3-1阐明了这个观点。一个新颖的研究项目可以着眼于一个已经在人群(P1)中被很好地研究过了的疾病(D_1)新的潜在的危险因子(E_2)。它也可以着眼于在一个人群(P_2)中的已知的一种疾病(D_1)的危险因子(E_1),是否可以增加第二种疾病(D_2)的罹患风险。它还可以着眼于在全球一个或多个地方(P_1和P_2)的暴露因子(E_1)与被观察到的疾病(D_1)之间的关联性是否适用于另一个地方(P_3)。或者是一个研究项目使用荟萃分析方法致力于综合所有已经被出版的关于暴露(E_1)与结果(D_1)之间的关联性的文章。

例如,一次文献回顾可能会发现几个研究显示,每周有几次步行三十分钟习惯(暴露)的年龄稍大的成年人(人群),在记忆力测试(疾病或结果)中得分高于那些没有形成走路锻炼习惯的成年人。新的研究可以关注:

- 对于年龄稍大的成年人(相同的结果和人群)来说,打台球(一个新的暴露)对于

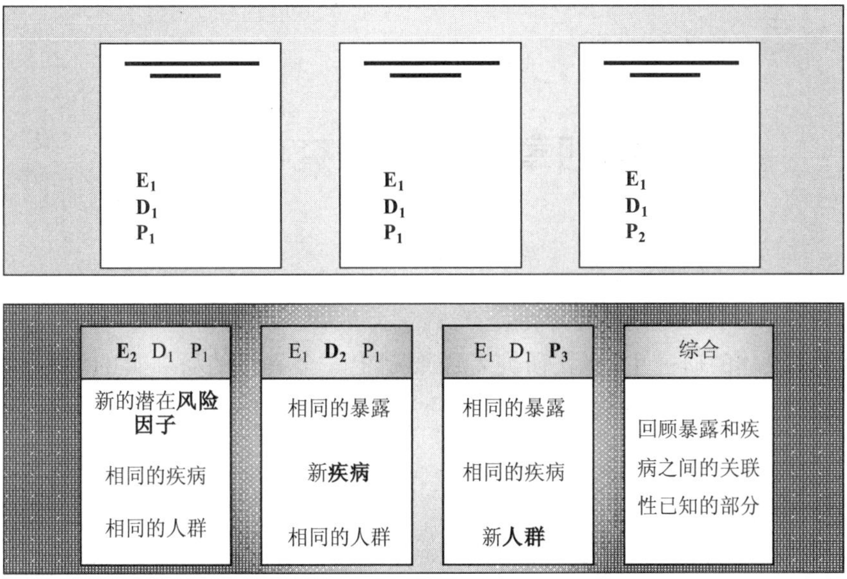

图表 3-1　新研究的想法

提升记忆力是否有效？

• 对于年龄稍大的成年人（相同的暴露和人群）来说，有走路锻炼习惯是否可以提高他们的平衡能力（一个新的疾病或者结果）？

• 在儿童中（新的人群），走路（相同的暴露）对于提高记忆力（相同的结果）有帮助吗？

一旦研究者发现了一个可能新颖的研究问题，需要进行一次更为完整的文献回顾来确认这个领域是否被研究过。

一些努力在文献里去寻找一个之前还没有被探索过的研究主题的研究人员，必须认识到大多数研究都只是在科学发展中向前的一小步，是为了给新的探求者开辟更多选择。在选择研究问题的时候遇到的主要的挑战是需要限制每一个研究项目只专注于一个领域。仅少数研究能够开创全新的研究领域，但是当每一个研究项目都致力于发现文献中的空白（Gaps in the literature）和完善先前成果时，就有可能推进一个领域的整体研究进展。

第四章　关注研究问题

确定了大体的研究主题后，研究者需要制定一个具体的研究目的和可行的研究方案。

4.1　研究方法

确定的研究问题必须与研究方法相适应。至少在研究早期必须确定该怎样收集数据：（图表 4-1）

• 原创研究（Primary study）：需要收集原始数据。

• 二级研究（Secondary study）：对已经存在的数据集（或者已有的记录中取出的数据）进行统计分析。

• 三级研究（Tertiary study）：对现有文献进行回顾性分析。

调查方法	研究计划
原创研究	收集和分析数据
二次分析研究	分析初始研究的数据资料
综述性研究	回顾和总结文献

图表 4-1　原创、二次分析、综述性研究

这三种主要的研究方法都有相应需考虑的因素（图表 4-2）

• 如果要收集新数据，研究者将有很大的自由去挑选研究主题，但要努力去招募足够数量的参与者。

• 如果要对已有数据进行分析，必须确认相关数据来源的有效性。调查研究者必须从已有数据库中拟定一个研究问题（该问题最好具有创新性）。

• 如果对现有文献进行回顾性分析的话，研究者必须查找所有相关文献。如果所需的文献不在图书馆馆藏之列，大学机构的研究者需要了解的相关政策和可能产生的费用。如果研究者不是大学相关人员,就要考虑查阅所有相关资料可能产生的费用。

研究方法	需要考虑的关键问题
收集和分析数据	• 源人群可能包含哪些人?
	• 是否能收集到足够数量的研究对象?
分析现有数据	• 可能有用的数据来源有哪些?
	• 在已得到的数据中可以挖掘哪些新问题?
回顾文献	• 研究者是否能获取图书馆已有的资源?
	• 研究者是否能获取所有需要的文章?

图表 4-2　关键因素

4.2　概念和理论框架

概念框架(包含了研究的设计、执行和解释)能够更好地帮助研究项目。概念框架(Conceptual framework)通常是用方框和箭头草拟出在研究中将会涉及的各种关系。基于广泛地回顾已发表的文献,各式各样理论框架(Theoretical frameworks)被建立起来,这些框架提示新的调查研究所需的基本元素和概念框架的流程。例如,可以找到一些描述影响个人健康信念和行为因素的几个流行理论。概念和理论框架在护理、社会科学和教育研究文献中特别常见。

4.3　研究目的和具体目标

通过回顾文献和设计研究方法,通常能确定一个特定的研究主题,这个主题最好能用一个首要的研究目的或者研究问题来进行描述。图表 4-3 列出了几项在健康科学研究中常见的研究目的。研究目的(Study goal)通常包括研究关注的特定暴露、疾病还有人群。

在确定了首要研究目的之后,研究者应该额外选出三个或更多的具体目的(Specific objectives)、具体目标(Specific aims),或者是源自于主要的研究目的的假设猜想(hypotheses)。这些具体目的或目标都可以用描述操作步骤的陈述句或者可量化的疑问句来表达。每一个具体目的的提出都是为了更进一步回答研究的主要问题。例如,研究目的如果是“评估铅中毒在密歇根州东南部幼儿园学校中的影响”。这个研究中三个具体目的可列为:

1. 计算高血铅水平在密歇根州东南部幼儿园学生随机样本中的流行情况。

2. 判断是否样本中高血铅水平的儿童会比低血铅水平儿童在学业考试中得到更低的分数?

3. 通过将在样本中的人口比例应用于整个地区的总人口,来评估高血铅水平对密歇根州东南部幼儿园表现的总体影响。

这三个具体目的都关系到研究的总目标,它们提供了一个明确的路径去完成主要研究目的。多数出版的科学文献在最后的介绍章节中列出了研究目的和具体目标。已出版文献中的具体目的通常能帮助完善新研究中的具体目的。

- 描述特殊暴露或者疾病在一个界限明确的群体中发病和流行情况
- 评估一个社区的健康相关需求
- 在两个或多个群体中对比暴露和疾病的水平
- 明确群体中特定疾病的可能风险因素
- 测试一项新的预防干预、诊断测验、评定方法、治疗方式或处理治疗的效果
- 评价在一个群体中成功的干预措施是否在第二个群体中也能同样有效
- 检查项目或政策的影响
- 综合现有的知识

图表 4-3　研究目的示例

4.4　可行性清单表

在缩小研究方向和阐明一个新研究计划的过程中,需要考虑的一个因素就是研究计划能顺利完成的可能性。图表 4-4 总结了一些在提交特定计划方案之前要问的关键问题。这些概念按照首字母可被总结为简写 FINER,它提醒研究者一个好的研究计划应该是:

- 可行的(Feasible)
- 有趣的(Interesting)
- 新颖的(Novel)
- 符合伦理的(Ethical)
- 相关的(Relevant)

领域	问题
目的和意义	• 这项研究有什么贡献？ • 这项研究中有哪些新颖点或值得注意的地方？ • 研究计划的重要性与必要性是否真实存在？ • 这项研究是否丰富了学科的主体知识？ • 除了研究者之外谁能从这项研究中获益？ • 这项研究怎样帮助个人或社区生活得更健康？ • 这项研究怎样有助于提高健康实践或政策？
范围和可行性	• 研究的领域是否合理和可控？（既不太宽也不太窄） • 该研究问题是否已经有解答？ • 研究者能回答预先设定的研究问题吗？
能力和合作者	• 研究者是否具备实施研究所必要的知识和技能？ • 研究者是否能组建一个专业的合作团队？（详情见第五章）
金钱和材料	• 是否有足够的资金支撑这个研究？ • 研究者是否有权限可以使用设备、空间和其他硬件设施？ • 如果有足够的资源支撑，研究者是否能实施一个科学严谨的研究？
时间	• 研究者有时间实施这个项目吗？ • 研究者是否有时间把该项目做好，并且确保不会浪费健康资源？
群体和数据	• 如果研究设计要求从人群中收集新数据，研究者是否能明确合理的源人群并且招募足够数量的参与者吗？
道德	• 研究者能很好地利用可得资源吗？ • 研究者是否会考虑相关的道德问题，特别是那些关乎收集和使用个人水平数据的问题？（详情见21章） • 该项目是否能在确保科学严谨的同时融入当地的文化？
目标人群	• 谁可能对该研究发现感兴趣？ • 研究结果是否能发表？

图表 4-4　研究计划需考虑的问题

第五章　合作和导师

研究者在研究过程中应该寻求团队合作和导师指导。

5.1　合作者和顾问

一个人往往很难能够独自完成科学研究。即使是资深研究员,独立完成项目的各个方面工作也需花费很多时间。尽管有些健康学科文献中只有一个作者,但是,大多数情况下常见的论文有 4 个,甚至超过 12 个共同作者。一般情况下,项目是首席研究者(lead researcher)领头,首席研究者定义为做了主要工作的人(有时候,“首席研究员”这个词用来指资深研究员(Senior researcher),资深研究员是带领新生调查者工作的经验丰富的研究者)。一旦首席研究者启动一个研究项目,通常需要组织一个合作的研究团队,这些合作者能够保证研究具有以下特点:

- 科学、严谨
- 合乎伦理并且适宜文化
- 节约时间、减少开支

对于学生,第一步是确定一个教授或者经验丰富的研究者作为导师。对于刚进入研究领域的人来说,一个或者多个资历深厚的同事,可能会乐意作为正式或者非正式的导师。导师能帮助首席作者联系并确定其他潜在的合作者。例如研究人群的专家,研究暴露和疾病分析的专家,确定项目研究设计和方法的专家以及技术专家(例如分析数据和实验的专家)等。对于国际研究项目,至少要有一个当地研究者参与到研究的每个步骤中,包括识别研究问题、设计研究计划,还有收集数据等。

首席研究员联系的人有一部分可能会成为研究队伍中的核心成员和合著者,其他人可能会扮演顾问的角色。首席研究员需要与所有潜在核心成员交谈,明确他们能为研究贡献的时间、期望的酬劳和作者身份资格。例如,一个统计学顾问作为非合著者可能会要求每小时付费,来帮助研究者思考全面分析可能的选题,或者统计学家可能放弃咨询费用但是要求成为合著者来帮助统计分析数据,或者其他的可能的安排。首席研究员需要保存并更新一个包括所有统计顾问,实验技术人员,访谈人员,图书馆人员和其他帮助过这个项目的人员名单。当合适时,在文章的鸣谢名单中感谢这些没有合著

权的个人。(在文章出版前一定要先获得他人的许可,因为有的人不希望他们的名字出现在文章中)

5.2 寻找研究导师

有时候研究员无法选择项目的管理者,因为项目管理者可能是由雇主或者总项目的负责人指派的。在这种情况下,寻找一个能在整个研究过程中提供建议的导师队伍是十分有帮助的。如果这些导师希望通过指导而获得共同作者身份,那么必须在得到项目主要管理员的许可后才能让他们参与具体的项目。如果导师只是提供一般专业意见则不需要管理员的批准。学生研究者想要写论文,最好明确一个主要导师,然后招募几个学者为研究委员会出谋划策。对于在没有研究要求的单位或项目中工作的新手研究员,他们需要主动去寻找导师和监督员参与项目的机会。

研究导师制(Mentorship)是一种正式(或非正式)关系:一个经验丰富的导师给缺乏经验的学员提供专业的发展意见和指导。寻找研究导师时,最重要的事情就是找到一个契合自己需求和学员个人性格的导师。新手研究员可以通过以下几点来找到合适的导师:

- 基于研究兴趣、导师类型以及导师的交流方式这三点。新手研究员可以向同事、同学、专家或其他有经验的研究员咨询哪位导师更能帮助到自己。
- 在专门面向新手调查员的机构里去查询资深研究者的简介,了解相关主题上比较有名气的研究人员。
- 给可能的潜在导师发一封自我推荐信并且请求一次面对面谈话来讨论可能的科研合作机会。

新手研究员应做好导师不回复,或回复一条消息表明他们目前不接受新的学员、实习生或者研究助理的准备。即使是通过面试定下来,也并不能够完全确定导师—学员的关系。然而,这些所有的谈话,都有可能为新手研究员提供有用的信息,包括其他潜在的导师联系信息。

5.3 导师—学员关系

一些正式的导师制研究项目需要导师和学员签署一项协议来阐述双方的承诺,但是大多数导师制并没有这么正式。在以下关键问题并未达成共识前,新手研究者不应该草率建立导师—学员关系:

- 导师是否有足够时间进行指导
- 导师交流、谈话的频率和风格是你能够接受的(例如多久回复一次电子邮件以

及多久安排一次面对面的谈话)

- 导师同意承担的角色和责任
- 导师能够并且同意提供的资源。例如:期望导师提供关于一个项目全部或部分的基金,获得实验室或者计算机设施设备的途径,或者是其他类型的物质上的支持。
- 导师对于学员的期望

一旦一个研究关系确立了,学员可以做很多事情确保搭档关系是高效且令人愉快的。研究主管者将很欣赏学员的以下品质:

- 经常沟通交流
- 询问问题
- 准时并令人满意地完成了分派的任务
- 对于他们已经做了什么和计划做什么非常诚实
- 严谨地记录研究过程
- 对于监督者的贡献表达感激之情

5.4 专业发展

没有任何一位高级研究员或一个研究团队,可以为成长中的研究人员提供所有必需的专业指导。新手研究员们应该建立一个长期性的研究计划,并参与各种各样的人际和专业活动,从这些活动中获益。包括:

- 参加杂志期刊俱乐部,阅读和讨论最新出版的研究文章
- 积极参与专业组织举办的研究座谈会、出版学术期刊和/或提供其他的参与研究性活动
- 参与出席当地的、地区的、国家级和/或世界级研究会议,并且利用这些机会与已有建树的研究人员建立关系
- 参与项目,可能是半天的研习会,也可能是常年的研究员职务

第六章　合　著

应该在研究早期确定合著关系。

6.1　合著关系

一名优秀的合作者应在以下几个方面坚持最高的道德和专业标准：

- 研究设计
- 与其他合作者、参与者保持良好的联系
- 分析数据、展示研究结果

为了充分了解研究项目，合作者将会提出很多问题（例如所有合作者的角色和职责、手稿的决策问题）。合作者关注细节，并且提供有价值的反馈给研究小组的首席研究员和其他成员。他们致力于提高专业写作技巧，揭露潜在的利益冲突。他们为自己的职责与整个项目承担责任。他们尊敬研究小组里的每一位成员，并且在截止日期内对研究内容的沟通迅速作出回复。

大多数研究者在第一次成为第一作者之前都曾作为"中间的"合著者——在合著者排序中不在最前或最后的人。对新手研究员而言，参与研究项目提供了一个熟悉学术写作、学术出版以及构建良好合著关系的习惯的机会。为教授工作的学生们常常会犹豫自己是否该去询问教授自己能不能被列为他们所参与项目的手稿的合著者。那些以特殊的技术或技巧对研究项目有贡献，但是没有被要求参与论文起草的人也会产生类似的问题。任何正在投入于一个项目并且想要拥有合著作者姓名的人都应该在研究过程中尽早地与第一作者进行沟通并明确身份和职责。

第一作者应该遵循纪律标准，为报告、海报或者是论文构建一份合著者列表。所有关于合著作者的决策应该都是透明的，并且应该被告知到所有的贡献者，包括那些期望获得合著作者身份的人和获得认可但没有合著作者身份的人。

6.2　作者标准

国际医学期刊编辑委员会（ICMJE）在卫生科学领域建立了被大多数期刊采用的作

者标准。根据《国际医学杂志编辑委员会的行为建议》、《报告》、《编辑》和《医学期刊学术工作的发表》(2014 年 12 月更新)的标准,一个研究人员要想获得合著者(Coauthorship)的身份必须全部满足以下四点条件:

- 在研究概念和设计、数据收集、分析和/或解释方面作出实质性的贡献
- 起草文章和/或提供对文章的重要修订意见
- 同意最终版本的文章的提交和发表
- 对论文的完整性负责

一个贡献者并不需要参与研究的所有部分(包括设计研究、收集分析数据)来成为合著者。参加研究中的任何一个部分并作出实质性贡献都满足第一个条件。然而,参加设计、施行和分析并不足以获得合著者的身份,合著者需要参加研究报告的撰写。第二条 ICMJE 作者条件是要求所有的作者必须在论文撰写中做出重要贡献,要么通过起草手稿的一部分要么对它作出重要的修订。第三个条件是为了确保所有被列在作者栏中的名字都是出于本人的意愿并且获得了本人的同意。所有的合著者必须同意提交并且同意为他们在研究中的贡献承担责任,否则论文不应该被提交。

根据这些指导方针为例:

- 项目中负责面试的研究员不具备申请著作者的资格,因为他并没有做出进一步贡献。然而,一个负责面试且撰写讨论部分的研究员将达到合著作者身份的标准。
- 一个医院实验室技术人员,他分析了临床研究中病人的血液样本但没有做出进一步的贡献,也没有资格获得作者身份。然而,一个分析了样本并且撰写了描述试验器械方法部分的实验室技术人员可以成为合著者。
- 一个对项目没有做出额外贡献的数据录入人员不能被认为是作者。但如果数据管理人员对数据进行检验并且为初稿创建了结果表格,这样的人将满足成为作者的标准。
- 一个检查手稿中的语法和拼写的技术编辑不能获得作者身份。但一个对结果的解释和成果意义提出了重要问题的编辑可能具备成为作者的资格。
- 仅仅是监督但并没有参与研究设计或者解释、撰写、编辑的人不能被认为是作者,但提供资金并且监督项目的高级研究人员,通常具备成为作者的资格。

这些规则是为了确保每一个参与项目的合著者能因为他们所做的工作而受到认可并且为他们所做的工作承担责任。不应该有幽灵作者(Ghost authorships),那些做了实质性知识贡献却得不到合理的认可的人。不应该有不劳而获的作者(Gift authorships),没有做出很大贡献却被授予作者身份的人。对一篇论文作出了贡献的人但没有达到合著者要求的人可以被列入致谢部分而不能成为合著者。

6.3 作者的顺序

按照大多数健康科学规则来说,第一作者(First author)(或领导作者(Lead

author))是参与撰写手稿贡献最多的人。尽管这个人通常领导与参与了从设计、分析到撰写整个研究过程,但情况并非总是如此。有时候确定研究方案并收集数据的人可能因为某些原因没能对数据进行分析并撰写结果,或者高级研究员把撰写手稿的责任交给了一个被列在第一作者后面的人。有时候很多人会参与研究设计和数据采集,但只有一个人被要求去撰写整篇文章手稿。有时候一些组织提供数据给研究人员进行二次数据分析,并且这些组织也许不会要求合著作者身份。在以上所有的情况中,做了最多撰写工作的人通常被指定为第一作者。如果有谁对他人的贡献存在任何疑问,应该询问所有在研究中承担主要角色的人后才能确定谁是文章的第一作者。

剩下的作者通常按贡献大小的顺序排列,通常以为项目付出的时间和贡献的知识来决定。对项目贡献第二多时间和精力的人被列为第二作者,以此类推。当有很多合著者参与项目的时候,例如有七八个作者,有时很难量化相关贡献。在这种情况下,合著者应该咨询他们的想法,但最好的解决方法可能是将同等贡献的作者按姓名首字母顺序列出。

上述规则有一个例外,资深作者(Senior author)往往列为通讯作者(Last author),他们通常是整个研究团队的导师,对研究的贡献很大。并不是每一篇论文都有一个资深作者。然而,学生研究者们通常希望有一个教授或其他有资格的导师监督他们的工作,对于相对缺乏经验的研究人员来说,寻找高级调查员作为导师会有帮助。资深作者不一定会积极参与日常研究的细节,但是他们通过在撰写手稿的过程中提供清晰方向和重要的反馈,以达到作者身份标准。此外,如果产生关于第一作者或其他争端时,资深作者可以作为调解人。一位有经验的研究人员通常能洞察学科标准,预防或解决困扰新手研究员的许多问题。

6.4　关于作者身份的决定

为了避免在研究末期产生关于谁对研究项目作出了重要的贡献的争论,应该提前确定研究团队里的每一个成员承担了什么责任,以及他们获得怎样的合著者身份,这样他们就不会对最终作者名单感到意外。首席研究员(或高级研究员)应该弄清楚每位贡献者的预期。理想情况下,首席研究员应该与每位贡献者在参与项目之前进行这种沟通。如果每个人都同意作出很小的贡献的人将不能获得作者身份,则必须确保那个人不被要求去撰写论文的任何一部分或对手稿提供重要反馈。相反,如果每个人都同意某些人获得作者资格,须确保这样的人有机会为文章作出重要贡献。

在研究过程中应尽早决定合著者和他们的排列顺序。在科学和学术界,出版物是衡量是否成功的重要标准,作者身份通常是对于为项目投入时间的唯一回报。因此,关于作者身份的决定有时会非常有压力。它们会引起强烈的情感反应,有时会伤害研究人员之间的关系。因此,首席研究员对每一个参与项目的人都应一视同仁,不仅是在谁值得获得作者身份的问题上保证对每个人贡献量的公正透明,还应在每个人扮演的角色和完成的任务上也保持公正透明。现在越来越多的期刊都要求申明每一位合著者的贡献和他们每一个人是怎样达到合著者身份标准的。也许在开始撰写论文之前起草那些声明会更容易,可以让任何看到这份手稿的人知道每一位合著者的贡献。

有时预期贡献者的列表可能会在项目进行中改变。例如,需要用到某种软件而加入一个新的合作者或是关于研究策略获取专家意见,这种情况需要立即告知所有的合作者。当新加入的合著者作出了很多贡献,以至于改变了合著作者顺序时(也许把某个人从第二改变到第四),应该首先向那位作者排序位置受到影响的人商量,在获得他的同意之后,才能给予新加入的合著者关于作者排序位置的承诺。任何关于作者资格标准或作者顺序的争议通常最好向这篇论文的主要作者提出,ICMJE、相关专业协会和目标期刊上的作者身份书面指南也有助于解决争议,有疑虑的合著者在询问资深作者或者其他权威之前应该和第一作者沟通。

第二步　选择研究方法

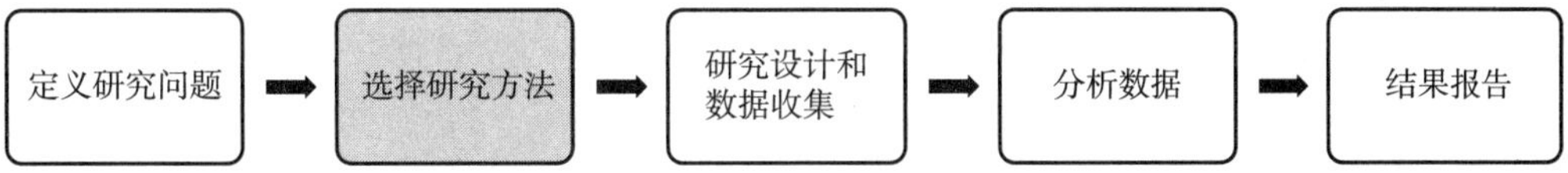

研究过程的第二步就是挑选大体的研究方法，该部分对以下几个最为常用研究设计进行了概述：

- 病例系列分析
- 横断面研究
- 病例对照研究
- 队列研究
- 实验研究
- 定性研究
- 相关性研究

第七章　研究设计综述

在临床研究和人群健康研究中有许多优秀的研究设计方法，其中的八种研究设计在卫生科学研究中尤为常见。

7.1　研究计划类型

图表 7-1 列出了八种研究设计。这些设计会在下一章节进行详细的论述。这个图表并没有广泛地列举出所有的研究类型。一些研究项目使用其中的一个方法或其变异形式，而在另一些研究中可能更加适合两种方法结合使用。一个多样化的研究设计对于数据的收集和分析、现有数据的分析以及卫生科学的文献回顾是有效、有帮助的。

选择研究设计必须与本项研究的目的相符。举个例子，如果研究目的是观察一项干预是否有效，那么实验型设计可能是唯一切合的方法。如果研究目的是了解人群、描述模式，或者是非因果关系研究问题，最好的设计可能是观察研究，例如队列研究和横断面研究。最好的研究方法通常是分析现有的定量数据，而不是从个人参与者中重新收集数据。有时候最好的方法是系统地回顾或者 meta 分析。有时候几个不同的研究方法在探索暴露和疾病之间的关系中都适用。在这种情况下，应考虑决策制定过程中的其他因素，包括研究预期的持续时间和花费、可用于研究的人群和可用的现有数据。

研究方法	目标
病例系列	描述一群患病的个体
横断面调查	描述人群中的暴露或者疾病状况
病例对照研究	对比带有疾病的人群（病例）和没有疾病的人群（对照）的暴露史
队列研究	对比不同暴露史的人群中疾病的发生率或固定随访一个人群并观察发病情况
实验性研究	将实验者安排到干预组和对照组并对比实验结果
定性研究	了解研究对象（个人或社区人群）感受、对世界的理解以及他们的经验
相关性（生态学）研究	在几个人群中对比暴露和疾病的平均水平
回顾/meta 分析	综合现有知识

图表 7-1　研究步骤汇总

7.2　一次研究、二次研究以及综述性研究

确定研究设计时，首先要考虑的问题是数据的来源。是从个体收集新数据（一次研究），还是使用现有数据（二次研究），或是撰写文献综述（综述性研究）（图表 7-2）。原创研究因为要求从参与者中收集新数据，所以常常耗费较多时间。但同时，一次研究使研究者能掌握重要的细节，例如挑选目标人群、问卷的内容与措辞。二次研究和综述性研究最明显的好处就是研究者能够迅速从选择研究问题转到分析相关数据。然而，能够用于分析的数据集或已发表的文章十分有限。同时，这些数据源可能要么没有包括确切变量，要么没有研究者最感兴趣的特定人群。

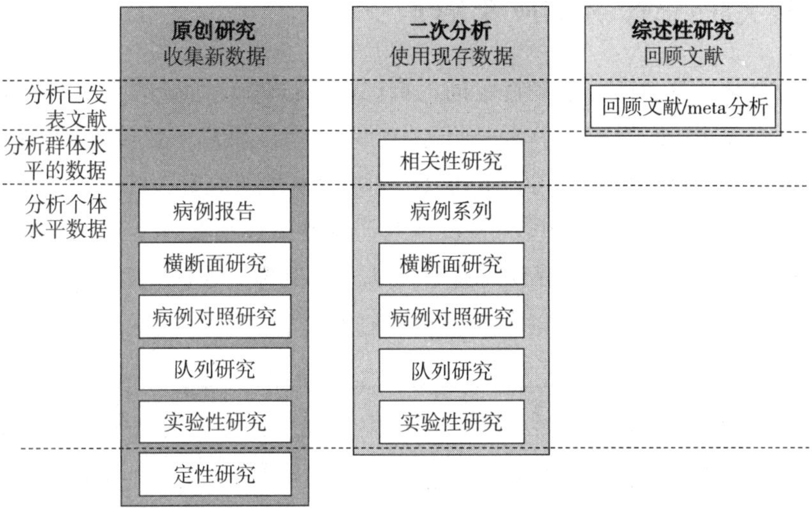

图表 7-2　原创、二次分析、综述性研究方法

7.3　研究持续时间

不同的研究设计在收集和分析数据上所需的时间不一。一些一次研究要求在某个节点及时从参与者中收集所有的必需数据，其他的则要求参与者被持续随访几周、几月甚至几年（图表 7-3）。如果一个完整的数据文件和有关的支持文件材料（例如问卷的备份和编码本）能从网上下载，那么二次研究的时间线可能非常短。如果医院的老资料需要恢复、读取（经常需辨认一些字迹模糊和错误的手写）、编码以及录入数据库，那么二次数据的收集可能工作量巨大。综述性研究的绝大多数取决于在图书馆的权限和需要获取、读取和总结的出版物的数量。

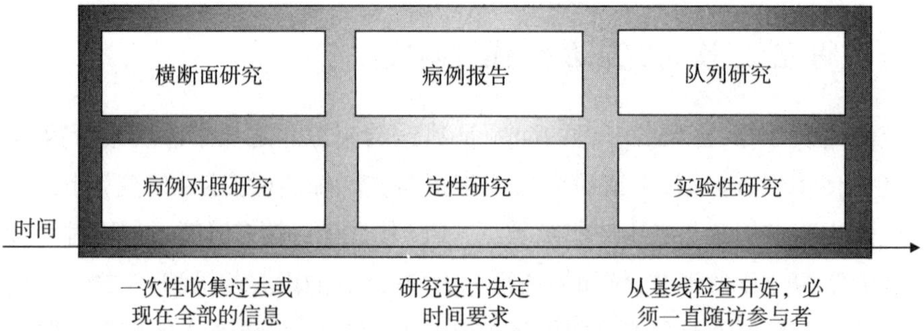

图表 7-3　原创研究收集数据的时间阶段

7.4　主要关注:暴露、疾病或者人群?

很多研究设计都会针对某些特定的人群(图表 7-4)。所有的干预研究和大部分队列研究都会关注特定暴露的个体——这些个体在干预研究中会被安排干预实验,而在队列研究中只需要被观测。病例系列分析和病例对照研究都关注有特定疾病的个人("病例")。横断面研究和某一些特殊的队列研究则试图招募一个界限明确数量庞大的研究人群。有些研究者更容易获得有某种暴露或疾病的人群或者独特人群的信息,那么他们需要根据所获得的人群特征选择合适的研究方法。

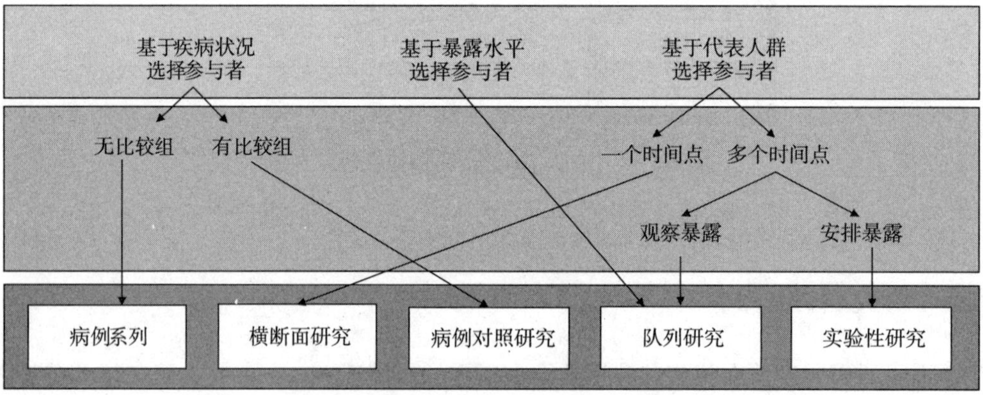

图表 7-4　各个研究方法的人群选择

第八章　病例系列分析

病例系列分析是对一群有相同疾病或相似病程的病例进行描述。

8.1　概述

案例报告（Case report）一般描述一个患者。病例系列分析（Case series）描述了一群有相同疾病或经过同样病程的病人（图表8-1）。只有当研究者有合适的病例来源，并且有足够的理由对这些病例情况进行描述时，案例系列才能被记录下来并传播。这个研究方法可以被用于：

- 描述一群有相似疾病症状的个体的特征和相似之处
- 识别新的病症特征，精炼病例的定义
- 明确典型疾病进展
- 描述疾病的非典型症状，或某些治疗导致的罕见并发症
- 提出假说以期在未来的研究中被证实

一些罕见疾病的病例分析可能只需要少数参与者，另外一些可能需要几百甚至几千人。

8.2　病例定义

当研究者进行病例系列分析时，必须选择一种感兴趣的疾病，确定研究的有趣及创新之处，并确定有适当、可得的病例来源。下一步是建立一个有着明确纳入和排除标准（Case definition）的病例定义，可以使用ICD编码（ICD codes）（基于国际疾病分类诊断，更正式的说法则是疾病和有关健康问题的国际统计分类）从临床医疗机构获取参与者。

如果情况允许，ICD编码可以作为病例定义的一部分，但数字本身是难以涵盖所有纳入和排除标准。更全面的病例定义将包括一个疾病的描述，以及任何与之相关的人（Person）、地点（Place）和时间（Time）（“PPT”）特征（图表8-2）。无论采用哪种研究方法用于调查病情，病例定义都是必不可少的。

研究目标	描述一群患病的个体
主要研究问题	在这个研究人群中病例的关健特征
研究群体	所有研究中的个体必须患相同的疾病或者类似的病程
何时应使用该方法	可获得患病个体的数据，但缺失对照组数据
研究要求	可获得适当的病例来源
研究步骤	1. 列举分析数据将会提供什么样的新的和重要的信息
	2. 确定病例的来源
	3. 制定病例的定义
	4. 选择一个将被描述的研究群体的特征
注意事项	缺失普适性
主要的统计学方法	描述性统计分析

图表 8-1　病例系列的主要特征

8.3　特别考虑事项

一个病例系列分析的原始数据可能是通过使用调查问卷和(或)访谈提纲面对面访谈得到的,可以通过回顾参与者的医疗记录进行确认及补充。此外,病例系列分析也常常基于二级分析的数据库——来自对病历表的回顾。

当医疗记录成为收集数据的一个部分时,创建一个用于指导提取信息问卷是非常有帮助的。只依赖于病人病历的其中一个缺点就是,病例只记录了被认为是临床有关的信息,这样的文件只是为了记录而不是研究,所以不可能包含研究人员想要知道的所有信息。许多病理迹象和症状,病人的自述,以及临床观察的记录是不定期的,这就说明没有症状或者病史的记录并不意味着它们没有发生。数据提取应该将缺乏的所需信息也记录下来,在项目的数据分析和解释阶段,研究人员应该仔细考虑缺失信息的数目与类型。

病例系列分析有保护病人隐私的特殊职责。所有病例系列分析项目需要得到研究伦理委员会的批准,以及参与者的知情同意,并且谨慎使用现有记录。研究人员必须密切注意保护参与者的身份。以下场景尤其需要重视隐私保护:相当罕见的疾病或手术,或者地点和时间特征过于狭窄,以至于对社区来源熟悉的人能够猜测到参与者的身份。在大多数情况下,潜在的可识别信息在发表前必须清除。

当临床医生或研究人员的工作需要录像时必须坚守法律、法规以及其所属的医疗

条目	案例一	案例二
疾病/病程	百日咳（ ICD-10 code A37 ）	肝脏移植
病例定义	患急性咳嗽并且在临床标本检测出百日咳博德特氏菌，或咳嗽持续2周以上伴随咳嗽发作、吸气“哮喘”或呕吐并且接触过经确诊的百日咳病人	成年患者（移植时年龄达到18岁及以上） 不包括那些有肝脏移植手术病史和那些接受多器官移植的人
人群	诊断结果被送往城市卫生部门的大城市居民（需要百日咳诊断的通知）	患者移植手术在奥克维尔地区大学医学中心进行
时间	第一次寻求临床护理的时间在2016年1月1日至3月31日之间	在2006年1月1日到2014年12月31日之间进行肝移植的患者，移植后至少随访两年

图表 8-2　病例定义案例

中心的规章制度以保护病人隐私。当研究者需要使用病人照片发表文章或做公共演讲时，必须事先得到病人的书面同意。当出版物具有可被识别的患者图像特性时，大多期刊要求有相关人员的书面同意证明。即使图像上没有暗示病人身份的特征，也可能需要书面同意书。

8.4　分析

除了简单计数和百分率以外，大多数案例研究报告不需要任何其他数据，有些案例报告可能会受到发病率或死亡率定义的影响。例如，病死率（Case fatality rate）是指死于某病的人数与患该病的人数之比（这与死亡率（Mortality rate）不同，死亡率指在特定的时期内死亡人数占总人数的比例。也不同于死因别死亡率（Proportionate mortality rate）——归咎于特定原因的死亡人数占总人数中的比例。）当样本容量足够大，我们可以在不同病例亚组间，或对每个个体测量前后的差异量进行统计学分析。尽管许多病例系列分析没有任何时间维度，一些研究会随访病人几天、几个月、甚至几年。这种类型的病例系列分析设计，在功能上类似于一种特殊的队列研究——在这种队列研究中所有参与者根据其疾病状态进行定义。第十二章讨论队列研究方法。

第九章 横断面调查

横断面调查用于描述某一时间点人群的健康状况。横断面调查，又称患病率研究，是健康科学领域最常用的研究方法，因为它能帮助研究人员快速收集新数据。

9.1 概述

横断面调查(Cross-sectional survey)，也称为患病率研究(prevalence study)，目标是衡量特定的暴露或疾病在人群的比例。横断面调查应该选择有代表性的样本，并且需要在很短的时间内完成(参见图表 9-1)。横断面调查法用于

- 描述社区情况
- 评估人群需求
- 支持方案规划
- 监测和评估项目
- 在纵向研究开始前建立基线数据

横断面调查是流行病学(Epidemiology)中，研究人群健康状况分布及决定因素的最常用的研究方法。

9.2 代表性人口

在某种程度来说，横断面研究使用了最简单的研究设计。研究人员只是让一个足够数量的人群，通常几百人，去完成简短的问卷调查，然后对这些数据进行分析。然而，这一切有一个非常重要的前提：参与者必须能代表更大人群。代表性(Representativeness)则意味着研究人员不能仅仅让朋友、参加青年足球比赛的球迷或采用按摩疗法的人来完成研究，再假设这项调查的结果将适用于所有城镇居民。如果结果是为了反映整个城镇或其他群体的概况，那么研究抽取的样本中必须包含城镇形形色色的人口。第十六章更详尽地介绍了关于人群横断面调查的信息，而第十七章解释了如何估计样本容量。

研究目标	描述群体暴露和/或疾病情况
主要研究问题	群体的疾病和/或暴露的流行情况
研究群体	研究的参与者必须能代表所对应的源人群
何时应使用该方法	时间有限和/或经费有限
研究要求	暴露和结局相对常见，而且研究者有希望招募到上百名参与者
研究步骤	1. 定义源人群
	2. 制定一个能获得具有代表性样本的策略
	3. 确定收集数据的方法
注意事项	受调查群体不能代表源人群
主要统计学指标	患病率

图表 9-1　横断面调查的主要特征

9.3　KAP(知信行)调查

横断面研究的一种常用的类型是 KAP 调查(KAP survey),即询问参与者关于个人知识、态度(或信念或观点)和实践(或行为)的问题。KAP 调查可能是在医院和临床实践、社区组织或业务的客户、一个学区的学生或雇员、一个社区或城市的居民,或者定义明确的其他人群中选取具有代表性的样本。KAP 调查特别有助于识别个体认知以及他们由于认知而产生的巨大行为差距。

例如,KAP 调查中的成人可能高度认可运动对心血管健康有益,但因为认知障碍导致他们很少运动。因此认知障碍阻止了他们通过体育锻炼获得健康的途径。

9.4　重复横断面调查

重复横断面研究(Repeated cross-sectional study)在两个或两个以上的不同时间点从同一源人群中重新采样和重复调查。例如,作为国家卫生监测计划的一部分,每年都需要进行的横断面调查。美国疾病预防控制中心开展的多个大型研究(包括行为风险因素监测系统(BRFSS)、全国健康和营养调查(NHANES)和美国全国健康访问调查(NHIS))都曾采用这个方法。重复横断面研究不会随访同一个体,因为每一次新的研究开始进行时,都会从源群体抽样一组新的参与者进行调查。可能有些人偶然地被多次选中并进行测量,但他们的答案在不同的调查中并不相关。重复横断面调查可以揭示群体指标随着时间推移的变化趋势,但是无法适用于监测个人水平的变化。(纵向队列研究用于在较长的时间内研究个体参与者的情况)

9.5 分析流行情况

横断面研究调查某个时间点下某群体中各种暴露引发的疾病患病率、疾病状态及人口学特征(或在某一小段时间内,或几天、几周、几个月收集所有信息)。横断面调查结果最常见的报告方式是报告患病率(Prevalence rate),即在调查中具有特定特征的群体所占的百分比。

也可以比较不同人群之间的指标。例如,通过计算患病率的比值对两个亚组(如男性与女性,或老年人与年轻人)的某一人口学特征进行比较。因为横断面调查没有时间维度,所以它不能被用来评估因果关系。可以说暴露与一种疾病之间具有“关联”或是“相关的”,但是一个横断面调查无法说明是暴露引起了某种疾病。

第十章　病例对照研究

病例对照研究通过比较病例组和对照组的暴露史来寻找疾病可能的危险因素。

10.1　概述

病例对照研究依据参与者的疾病情况进行分组(图表 10-1)。有特定疾病的参与者被归类为病例组,无特定疾病的参与者被归为对照组。病例组和对照组都会被询问相同的问题,以了解过去一段时间的暴露情况(图表 10-2)。病例对照研究通常是识别可能的疾病危险因素的最好的研究方法,尤其是当所研究的疾病比较罕见,普通人群中只有少数病例时。优势比是一种特殊类型的统计量,用来识别可能的危险因素。

10.2　寻找病例组和对照组

因为病例对照研究需要足够多的病例数保证检验效能,设计病例对照研究的第一步是确保所研究疾病的患病人群的可得性和符合性。医院、专业诊所、医生的办公室、公共卫生机构、疾病登记处和疾病支持团体可以帮助研究人员找到满足研究病例定义的个体。

大多数情况下这些组织不会泄露任何个人信息,除非研究项目已经收到了伦理委员会的批准。当披露病人健康信息时,研究者必须非常注意保护潜在参与者的隐私和个人信息的保密性。

所有病例必须满足患相同的疾病、残疾状况或其他与健康相关的条件,该研究必须指明需要有哪些特征或不应该有哪些特征才能将个体定义为病例。先前研究的临床疾病手册和出版物有助于确定其纳入与排除标准,可作为参考。病例定义应包括人群、地点和时间(PPT)特征。

接下来,必须选择适当的对照组。根据不同的研究目标,对照组可能有以下来源:

- 病例的朋友或亲属
- 医院或诊所里,不患所研究疾病的病人
- 一般人群

对照组定义应该详细阐明对照组成员的纳入排除标准。除了他们的疾病状态外,

研究目标	比较患某一种疾病的人群(病例组)和不患病人群(对照组)的暴露史
主要研究问题	病例组和对照组的暴露史是否不同
研究人群	除疾病状态之外，病例组和对照组的其它特征应相似
何时应使用该方法	疾病相对罕见，但有可获取的病例来源
研究要求	病例来源可获取
研究步骤	1. 确定病例来源
	2. 明确病例定义
	3. 确定合适的对照组
	4. 确定对照组与病例组是否匹配
注意事项	回忆偏倚
主要统计学指标	优势比

图表 10-1　病例对照研究的主要特征

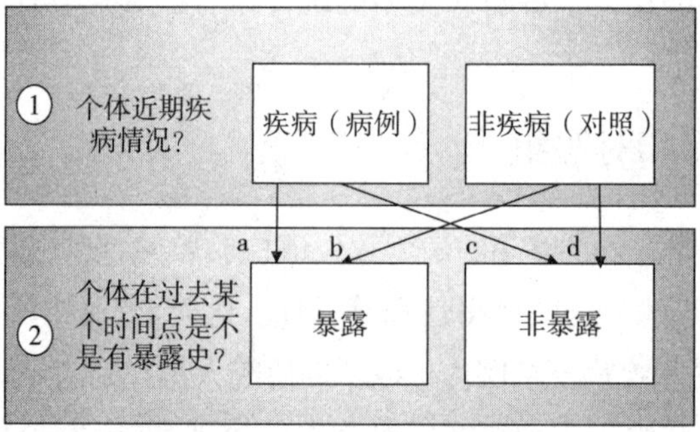

图表 10-2　病例对照研究的框架

对照组的其他特征必须与病例组相似，所以对照组的纳入排除标准包含一些与疾病非明确相关的特征。例如，如果病例组是25—39岁之间的男性，那么对照组也必须是在这个年龄段的男性。那些不符合病例组定义或对照组定义的个体必须被排除在研究之外。被排除的个体可能无法满足人群、地点、时间的入选标准，或者他们可能患有中间性或不确定的疾病使他们难以满足实验组和对照组的条件。

关于病例对照研究中如何选择病例和对照，在第十六章中有更详细的介绍。

10.3　匹配

在研究设计的早期必须决定是否进行匹配以及如何匹配对照组与病例组。匹配有三种常用的选择:不匹配、频数(成组)匹配和配对(个体)匹配。

一些病例对照研究不使用匹配。他们假定病例组和对照组的纳入、排除标准将性别、年龄、社会经济地位或其他暴露和疾病间关联性的混杂因素在病例组和对照组中具有相似的分布情况。

一些研究对几个变量进行频数匹配(也称为成组匹配),以保证病例组和对照组的可比性。例如,假设一个研究使用住院的病例和对照,对于每个病例,研究人员可能从医院登记档案中选择与其同一周入院、相同性别且年龄相差三岁以内的人作为对照。另外,对于每一个病例,频率匹配可以确定两个、三个或更多的对照。(第 17 章对于不同匹配比例的病例对照研究的样本量估算进行了描述)这样的成组匹配的目的是得到一个类似于病例组的对照组群体。分析时,病例组个体与对照组个体之间不存在关联性,所以成组匹配与不匹配的病例对照研究使用相同的分析方法。

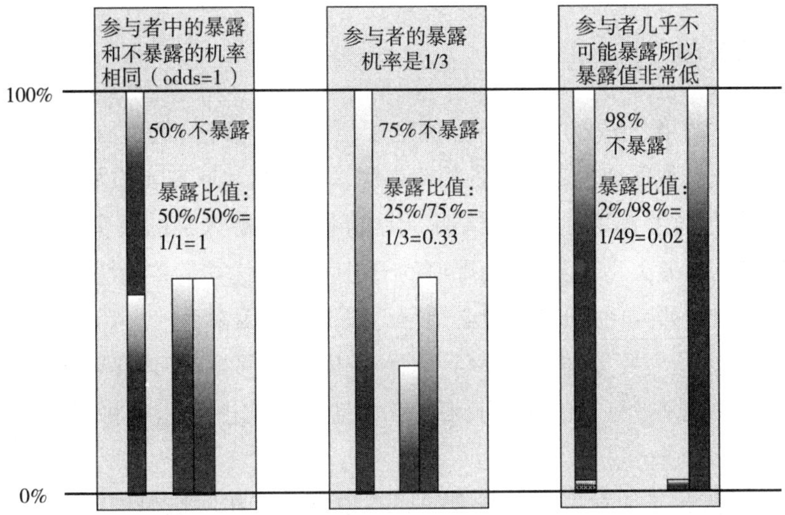

图表 10-3 比值

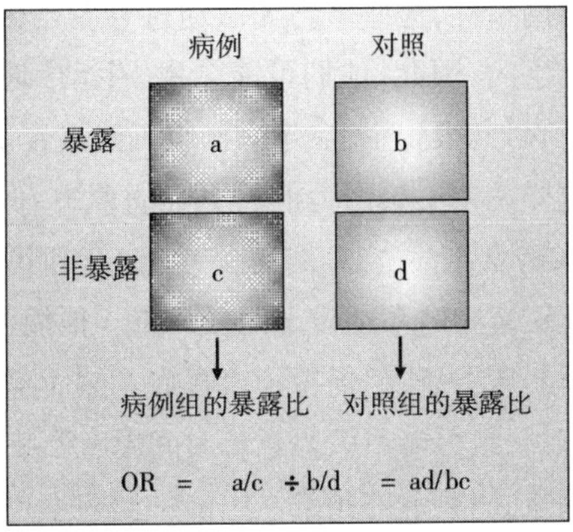

图表 10-4 OR 值(点估计)

一些研究使用配对匹配（也称为个体匹配）。每个病例分别与对照个体联系到一起。个体匹配在遗传研究中很常见，将每个病例与亲兄弟、姐妹或遗传相关的亲属相匹配并进行分析。这种配对方法需要一个特殊的分析方法，在本章结尾有讨论。

对于频数匹配和配对匹配，注意不要匹配过度。在分析时，作为匹配条件的变量不能被视为暴露。例如，假设基于住院日期、性别和年龄对病例组和对照组使用成组匹配法。根据研究设计，病例组和对照组均在四月入院、男女比例及平均年龄相同。由于这种不可避免的相似状况，研究将无法比较在某一特定月份，病例组是否更需要住院治疗，或是病例组更有可能是男性或八旬老人。此外，当纳入更多的匹配特性时，将很难找到满足所有匹配标准的对照组成员。

因为严格的匹配要求，研究人群可能最终变得与一般人群完全不同，这也限制了研究的外部效度。匹配过度也可能导致统计偏差，掩盖了暴露和疾病之间的关系。

10.4　注意事项

正如这本书的第三部分所述，一旦确定了研究设计方法，数据收集的规划随即开始。研究人员就必须仔细思考可能的偏倚来源，研究设计、研究实施及研究分析中可能存在的系统误差，这些都可导致研究结果无法准确反映源人群的真实情况。每种研究设计都有其特殊误差类型，但是仔细严谨的研究设计和优秀的执行力可以最小化相关问题。在病例对照研究中，研究人员必须牢记以下两个因素。

首先，研究人员需要根据每个参与者对相关问题的回答，将其准确划分为病例组与对照组或排除在研究外。严格的病例组和对照组纳入排除标准将最小化错误分类偏倚。

其次，研究人员必须意识到参与者的回答中可能存在回忆偏倚（病例组和对照组对过去的事情有着错误的回忆）。回忆偏倚对病例对照研究的影响尤为严重。参与者通常被要求回忆很久以前的事件，这些事件无法通过查看当时的记录来确认。病例组可能想知道为什么他们会生病，因此，他们可能会更“生动”地回忆起之前参与过的事件。例如，在夜盲症的一项研究报告中，成年病例组可能报告说他们在孩童时期很少吃胡萝卜。他们之所以会这样说并不是因为他们不吃胡萝卜，而是因为他们假设如果他们在孩童时期时吃了很多富含维生素 A 的蔬菜，就会有和正常成年人一样的良好视力。或者病例组可能会高估童年时对胡萝卜的摄入量。他们可能想知道为什么小学时每天高兴地在午餐中大嚼胡萝卜条，但仍得了夜盲症。然而事实可能是，他们每月只吃胡萝卜一次。另一方面，对照组可能不太愿意花时间思考影响视力的危险因素，他们记得以前吃胡萝卜，但记不清吃胡萝卜的频率。

因为回忆偏倚，夜盲症的研究可能发现病例组和对照组童年时的胡萝卜食用量存在显著差异,但是,事实上两组成员的平均摄入量是一致的。另外,调查可能无法发现过往饮食历史的真正区别。因为病例组和对照组有着不同的系统性记忆,所以没有办法证明回忆偏倚是否真实发生。病例对照研究的结果必须严谨地解释回忆偏倚对结果可能造成的影响。

10.5　分析:优势比(ORs)

使用病例对照研究方法的研究员必须熟悉比值和优势比的概念。优势比(ORs)是病例对照研究中所用到的关联度量。关于比值,最先联想的可能是它与赌博的联系。一匹马在比赛中获胜和失败的可能性相同(均为50%)可以说成"比值相等"或比值为1(50% / 50%)。同样,病例对照研究对拥有某种特殊暴露经历的与没有该暴露经历的情况进行比较(图表10-3)。如果50%的参与者在研究中报告了暴露史,另外50%的人报告过去没有该暴露,暴露的比值为50% / 50%,即为1。如果25%报告有暴露和75%报告没有暴露,那么暴露的比值则是25% / 75%或0.33。如果2%报告暴露和98%报告没有暴露,那么暴露的比值为2%/98%或0.02。

病例对照研究主要比较病例组和对照组的暴露率,这就是所谓的优势比(ORs)。列联表(也称为交叉表)是一个显示各种事件发生的次数的行列交叉表。病例对照研究使用2乘2表比较两个二分类变量(如:是或否)。图表10-4显示了一个病例对照研究的2乘2示例表格。对于没有进行匹配的病例对照研究的2×2表格中,横标目表示疾病状态(疾病组= yes,对照组=no),纵标目表示暴露情况(暴露=yes,没有暴露=no)。所有的参与者在研究中被分配到以下4种情况中的一种:(a)有暴露史的病例组;(b)有暴露史的对照组;(c)没有暴露史的病例组;(d)没有暴露史的对照组。

从表格可知,研究中病例组的总数应该是a + c,对照组总数应该是b + d,参与者的总数应该是a+ b + c + d。病例组暴露率应该是暴露的病例数(a)除以没有暴露的病例数(c),对照组的暴露率应该是暴露的对照数(b)除以没有暴露的对照数(d)。优势比的基本代数方程是(a ÷ c /b ÷ d)可以简化为

$$OR = \frac{ad}{bc}$$

这个公式计算优势比的点估计值,根据比值比可以推测暴露与疾病之间的关系。

- OR = 1:病例组和对照组暴露的比例是相同的。
- OR > 1:和对照组相比,病例组暴露的比例更高,这意味着暴露是危险因素。
- OR < 1:和对照组相比,病例组暴露的比例更低,这意味着暴露是保护因素。

95%置信区间显示优势比是否具有统计学意义(图表10-5)。(第17章解释了如何理解置信区间以及置信区间与样本量大小之间的关联)。

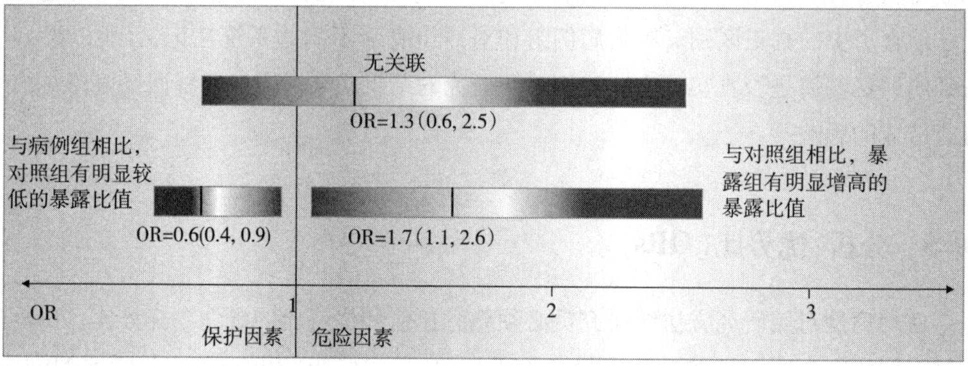

图表 10-5　基于 95%置信区间的 OR 值解释

- 当整个 95%置信区间均小于 1，OR 值具有统计学意义，说明在研究人群中，暴露是保护性因素。

- 当整个 95%置信区间均大于 1，OR 值具有统计学意义，说明在研究人群中，暴露是风险因素。

- 当 95%置信区间（95% CI）包含 OR = 1，则在人群研究中被认为是没有统计学意义。这是因为置信区间的下限小于 1 表明保护性，而置信区间上限大于 1 则表明风险。在这种情况下，认为暴露和疾病之间没有统计学联系。这可能反映了在暴露和疾病之间缺乏关系，但这也可能反映样本量太小了。如果差异确实存在，可以计算统计效能来验证样本量是否足够检测出对照组和病例组之间的优势比差异。

卡方检验可以在相同的 2 乘 2 表格中计算优势比。当 95%置信区间不包含 1 时，卡方检验的 P 值将会是 P<0.05，即具有统计学意义。当 OR 的 95%置信区间包含 1，卡方检验的 P 值将会是 P>0.05，这表明二者没有联系。

如果 a，b，c，d 的计数值是已知的，就可以基于计算机的统计程序计算点估计值（ad/ bc 的值），及其相应的 95%置信区间，如图表 10-6 所示。示例中优势比为 1.588，而 95%置信区间是（1.027，2.453），这表明暴露是危险的因素，因为整个 95%可信区间大于 1，卡方检验 P 值 P< 0.05 证实了这一结论。另外一个示例中，优势比为 1.158（0.650，2.066）。因为 95%可信区间包含 1，说明疾病与暴露之间没有统计学联系，卡方检验 P> 0.05 证实了这一结论。Logistic 回归模型可以在控制可能的混杂变量影响的基础上计算优势比。

对于病例对照研究，“暴露组比非暴露组患病机率更高（或更低）”这类说法是不正确的，因为暴露的和未暴露的参与者的发病率是未知的。病例对照研究根据样本人群是否患病招募参与者。在一个病例对照研究中大约 50%的参与者是患者，但实际上患病者占所研究社区的人口比例可能不足 1%。样本人群中暴露人群患病率可达 70%，但实际上社区源人群患病率可能不足 1%。因为样本人群通常无法完全代表社区源人群,病例对照研究无法估计暴露和未暴露群体中的发病率。

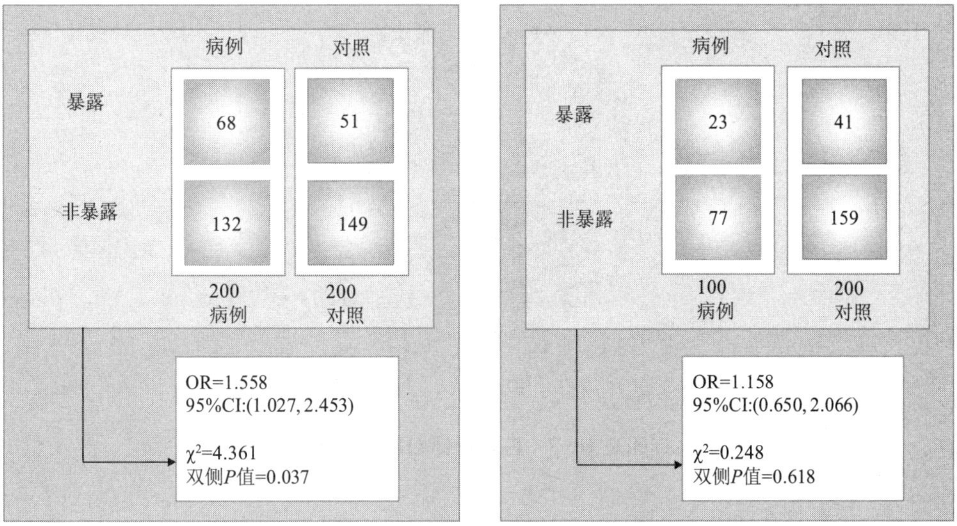

图表 10-6　OR 值计算示例

然而,病例对照研究能够检测患病和不患病人群的暴露比率。病例对照研究的方向应该是从果到因,从疾病情况到暴露史。因此,其结果应该表明病例组比对照组有更大(或更小)暴露的机率。

10.6　个体匹配的病例对照研究

个体匹配的病例对照研究需要计算配对优势比,使用一种特殊的 2 乘 2 联列表来显示病例和对照组有相同或不同暴露史(图表 10-7)。当配对组有相同的暴露史时,他们的经历是一致的(表格 a 和 d)。一致配对不能提供很多暴露和疾病之间潜在关系的有用信息。然而,当配对组的暴露史不一致时(表格 b 和 c),他们提示了暴露是危险性因素还是保护性因素。用 b 除以 c 得到了特殊类型的配对优势比(OR_{mp} =b/c)。

- 当 b / c > 1 且 95%置信区间不包含 1 时,病例组有过暴露的可能性比对照组大,这意味着暴露是危险因素。
- 当 b / c < 1 且 95%置信区间不包含 1 时,病例组有过暴露的可能性比对照组小,这意味着暴露是保护因素。
- 当 b / c 的 95%置信区间包含 1,那么疾病与暴露之间就没有显著的统计联系。

关于如何分析个体匹配病例对照研究的其他信息,可以参考特定的配对和分析方法。

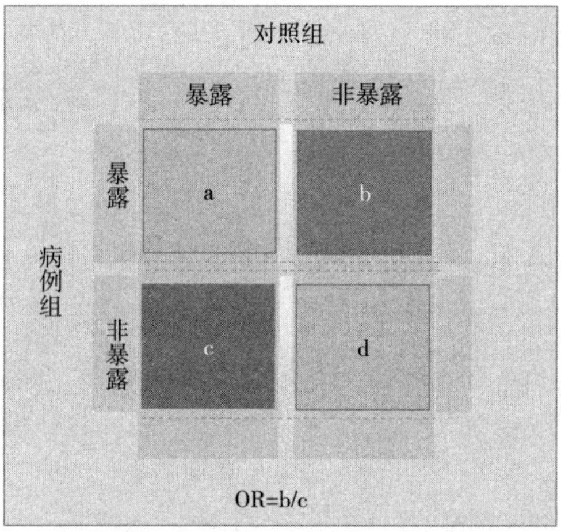

图表 10-7　匹配设计 OR 值计算

第十一章　队列研究

队列研究是指在一段时间内随访追踪参与者，计算疾病的发生率，确定疾病的危险因素的研究方法。

11.1　概述

队列是一组具有同质性的随访人群（图表11-1）。在健康研究中，有几种研究方法以队列为基础。所有的队列研究是观察性（非实验的）研究，并且至少测量两次：

- 基线调查时，对所有参与者的暴露和疾病状态进行第一次观测
- 基线调查后，进行一次或多次随访，以确定参与者出现新（事件）疾病的情况（图表11-2）。

方法	前瞻性或回顾性的队列	纵向队列
研究目标	比较一段时间内暴露组与非暴露组的发病率。	一段时间内随访具有代表性的样本人群，发现与一系列暴露有关的发病率。
主要研究问题	暴露与疾病的发病率增加相关吗?	暴露与疾病的发病率增加相关吗?
研究人群	除了暴露情况，参与者其他特征必须相似。 在研究开始时，参与者不应患所研究的疾病同类的疾病。	参与者必须在几个月或几年后仍能随访到。 研究的参与者必须能代表源人群。
何时应使用该方法	暴露相对少见但可获得暴露人群的数据。	不考虑时间的情况下，检验多个暴露和多个结果。
应满足的特殊条件	暴露人群的数据是可得的。	有足够时间和资金。
研究步骤	1. 确定暴露个体的源人群。 2. 确定合适的对照组。	1. 选择一个源人群。 2. 确定感兴趣的暴露与结果。 3. 确定随访时间。 4. 制定一个可以最小化参与者负担以及最大化效益和成果的策略。
注意事项	失访(前瞻性研究)或记录丢失(回顾性研究)。 暴露组可能会比非暴露组得到更完善的身体检查所导致的信息偏倚。	失访。 在多个时间点收集大量数据时，如何进行数据管理是一个潜在的挑战。
主要统计学指标	发病率比(RR，也称为相对危险度)。	发病率比(RR，也称为相对危险度)。

图表11-1　队列研究的重要特征

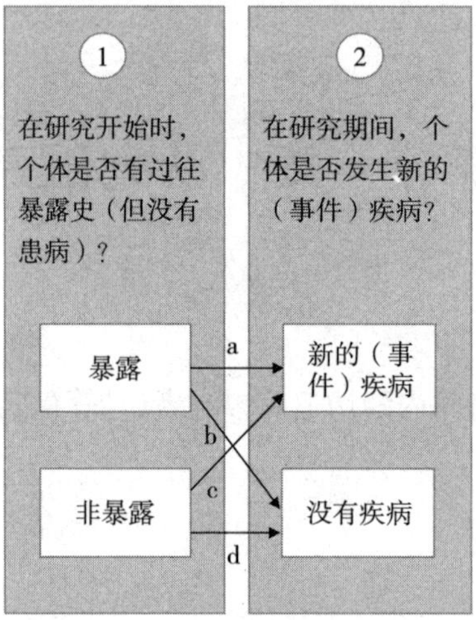

图表 11-2　队列研究的结构

队列研究可以识别潜在的暴露。因为数据来自多个时间节点,研究人员可以确切地知道在疾病出现之前,个体参与者曾有过哪些暴露。

11.2　队列研究的类型

队列研究有多种类型。本章将队列研究设计分为三类:回顾性队列研究、前瞻性队列研究和纵向队列研究。因为“前瞻性”可以用来形容所有队列研究,所以已发表的文献在这些特定术语的使用方式上存在分歧。一项对所有受试者及时随访的研究均可以被认为是前瞻性研究(prospective study)。然而,队列研究的这三种类型在流行病学方法上存在差异。

回顾性队列研究(retospective cohort studies)(有时称为历史队列研究)和前瞻性队列研究(prospective cohort studies)是根据样本人群的暴露状态招募参与者。根据暴露状态将参与者分为暴露组与非暴露组。基于暴露状态的招募形式使得回顾性和前瞻性队列研究成为研究罕见暴露的最佳方法。纵向队列研究(longitudinal cohort studies)会定时随访一组个体。纵向队列研究不会根据暴露状态招募参与者,而是招募定义明确的人群作为参与者。纵向队列研究可以随访追踪一个城镇的所有居民,或一个专业组织有代表性的成员,或同一所大学的学生。

对于回顾性和前瞻性队列研究,暴露组与非暴露组成员除了暴露状态之外其余特征应该相似。例如:

- 回顾性队列研究可以将工厂中暴露于某种化学品的工人与该厂中不接触该化学品的工人进行比较。将工厂工人与办公室经理进行比较是没有意义的。

● 前瞻性队列研究可以比较在同一所小学中具有高血铅水平和低血铅水平的儿童的健康结果。如果暴露的学生来自一所小学,而未暴露的学生来自另一所学校,那么这种比较对研究血铅水平的影响因素是没有帮助的。观察到的健康差异可能是由于社会经济地位的差异所导致的,而非铅暴露所致。

回顾性和前瞻性研究之间的关键区别是基线测量的时间(图表 11-3)。回顾性队列研究使用在过去某个时间点收集的基线信息,并随访至今或是随访至之后的某一时间点。回顾性研究从出生记录、学校记录、医疗档案、职业记录或其他来源中提取基线信息。然后研究者将相同个体的基线记录与之后的信息数据相匹配。例如,回顾性队列研究可以追踪两组数量相等的样本:曾经在特定年份的特定医院出生的低出生体重婴儿和在同一年出生于同一医院的正常出生体重婴儿。目的是了解出生体重如何影响成人健康状况。同样,回顾性研究也可追踪武装部队退伍士兵的死亡原因,可以查找他们的军事记录从而确认是否曾在特定部署地区服役过。

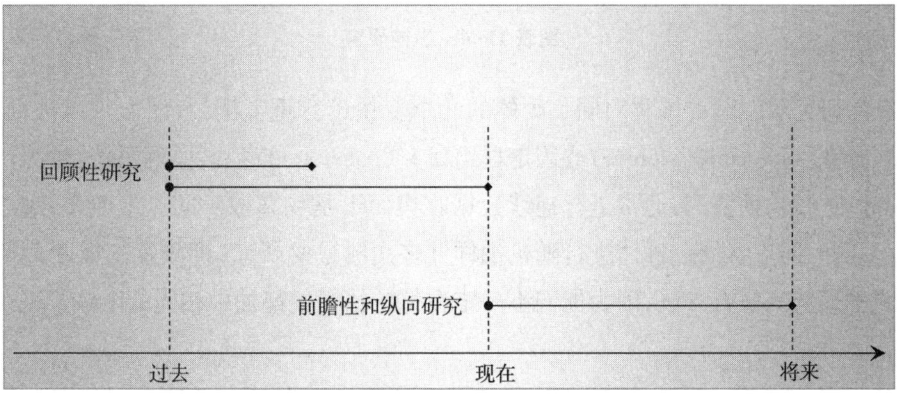

图表 11-3 队列研究中基线调查和随访的时间点

前瞻性、纵向队列研究与回顾性研究相比具有不同的时间方向。前瞻性和纵向研究收集了队列目前的暴露和基线数据,并随访至将来某一时点。

因为所有队列研究均探索新发(事件)疾病,回顾性和前瞻性研究必须要求队列的任何成员在基线时不存在结局事件。在回顾性队列研究中,如果基线评估中有记录所研究疾病的信息,那么就可以证明在基线时不存在结局事件。但是,如果基线记录未包含所研究疾病的信息,在这种情况下进行回顾性研究是更具挑战性的。

纵向研究通常在基线调查时评估参与者的几个暴露和疾病情况。然后,及时跟踪随访以确定一个或多个疾病的发病率。在基线检查时,具有乳腺癌病史的参与者不能被纳入乳腺癌发病率研究。然而,如果她在基线检查时没有患心脏病,则可以将之纳入心脏病发病率研究。

纵向研究可以使用固定队列(fixed population),在同一时间收集所有参与者的信息,并且之后不允许其他人进入研究。或者,他们可以使用动态队列(dynamic population)(也称为开放群体)。相对于固定队列而言,动态队列在某时期确定队列后,原有的队列成员可能不断退出,新的观察对象也可以随时加入。(图表11-4)。对于动态人群,通常根据参与者的入组时间而不是固定日期确定随访的时间。

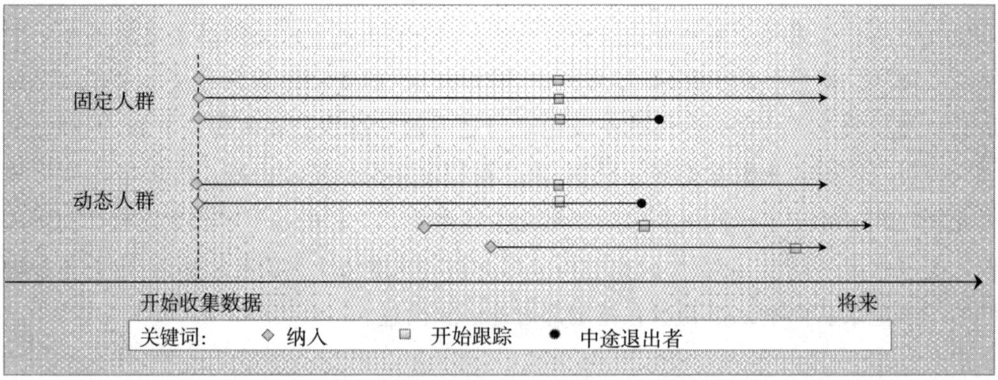

图表 11-4　纵向研究

纵向研究随时间的推移对同一个体的几个变量进行重复测量,因而可以被称为时间序列研究(time series studies)或固定群组研究(panel studies)。监测系统被设计为对整个群体进行长期监测,通常进行连续数据收集而不是在离散时间点上收集数据。然而,在不同时间点从同一群体进行随机抽样并多次测量的研究(即重复的横断面调查)使用的不是队列研究方法,因为他们不一定在每轮抽样中都抽中相同的个体。

11.3　特殊注意事项

根据暴露状态招募参与者的前瞻性队列研究,第一步是确定可获得的源人群:有特定暴露人群与没有特定暴露人群。对于纵向队列研究,第一步是选择源人群。对于回顾性研究,第一步是确定现有的基线数据记录是否能提供足够信息。在一些情况下,现有记录可以提供所有所需的跟进数据,并且不需要与研究对象联系(对于一些历史研究,这是唯一可行的方法,因为所有的"参与者"已经死亡)。对于需要与个人联系的回顾性研究,必须要确保达到足够高的参与率。

如果研究目标是对现有数据进行二次分析,那么首先需要确认现有的数据源。当已完成或正在进行的队列研究的电子数据文件可供外部研究人员分析时,对现有数据进行二次分析是探索研究问题的最具成本效益的方法。

对于前瞻性和纵向队列研究,必须确定后续数据收集的频率以及研究(或至少第一轮研究)将持续多长时间。随访期间,参与者的失访会对研究结果产生重大影响,因此研究人员必须制定策略，使得研究对象的参与负担最小同时使其继续参与研究的兴趣最大化。一些研究可以通过向参与者提供免费医疗测试或其他奖励措施来提高保留率。还可以通过提醒参与者及其家庭成员疾病可造成的重大影响，或告知其继续参与会帮助发现重大科研成果来提高保留率。

一旦源群体确定，就可以进行数据收集计划。必须采用合适的调查、评估工具以确保在基线和随访期间能收集到所有参与者的暴露和疾病信息。对所有参与者必须进行相同的评估，以防止可能导致的信息偏差。必须建立强大的数据管理系统，以连接基线和后续数据，同时保证参与者信息的保密性。第 26 章讨论了数据管理相关内容。

11.4　分析：发病率比率（RRs）

队列研究的目的是观察疾病或其他结局的发生率。发病率（incidence rate）是在特定时间段内人群中新发疾病的数量占该期间处于危险中的人群总人数的比率。在研究开始时已经患有所研究疾病的个体不会增加发病率，因此需将其从分母中去除（图表 11-5）。例如，假设某项队列研究要检查一年内含有 50 名成员的人群的发病率，并且在年初 50 人中有 7 人患有该疾病。在这种情况下，分母应该是 43 而不是 50。如果在这一年，43 个人中有 4 个被诊断患有该疾病，那么发病率为 4/43，或者说每年每 1000 人新发 93 名病例。发病率通常转换为"每 1000""每 10000"或类似的单位，以便更容易地比较发病率。

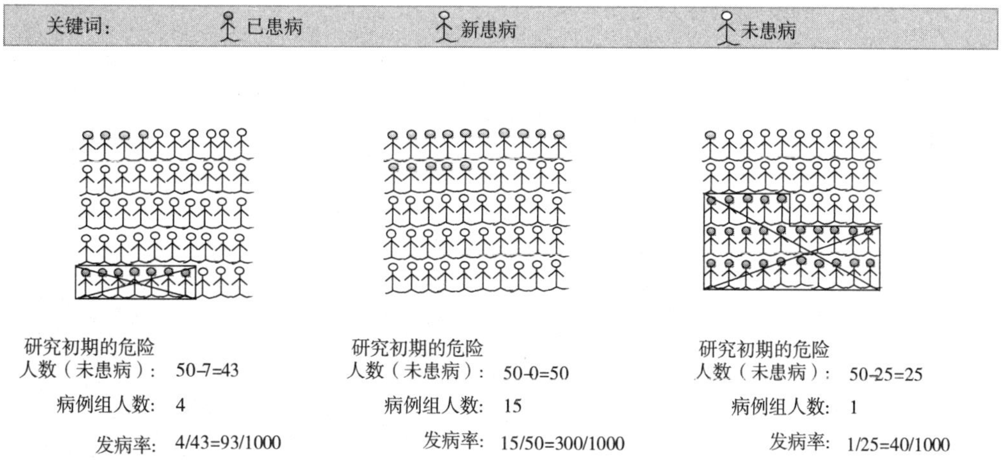

图表 11-5　发病率

一些队列研究，特别是那些动态人群和随访多年的人群，使用人时作为分母。人时（person-time）是一种考察研究人群中对每个个体观察的时间长度的方法。人时可以以人/年、人/月或人/日的单位表示。例如一项研究在基线时招募 10 个个体（图表 11-

6)。4年后,假设10名参与者中的6名仍然在研究中活跃,并且没有被诊断出新的疾病。在研究的前4年,这6个人共被观察了24人/年;10个原始参与者中的2人在他们随访中被诊断患有疾病。一个人进入研究2年被诊断出来,另一个人进入研究4年被诊断出来。这两个人共被观察了6人/年。然而,一旦诊断出疾病,他们就不能再为计算发病率的分母贡献更多的人/年数;另外两名参与者被发现失访。一个人在第二年与第三年之间脱离了研究,这个参与者被认为贡献了2人/年数。另一个在第一年后死亡,只贡献了1人/年数。因此,在研究的前4年中,10个原始参与者贡献33人/年的观察数,期间发生两例病例。对于计算发病率之间的比值,是否在研究中观察了每1000个参与者(图表11-5)或有1000人/年数(图表11-6)是无关紧要的,只要所有发病率都使用相同的单位即可。

有几种方法可以用于比较队列中暴露组和未暴露组的发病率。超额危险度(excess risk)或归因危险度(attributable risk)(AR)计算的是发病率之间的绝对差异(见图表11-7)。例如,如果10%的未暴露人群和15%的暴露人群在研究期间生病,则暴露的超额风险为15%—10%= 5%。该数字表示可以归因于暴露的额外发病率。该计算假定暴露的人如果没有暴露将具有与未暴露相同的发病率。这个假设也是队列研究中暴露和未暴露的人群除了暴露状态之外必须相似的原因之一。

归因危险度百分比(arrtibutable risk percent)(AR%)是暴露人群中的发病归因于暴露的百分比。这个百分比是通过比较暴露组的超额风险与事件的发生率来计算的。对于前述示例,AR%为5%÷15%= 33%。对这一结果的解释是,如果去除暴露,那么暴露人群三分之一的发病可以避免。

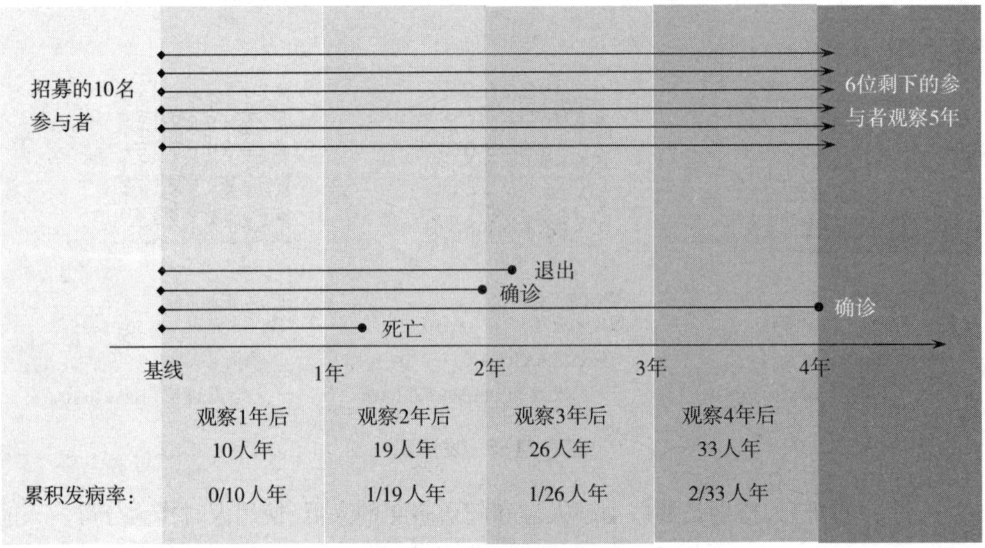

图表11-6　人/年分析

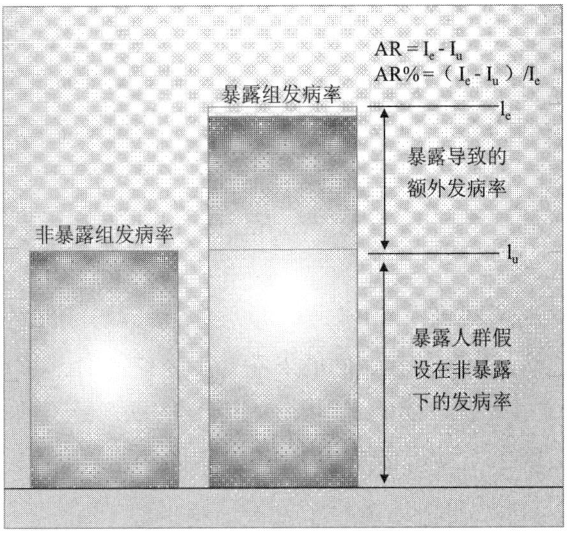

图表 11-7　归因(超额)危险度

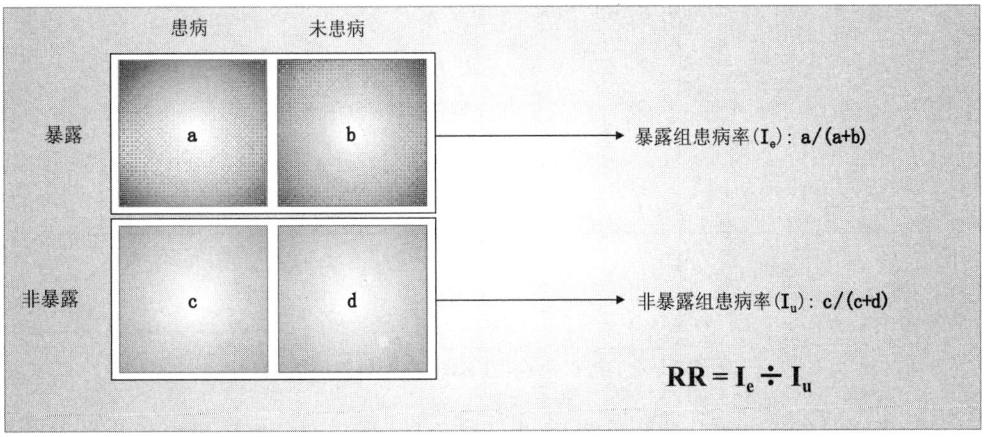

图表 11-8　RR 值(点估计)

队列研究的最常见的关联测量指标是发病率比(incidence rate ratio)(IRR)。这通常简称为率比(rate ratio)(RR),也称为相对率(relative rate),风险比(risk ratio)和相对风险(relative risk)。RR 将暴露组的发病率与对照组的发病率进行比较(图表 11-8)。RR 的点估计公式如下:

$$RR = \frac{a/(a+b)}{c/(c+d)}$$

RR 的点估计提供了发生率比的初始解释。

- R = 1(或接近 1):在暴露组和未暴露组中的发生率相同(或大约相同)。
- RR> 1:暴露组的发生率高于未暴露组的发生率。这表明暴露是有风险的。

• RR <1:暴露组的发生率低于未暴露组的发生率,表明暴露是保护性的。

95%置信区间可用于表示 RR 值是否具有统计学意义(图表 11-9)。(第 17 章提供了有关如何解释置信区间以及它们与样本大小之间的关系的更多信息)。

• 当 95%置信区间均小于 1 时,RR 具有显著性的统计学意义,并且该暴露被认为是保护性因素。

• 当 95%置信区间均大于 1 时,RR 具有显著性的统计学意义,并且该暴露被认为是危险性因素。

• 当 95%置信区间(95%CI)与 RR = 1 重叠时,暴露与结果之间的关联不具有显著性的统计学意义。这是因为置信区间的下端处于保护范围(RR <1),而上端处于危险范围(RR> 1),因此在暴露和疾病之间没有明确的关联。恰当的结论是,没有证据表明研究人群的暴露与疾病之间有关联。必须通过功效计算来验证样本量是否足以得出这个结论。

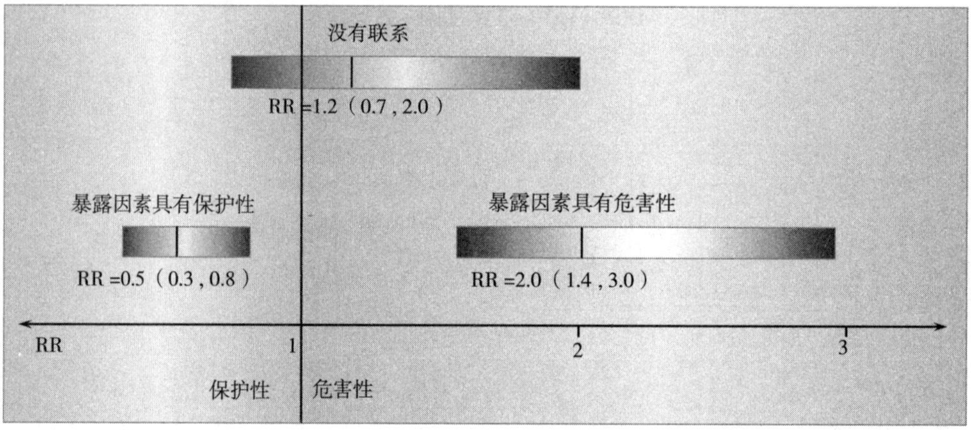

图表 11-9　相对危险度(RR)的 95%置信区间

对于图表 11-9 中的保护性示例,恰当的结论是“暴露组的患病风险是非暴露组的一半”。对于图表 11-9 中的危害性示例,恰当的结论是“暴露组的患病风险是非暴露组的两倍”。

现如今,可用统计软件计算列联表(图表 11-10)导出的统计数据,例如:

• 暴露组的发病率
• 非暴露组的发病率
• 超额危险度与归因风险度(AR)
• 归因风险百分比(AR%)
• 发生率比(RR)
• AR、AR%和 RR 的置信区间
• 卡方统计量及其相应的 P 值

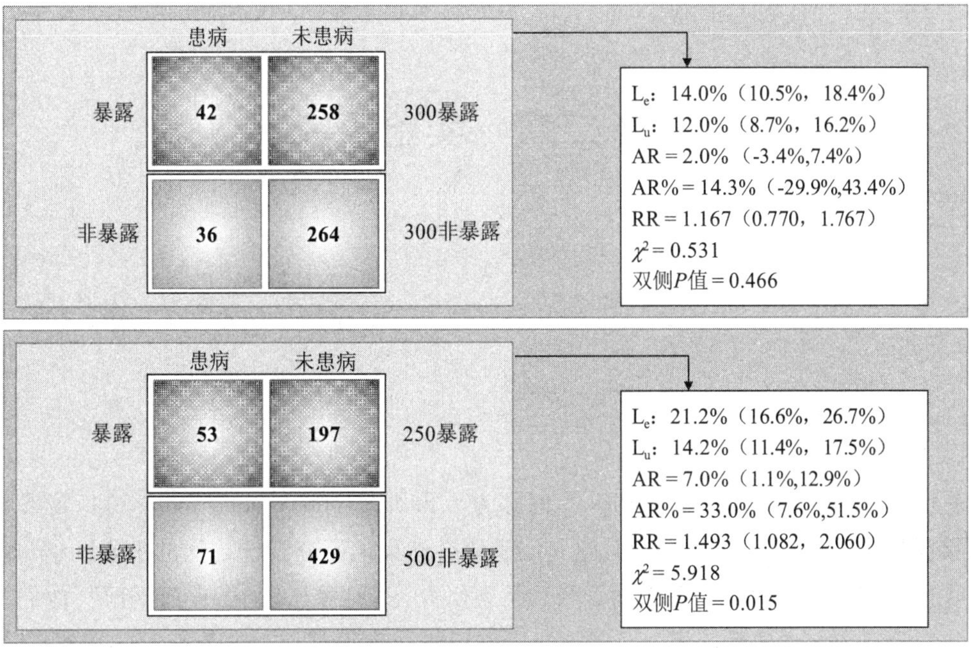

图表 11-10　RR 值计算示例

图表 11-10 上方部分的示例 RR 值为 1. 167,95%置信区间为(0. 770,1. 776),P 值为 0. 466。这个 RR 值不具有显著的统计学差异,因为 95%置信区间包含 1。P> 0. 05,证明结论无关联。下方部分的示例 RR 值为 1. 493(1. 082,2. 060),P = 0. 015。其结果表示暴露为风险因素,因为整个 95%置信区间大于 1,P < 0. 05 证实了结论具有显著的统计学意义。线性回归模型和其他统计方法可用于计算调整可能的混杂变量后的 RR 值。

第十二章　实验研究

实验研究将参与者分配到干预组和对照组，以测试干预是否会导致预期结果。

12.1　概述

实验研究（Experimental studies）（也称为干预研究（intervention sudies））指定参与者接受特定的干预（图表 12-1）。这是实验研究和其他研究设计之间的主要区别。观察性研究（例如横断面研究、病例对照和队列研究）不对参与者"做任何干预"，他们只是需要得到参与者的经历报告。观察性研究可能会询问参与者是否每天吃一个苹果，是否每周至少跑步三次且每次至少跑 30 分钟，是否每天两次服用特定药物，或者是否看到关于健康促进运动的广告。相比之下，实验研究可以指定一些或所有研究参与者每天吃一个红色并且美味的苹果，每隔一天在跑步机上跑步，每 12 小时服用一次药丸，或阅读健康手册。

实验研究是评估因果关系的金标准。它们常被用于以下方面：

- 个体水平的临床试验，比较新疗法对各种疾病的疗效
- 个体水平的预防性现场试验，例如疫苗接种
- 公共卫生和环境干预的社区试验（通常是整群随机试验）

因为研究人员指定参与者接受特定干预，干预的确切剂量、持续时间和暴露频率是已知的。研究人员知道干预发生的时间，可以比较干预前后每个参与者的健康状况。因此，研究者可以评估干预是否可能会导致特定结果。

健康研究中最常见的实验研究设计是随机对照试验（randomized controlled trial，RCT），有以下步骤：

- 部分参与者被随机分配到干预组
- 剩余的参与者被分配到对照组
- 及时跟踪所有参与者，观察是否出现预期结果（图表 12-2）

所有实验研究需要仔细定义以下方面：

- 干预措施
- 合适的控制类型

• 划分参与者进入不同组的条件
• 促使预期结果发生的可能因素

即使预计该暴露可以改善参与者的健康状况，实验研究也需要仔细考虑相关的伦理问题。

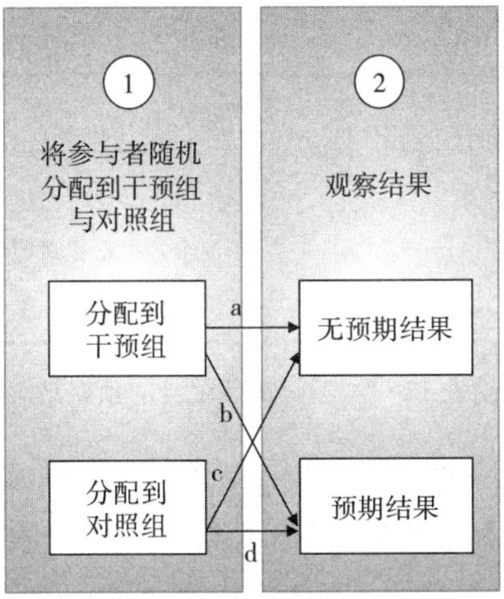

图表 12-2　实验研究的结构

12.2　描述干预

实验研究的第一步应对干预措施以及研究的对象、地点和时间进行仔细描述。这些描述应该准确地说明：

• 干预措施是什么
• 参与者的纳入排除标准
• 参与者将在何处以及如何接受干预
• 参与者接收干预的时间、频率以及持续时间

例如，一项新的药物试验对所摄取药物的组成、摄取的频率、服用多少周以及符合资格的病例定义有非常严格的要求。旨在增强体力的干预项目需要提供锻炼步骤的详细描述，以及它们在研究期间如何改变强度、参与者将如何被指导监督、参与者将在哪里参与锻炼、研究期将持续多长时间以及明确的纳入和排除标准。

12.3　定义结果

大多数实验研究是优效性实验（superiority trials），旨在证明新的干预比现有的某些控制更好（图表 12-3）。“更好”可能意味着干预在治疗现有疾病方面比目前的治疗

更有效,或者可能意味着新的干预在预防疾病发生方面比安慰剂更有效。在一些研究中,"更好"可能意味着便宜的干预措施与昂贵的干预措施效果一样好或不差,而在经济上减轻疾病负担。"更好"有多种定义方式,因此对于个体参与者和整个实验而言,研究者必须仔细定义哪些因素将促成预期结果,必须在研究开展之前进行定义这些因素。

目的	预期结果
优效性试验	干预组效果比对照组好
非劣效试验	干预组效果不比对照组差
等效性试验	干预组效果和对照组对等

图表 12-3　不同类型试验的预期结果

第一步是为个人定义预期结果。例如,个体参与者在减肥计划中预期结果可被定义为至少减少 10%的体重并且维持较低体重至少 6 个月(表 12-4),或者预期结果也可定义为在 2 个月的干预期内减少至少 15 磅,或者在研究结束时体质指数(BMI)小于 30。

干预	预期结果	个体有利结果	个体不利结果	研究群体的有利结果
饮食或运动	体重显著下降	体重减少≥10%并且保持较低的体重至少6个月	体重减少<10%或者体重减少≥10%但未保持较低体重至少6个月	干预组患者体重减轻10%并维持6个月以上的比例高于对照组
新的药物疗法	患者的生活质量得到改善	生活质量改善	生活质量没有改善	药物治疗组的改善率高于安慰剂组
新的预防接种	感染预防	感染事件没有发生	感染事件发生	经实验室检测证实，疫苗接种（干预）组的感染发生率低于未接种（对照）组的感染发生率。

图表 12-4　预期结果示例

如果研究的目的是测试新药是否比旧药能更好地改善特定疾病患者的生活质量,那么应该仔细考虑和验证"改善生活质量"的定义。通过临床检查或其他调查方式来评估生活质量的各个方面。如果研究的目标是评估一种新的疫苗是否可以防止感染,那么应该使用实验室测试来确认过去、近期或当前是否存在感染。

如果个人达到了预期结果,那么该研究可以被认为是成功的。例如,如果个体水平达到预期结果的参与者所占的比例在干预组中显著高于对照组,那么减肥研究可以被认为是成功的。

12.4 对照的选择

实验研究通常将一些参与者分配到干预组，其余的参与者分配到对照组（图表12-5）。一种常用的对照类型是使用安慰剂（placebo）。例如，用来和药物对照的糖片，用来和活性物质注射对照的盐水注射，以及用来和真实手术对照的视觉及感觉逼真的假手术。仅仅摄取药丸或接受一些其他形式的治疗，即使它们是无效的或无活性的，通常足以使接受者感觉更好。安慰剂对照研究可以调整其他可能影响治疗效果的因素，分析活性治疗的效果及其如何改善健康状况。

对照类型	主动干预	比较
安慰剂/无活性比较	活性药物	非活性药
	活性药物注射	生理盐水注射
	在针灸点插入的针灸针	针灸针插入体内非针灸穴位（假针灸）
	一些其他活性成分	一些从外观、气味、味道、结构和传递机制区别于主动干预的非活性成分
主动比较/护理标准	新疗法	目前该病症的最佳疗法
	新疗法	目前标准疗法
	新疗法	一些存在的其它疗法
	目前的疗法加上新疗法	目前仅存的疗法
剂量反应	标准剂量的药物	该药物的非标准剂量
	一个疗法的持续时间	同样疗法不同的持续时间
没有干预	新的干预	分配到对照组的参与者被要求保持平时的习惯
自身	新的干预	每一个参与者干预前后的状态进行比较
	新的干预	每一个参与者在一些时期内接受新的干预，按照一个随机的顺序对这几个时期进行比较

图表 12-5 对照组类型示例

不是所有的实验研究都使用安慰剂。当实验的目标是测试新疗法是否优于（或至少等效于）当前疗法时，将新疗法与一些现有的治疗标准（standard of care）进行比较也是可以的，无论这是当前可用的最佳或最常使用的治疗。有时，除了现有的治疗之外，还可以叠加给予新的治疗。

有时，研究目标是确定如何进行干预，例如，是否应该改变一种药物的使用剂量？（100 毫克的药物和 200 毫克的药物效果一样吗？）还是应该重新考虑治疗的持续时间？（4 周的治疗和 8 周治疗效果一样吗？）在这种情况下，可以测试不同的剂量和持续时间的效果，并相互比较。有时使用析因设计（factorial design）的随机对照试验比较不同组合干预的效果（图表 12-6）。

虽然实验研究有时要求对照组保持平时的日常活动,即不予干预,但是通常不会首选该方法。该方法可能会引出关于在研究过程中阻止采用更健康的生活方式的伦理问题。它也可能引起了霍桑效应(Hawthorne effect)偏倚,这种偏倚发生于当研究的参与者知道他们正在被观察时,会倾向改变日常行为,采用更健康的生活方式。例如,假设研究者正在开始一项减肥计划的研究,并计划将参与者随机分配到新的治疗组和通常的常规组。在这种情况下,简单地通知对照组,他们将在研究期的开始和结束时称重,将足以刺激对照组中的大部分人群启动锻炼计划,开始更健康的饮食或采取其他措施来减少体重。这些变化可能会干扰评估干预措施的效果。

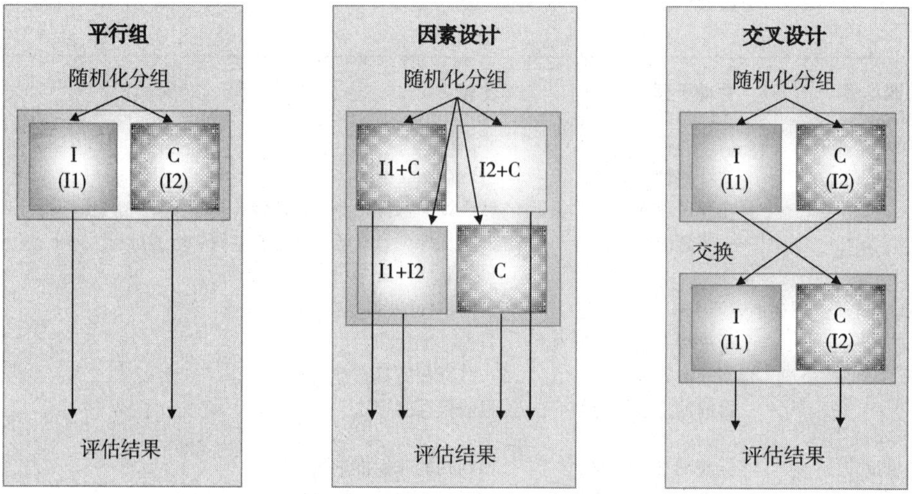

图表 12-6　RCT 方法的示例

与对照组相比,干预组的治疗效果可能更好。因此不将所有参与者分配到干预组可能会存在伦理问题,此时可以采用参与者自身对照。前后对照研究(before-and-after study)是一种非随机实验研究,测量相同个体干预前后的效果。一些实验研究使用交叉设计(crossover design),其中研究者首先将一些参与者分配给干预组,然后再分配到对照组;将其他参与者先分配给对照组,再分配到干预组。(参与者在实验的两个分段之间休息,称为洗脱期(washout period),以减少第一次治疗的残余效应(carryover effect))将每个参与者干预前的状态与干预后的状态进行比较。然而,交叉实验设计的结果可能不像安慰剂研究那样明确,因为在病情严重的患者中,仅随时间变化就可导致健康状态的显著下降。

12.5　盲法

盲法(blinding)常见于实验研究中,参与者或者一些研究团队成员不知道参与者是在干预组还是对照组,因此减少观察者偏差。在单盲研究(single-blind study)中,参与者不知道自己的分组。在双盲研究(double-blind study)中,参与者和评估者均不知道参与者所属组别。

盲法可以将信息偏倚(information bais)最小化。例如,盲法可以防止干预组中的参与者报告更有利的结果,因为他们期望阳性结果。盲法还可以防止评估者对于干预组成员有意或无意地记录更有利的结果这一观测偏倚(observer bias)。

盲法通常只有在所有参与者都被分配到类似的暴露时才可能成功。如干预组和对照组中的参与者都服用药片(相同的颜色、形状、大小和味道),或者两者都接受注射。相比之下,如果干预是特殊饮食,对照组按照日常饮食习惯进食;或是如果干预组将参加锻炼班,对照组将是按照自己的方式进行锻炼;或者如果干预包括饮食和锻炼两种方式,对照组只有饮食计划,那么盲法的研究可能不会成功。进行客观结果测量(例如实验室测试)而非主观结果评估(例如参与者自我报告的感觉)可以最小化非盲研究中观测偏倚。

12.6 随机化

在实验研究中,随机将参与者进行分组可以减少几种类型的偏倚。例如,随机化避免了参与者按照自己的偏好进入干预或对照组的问题。有些人可能更想进入干预组,而其他具有低风险容忍度的人可能更喜欢进入对照组。自我选择可能会明显改变干预的结果。随机化也减轻了不同背景的人可能发生的分配偏倚(allocation bias)。(随机化不能消除选择偏倚(selection bias),因为自愿参与研究的人可能不能代表整个源人群)。

可以使用以下方法将参与者随机分组(图表 12-7)。

- 简单随机分组(simple randomization)使用硬币抛掷、随机数发生器或一些其他过程将参与者分组。
- 区组随机分组(block randomization)根据人群组别随机分配到干预组、对照组。例如,一个地区有 10 所小学,可以随机选取其中的 5 所学校,将这 5 所学校的所有学生都分配到干预组,将其他 5 所学校的所有学生分配到对照组。
- 分层随机分组(stratified randomization)将某些亚组内的个体随机分配到特定干预组。当人群里有较多亚组时,简单随机化不能将亚组成员随机分组,此时可以使用分层随机化。例如,假设 75%的研究志愿者是女性,只有 25%是男性。为了确保将足够的男性分配到干预组,可以使用两个独立的随机化过程,一个用于女性,一个用于男性。这将确保被分配到干预组的成员 50%是女性,50%是男性。

一些实验研究使用非随机方法,因为随机化是不道德的或不可行的。准实验研究

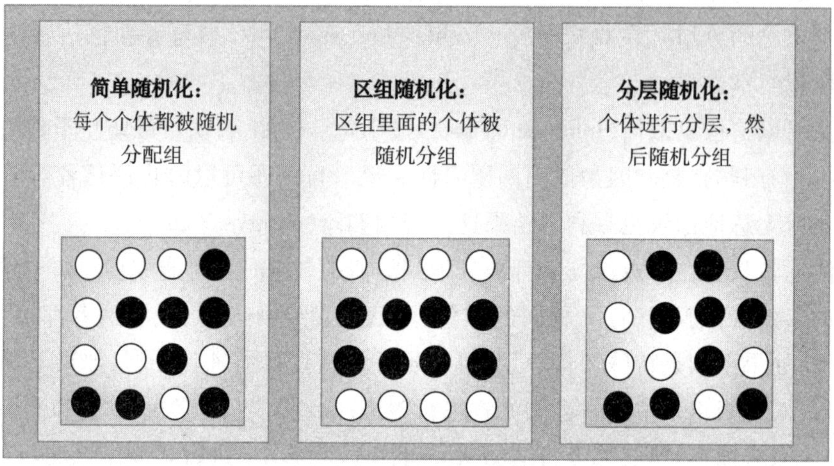

图表 12-7　随机化类型的示例

(quasi-experimental designs)使用非随机方法将参与者分配到干预组或对照组。除了使用非随机方法将参与者分配给暴露组,准实验研究的其他方法与随机研究相似。大多数准实验研究使用干预前和干预后测试结果来进行对照研究。然而,有些准实验研究没有设置对照组,有些只拥有干预后的评估结果。

一些研究被认为是自然实验(natural experiments),因为研究人员对干预措施没有进行任何控制。例如,研究人员可能试图理解破坏性龙卷风对波及的社区居民健康的影响,或者假设医院宣布将实施新的感染控制策略,研究新政策是否能有效减少医疗相关感染。研究人员没有权力将患者分配给某种感染控制策略组,而将其他患者分配给其他不同的策略组。然而,在政策更新后的一年内住院病人可以被认为是干预组,在政策前一年住院的病人可以被认为是对照组。这些不是真正的实验研究,因为"干预"(自然灾害和政策变化)不是可以由研究人员操纵的,可以用观察性研究来探索这些问题。

12.7　伦理性注意事项

所有以人类为受试者的研究或者使用个人数据的研究均存在伦理问题,但实验研究涉及的伦理风险比其他类型研究更高。在实验研究中会遇到许多问题,研究人员未按照参与者意愿进行分组,或是研究结束后参与者的后续治疗问题。这意味着在开始实验研究之前必须考虑许多问题(图表 12-8)。例如:

● 均衡(equipoise)原则指出,只有当不确定哪种治疗效果更好时,才应该进行实验研究。

● 分配公平原则意味着必须选择合适的研究人群,并且如果这项治疗是成功的话,研究不能招募无法继续治疗的人群。

● 尊重参与者。所有的参与者都必须是自愿参加研究，并且不是因为可能的补偿而参与研究。尊重也需要所有的参与者都明白这个研究课题意味着什么，包括被分配到对照组而非干预组的可能性。

● 有利、不伤害原则，要求研究人员平衡研究可能的益处和风险。例如，研究者必须谨慎决定何时使用安慰剂或其他的控制，且建立监测系统。明确何种情况下实验将停止，或者是因为暴露很危险，或者是因为新的干预措施很有效，以至于显得分组不道德。不利事件(adverse event)是一个干预的负面反应或研究相关的不利结果。

研究阶段	问题举例
选择研究主题	• 研究真的有意义吗？ • 是否需要实验性研究设计？
招募参与者	• 研究人群是否合适、合理？ • 参与者是被强制要求参加研究吗？
随机化	• 参与者是否真正的理解他们可能不会受到积极的干预？ • 使用安慰剂是否合适？使用其它对照又是否合适？
数据采集	• 如何监测和解决不良后果？ • 遇到哪类突发情况，实验需要提前终止？
随访	• 研究结束后，如果一个参与者在研究期间受到了研究相关的伤害时应该如何处理？ • 如果研究成功，参与者会接收持续的治疗吗？

图表 12-8　在实验研究中有关伦理问题的示例

第 22 章详细讨论了研究伦理原则，这是以人类为受试者的研究必须考虑的原则。对所有的实验研究而言，研究伦理委员会的审查都是必需的，第 23 章中对其进行了解释。

12.8　分析

实验研究使用许多和队列研究类似的测量指标，包括比值比、归因危险度(超额风险或风险降低)、归因危险度百分比、生存分析以及各种类型的回归模型。队列研究使用这些指标调查非人为暴露对疾病发病率的影响。实验研究则使用统计方法来量化人为暴露对结局的影响。

这里列出了实验研究特有的几项测量指标。

● 疗效是指在对照组中，有不良结局的人如果一开始被分在干预组，可能会获得更好结局的比例(图表 12-9)。一个好疗效标志着干预是成功的。更确切地说，疗效(efficacy)是指在理想情况下的结果。有效性(effectiveness)的计算方法与疗效是相同的，但其结果通常低于理想情况获得的结果。例如,在一个“现实世界”的背景下,一些参与者可能会忘记服用实验药物,或并没有按照确切的指定时间服用,或并没有在理想的温度下保存药物。

• 需要治疗的人数(number needed to treat)(NNT)是指为防止 1 例不良结局发生(或是为获得 1 例有利结局)用某种干预方法所需要的人数,NNT 小表明干预更有效。如果一种药物是为了防止中风并且 NNT 为 5,说明 5 人必须在某段时间内服用药物才能防止其中的一人中风。如果药物有 NNT 为 102,这意味着有 102 人服用此药才能防止其中一人中风。

• 相关的概念是不良事件所需人数(number needed to harm)(NNH),指为引起 1 例不良结局发生,用某种干预方法处理所需要的人数。NNH 大说明干预安全。NNT 和 NNH 通常用于成本效果分析。效率(efficiency)是根据其作用效果和资源进行综合考虑,用于评价干预措施的成本效果。

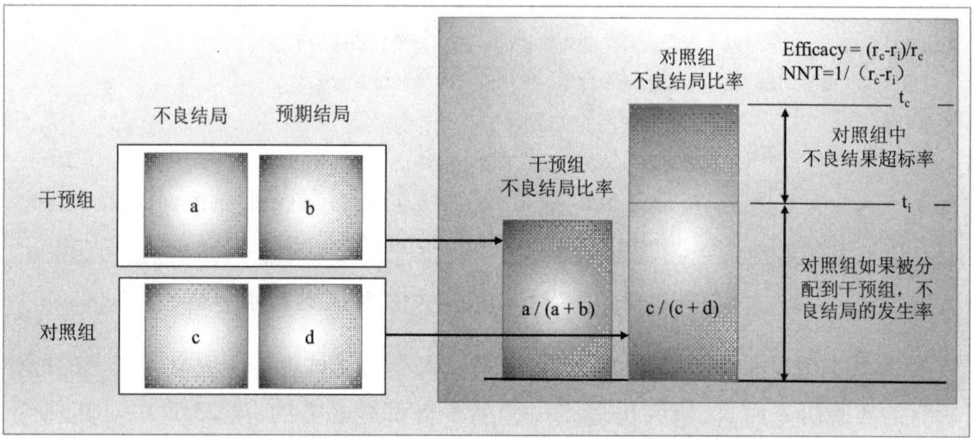

图表 12-9　疗效与 NTT

实验研究还需考虑是否使用接受治疗法(treatment-received approach),这种方法只限于分析那些完全遵循分配干预的参与者,或者使用意向治疗分析(intention-to-treat approcah)。意向治疗分析是指将受试者随组,不管他们是否完成了试验,或者是否真正接受了该组的治疗,都保留在原组进行结果分析。接受治疗分析可以计算疗效,因为假定参与者在规定的时间从来没有错过服用一粒药物,或者从来没有错过临床治疗疗程。而意向治疗分析可以更好地计算现实世界(非理想情况)的效果。

无论使用哪种分析方法,研究方案应包括促进依从性和减少中途放弃的具体措施。参与者历经整个研究,从纳入、登记阶段到分析阶段,均应包含在实验研究结果报告中(图表 12-10)。

12.9　筛选和诊断试验

筛选或诊断测试研究的目标是比较两种测量方法对同一事件的评估有何不同。在大多数情况下，这一目标涉及到一个新的测试与现有的测试的比较。例如，对于一种类型的癌症的检测，比较新的血液抗原检测结果和活检结果。阳性和阴性的活检结果将作为“金标准”或参考标准（reference standard），对血液抗原检测进行评估。期望血液测试能更便宜、更快、微创，同时产生的结果与活检类似。许多以实验室为基础，对测试方法进行比较的研究可被认为是观察性研究，因为他们不需要研究人员对参与者做任何事情，除了收集生物标本。

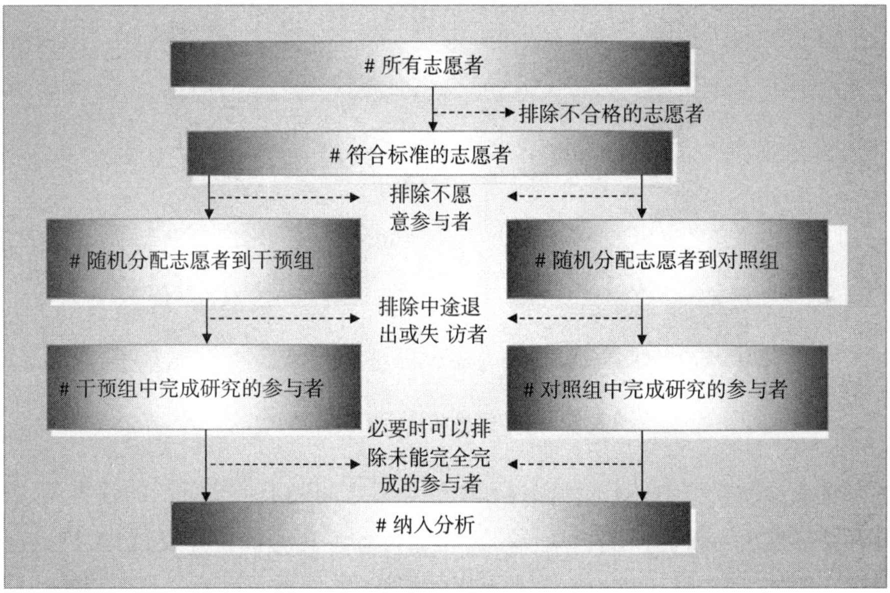

图表 12-10　参与者的实验研究流程

然而，一些测试涉及实验程序（例如活检，实验参与者可能会放弃这种测试，因为他们几乎肯定活检产生的是负面结果），这类测试可以适当地被看做是实验性研究。新的筛选和诊断测试研究应该有一个明确的受试者纳入标准。他们可以有目的的寻找一些患有目标疾病和一些未患病的人。必须定义适当的参考标准以及为新的测试和基准测试确定临界点（cutpoint）。例如，实验手册中应该规定血液中抗原浓度达到多少视为阳性结果。应建立一个监察系统以确保临床医生或进行评估的实验员不知道参与者的实际状况，即盲法。

图表 12-11 说明了如何计算灵敏度、特异度 、阳性预测值和阴性预测值，并将新的筛查或诊断试验与金标准比较。灵敏度（sensitivity）是指使用新测试结果为阳性的人

占实际上患病人群的比例(根据金标准)。特异度(specificity)是指使用新的测试结果为阴性的人占实际上没有患病人群的比例。阳性预测值(positive predictive value)(PPV)是那些使用新的测试结果为阳性的人群中确实患病者所占的比例(根据金标准)。阴性预测值(negative predictive value)(NPV)是指那些使用新的测试结果为阴性的人群中确实没有患病的人所占的比例。在一个好的筛选或诊断实验中,上述几个计算指标的值均较高(理想情况下所有计算值均为 100%)。

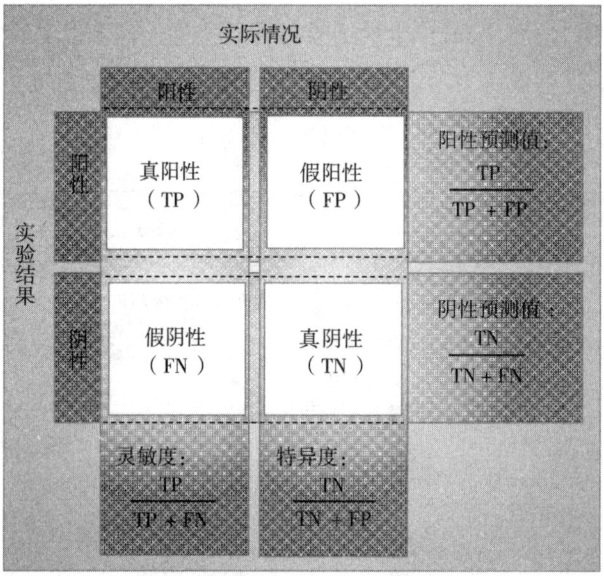

图表 12-11　筛检和诊断的实验结果

在筛选或诊断实验中,测试的阳性和阴性结果之间确定一个灵活的临界点,需要对灵敏度和特异度进行权衡(图表 12-12)。增加灵敏度会降低特异度,增加特异度会降低灵敏度。例如,以收缩压作为衡量高血压的指标,如果被归类为有高血压的收缩压指标临界点从 160 mmHg 降至 140mmHg,灵敏度将提高(因为有高血压的人被分类为高血压患者的比例增高),但特异度会降低(因为不患高血压的人被正确归类为非高血压患者的比例下降)。受试者特征曲线(receiver operating characteristic curves)或 ROC 曲线(ROC curve),以特异度为 x 轴,灵敏度为 Y 轴。ROC 曲线及曲线下面积(area under the curve)(AUC)可用于检查诊断试验的准确性。

除了受试者特征曲线,另外三个测量指标也常用于筛选试验。诊断准确率(diagnostic accuracy)是真正的阳性或真正的阴性的参与者(也就是说,金标准和新的测试产生相同的结果的百分比)所占的百分比。一个理想的诊断试验将有 100%的诊断准确率。阳性似然比(LR +)试验(positive likelihood text)检查新的诊断试验是否较好地判断疾病的存在。LR+计算公式是疾病患者检验为阳性的可能性除以非疾病患者检验为

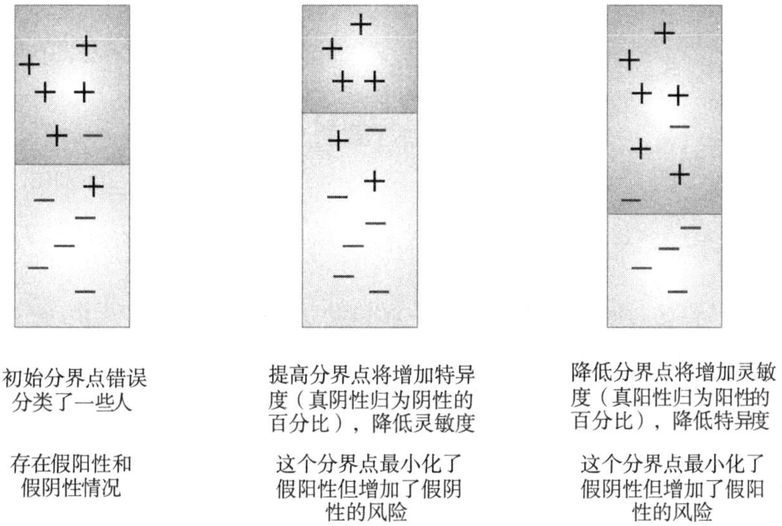

初始分界点错误分类了一些人
存在假阳性和假阴性情况
提高分界点将增加特异度（真阴性归为阴性的百分比），降低灵敏度
这个分界点最小化了假阳性但增加了假阴性的风险
降低分界点将增加灵敏度（真阳性归为阳性的百分比），降低特异度
这个分界点最小化了假阴性但增加了假阳性的风险

图表 12-12　灵敏度和特异度

阳性的可能性。公式：

$$LR+=\frac{灵敏度}{1-特异度}$$

阳性似然比值越大(如 LR > 10)表明新的诊断试验方法越好。阴性似然比(LR-)试验(negative likelihood ratio test)检查一个新的测试能否较好判断未患疾病人群。阴性似然比的计算公式是疾病患者且检验为阴性的可能性与非疾病患者检验为阴性的可能性之比。公式：

$$LR-=\frac{1-灵敏度}{特异度}$$

阴性似然比值越小(如 LR < 0.1),显示新的诊断试验方法越好。

第十三章　定性研究

定性研究是指通过敏锐的洞察力来获取和发掘问题、理解事件现象、分析人类的行为与观点，最终回答提问。

13.1　定性研究理论

定性研究（qualitative research）试图回答类似于“为什么？”“怎么样”等定量研究（quantitative research）不能回答的问题（图表 13-1）。在健康科学领域，许多定性研究项目的目的是，推进健康计划和提高临床治疗质量，为医疗改革提供基础。也有一些定性研究试图从个人或社区成员的角度了解人们健康和疾病的经历，为什么他们发生（或不发生）各种与健康有关的行为，以及他们如何作出相关决定。

定性数据收集不是一个随机抽样的、独立的、结构化的过程。相反，研究人员需要加强与受试者联系。这些关键的受试者（key informations）往往通过目的性抽样获得。研究人员可以表达对受试者的同情，并在适当的时候成为参与者，通过沉浸在社区实践中来更好地理解社区。由于定性研究人员与参与者密切联系，研究人员的背景可能会对他们的观察产生偏倚，当报告调查结果的时候，研究人员需要报告这些潜在的偏倚。

以下几种方法可用来收集和解释定性数据：

• 现象学（phenomenology），旨在了解参与者如何理解、解释自己独特的生活体验和感受，并在其中找到人生意义。

• 扎根理论（grounded theory），是一个归纳推理的过程，在经验资料的基础上建立理论去解释人类的行为。

• 民族志（ethnography），旨在从参与者视角（主位视角（emic perspective）），而不是局外人视角（客位视角（etic perspective）），了解一个特定的文化群体成员如何看待他们的世界。

定性研究人员还经常确定基本框架用来指导和解释他们的研究设计。这些范例解释了研究人员如何定义现实和真理（本体论（ontology）），以及什么是真实的和正确的（认识论（epistemology））。例如

• 后实证主义（post-positivism）：研究者通过已知的知识来实践和推导世界是如何

	定量研究	定性研究
问卷/访问主要的问题内容	时间？地点？人？	为什么？怎么样？
研究人群	随机抽样大样本人群	有目的地招募的小范围人群
数据收集方法	结构化	无结构或半结构化
常见的数据搜集方式	调查	人群观察、深入访谈、小组讨论
询问的问题类型	封闭式（固定选项）	开放式（灵活的反应选项）
数据类型	数值型数据	文本数据（文字、图像和对象）
数据分析目标	假设检验	制定新的理论
报告结果	统计	主题和模式

图表 13-1 比较定性研究与定量研究方法

工作的理论，但他们承认人类行为的不可预测性限制了一些实证方法的有效性。

- 批判理论(critical theory)：研究者认为现实依赖于社会和历史结构，通过识别和挑战权力结构，可以揭露事实。
- 建构主义(constructivism)：强调主观性与相对性，认为每一个人都以自己的生活经验来构建现实，这可能包括很多的现实，而非仅有一个。
- 范式变革(transformative paradigm)：研究人员认为，当研究解决社会正义问题时，现实可以被改变。在这一框架下，研究就是变革的导向，并成为了价值观的倡导者以及合作人群和边缘化人群的权利。例如，行动研究(action research)的目的是让参与者合作解决社会问题。
- 实用主义(pragmatism)：研究的目标是解决问题，重点是研究项目的结果，而不是指导它的理论和过程。

13.2 定性研究技术

在定性研究中，需要使用灵活的方法确保收集的信息的全面性。数据收集可能涉及听和看，以及现场记录的语言和非语言的线索。参与者在完成一个任务时，可能被要求使用一个有声思维法(think-aloud protocol)来描述他们的想法和行动。他们可能会被邀请完成其中影像发声技术(photovoice)项目，参与者可以拍摄他们认为代表他们社区的照片，然后分享他们想要在这些图像中，捕捉生活经历的那些方面。叙事研究(narrative inquiry)是通过探讨自传、私人信件、故事、采访录音带和其他记录等，以了解人们如何理解他们的身份和社会关系框架。

在开始任何定性研究之前,研究人员应该向专家咨询定性研究方法,以确保采用适当的方式让被调查者回答研究问题。研究人员应仔细考虑如何最大限度地获得参与者的知情同意,以及如何保证参与者的个人可识别信息的保密性。受试者研究需要遵守的规则,包括获得伦理委员会批准,同时适用于定量和定性研究。这些均在第23和24章进行描述。

13.3 定性访谈法

个人的深入访谈(in-depth interviews)通常是以研究人员与被调查者之间面对面交谈的形式,使用开放式的问题,探讨被调查者的观点。由于安全或文化的原因,有时两个研究人员与一个被调查者进行访谈,一个研究人员进行提问,而另一个做记录。访谈时往往会进行音频或视频录制,以确保语言(有时是非言语表达)可以被准确地编码和解释,访谈有时辅以其他方法,如被调查者的日记或笔记等。

在访谈前,研究人员可能会罗列一个初步问题清单(半结构化访谈(semi-structured interview)),或可能只有一个访谈主题列表,用来开启与被调查者之间的谈话。研究人员应尽可能更多地捕捉到被调查者回应的细节,以便更充分地了解被调查者的认知与观点。研究人员应该谨言慎行,不要问有引导性的问题,在完成充分记录一个问题的回答前,不应该问下一个问题。当不确定被调查者陈述的意思时,研究人员可以恭敬地要求被调查者进行解释。典型的深度访谈需1—2小时长。有关访谈技巧的更多信息见第19章。

参访后录音应尽快转录以确保准确性。采访的所有部分,包括语气词(如“嗯”和“你知道”)、笑和其他声音也应该记录在最终的结果上。

13.4 焦点小组访谈

焦点小组(focus groups)通常包括约8—10人(可适当增减人数),他们花1或2小时参加适度的讨论。焦点小组访谈可以用来了解目标人群,以及群体内的多样性观点。

焦点小组的参与者是通过目的性抽样(purposive sampling)方法决定的,以找到那些能够提供某一方面见解的人。焦点小组访谈通常包含几种不同类型的成员,尽量减少人群差异,并开放共享观点。例如,一个工作场所安全问题的焦点小组访谈,可能会包括使用重型设备工厂的工人、主管工厂安全的工程师。如果主管和安全工程师参与和基层工人的讨论,可能会导致操作机械的工人很难诚实地表达他们对安全问题的担心。他们可能会提供公司想听到的答案,而不是提供真正需要解决的危险。

大多数焦点小组是由两位研究人员主持的。一个作为访谈的主持人,保证讨论的正常进行并且不偏离主题。另外一个作为记录者,也需要提供其他支持,比如协助迎接与会者、收集信息、操作录音设备和备份机以及控制访谈时间。焦点小组访谈的整个过程应该进行音频或视频录制,以便可以记录完整的信息。在讨论的过程中,记录者应该记录关键的信息和主题,同时也可以记录如情绪和手势等可能不会显示在结果中的表现。

在焦点小组访谈中,主持人应该首先与小组建立融洽的关系,并制定会议的基本规则。与会者需要了解,他们是自愿参与研究的(即使他们被鼓励参与研究),他们可以在任何时间离开。必须强调隐私和尊重的重要性。在小组讨论中,参与者应被要求不要向外界透露其他成员的谈话内容。对于敏感的话题,可以通过给小组成员取假名,这样他们的真实姓名就不会透露给其他参与者。

一旦每个人都同意了会议的规则,主持人将开始抛出问题,控制会议始终围绕着问题展开讨论,并以适当的速度向前推进。应鼓励参与者之间的互动和确定共同的观点而不是屈从于群体思维。主持人以中立的方式提出问题有助于厘清个人观点和共识。当参与者需要一些安静的时刻来处理他们的想法时,应该给予沉思的时间。主持人必须确保每个人都有发言的机会,任何参与者都不可占据谈话的主导地位或打断其他参与者表达意见。做一个好的主持人需要练习。模拟讨论可以帮助主持人加强训练,改善表现,成为一个经验丰富的主持人。

在焦点小组得出结论后,主持人和记录员应进行会议总结,讨论哪些工作做得好,哪些工作应该在下一轮进行改进。会议后应尽快打印会议记录,由主持人校对确保精确度。

13.5　编码定性数据

定性数据的分析通常涉及编码和分类,有时会使用专业软件进行处理。在这个过程中的第一步是仔细阅读每一个转录本(或其他文档),并用那些可以反映内容、态度、过程或其他焦点的单词或短语进行编码(coding),简要地总结每一个项目。接下来,对编码的主题进行分类,从而得到主要和次要的主题。分类过程中可能会发现原本不包括在初始编码中的项目,所以可能需要进行几轮重新编码和分类。这些循环也是分析过程中很有价值的部分(图表 13-2)。最后一次分类的主题将揭示研究问题的概念和意义。这些概念可能指向更抽象的理论,但定性分析的目的不是发展一个新的理论。

定性数据分析过程往往具有特定的分析框架。叙事分析(narrative analysis)可以借鉴已建立的理论,如女权主义理论和其他文化研究理论,以帮助研究人员解释正在研究的项目。话语分析(discourse analysis)通过使用语言学的工具来分析参与者所使用的书面语或口语。其他分析框架来自扎根理论和其他哲学理论。

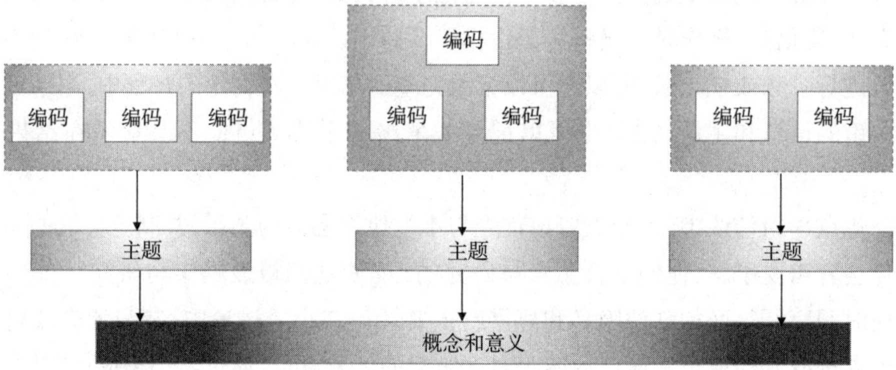

图表 13-2　编码、主题和概念

13.6　混合方法研究

研究者可以单独使用定性研究,也可以与定量研究结合使用。混合方法(mixed methods)研究使用定性和定量相结合的方法。一些混合方法项目使用收敛的平行设计,同时收集定量和定性数据,然后比较结果并解释它们。一些混合方法研究按顺序收集数据,完成一种类型的研究,然后设计和实施其他类型的研究。解释性的研究可能先收集定量数据,然后使用定性的研究去协助解释结果。探索性的研究可能先收集定性数据,基于定性研究的认知,然后设计和实施定量研究。定性研究可以嵌入在定量研究中。

两种方法的整合研究可能会发生在项目的不同时期。一些研究先不考虑定性和定量结果的接合,直到项目接近结束、解释结果时才考虑将两者接合。其他研究在整个研究过程中,从设计阶段、数据收集、数据分析到结果解释,一直考虑定性和定量这两种方法的混合使用。定性研究和混合方法研究的结果报告往往包含直接引用,即用参与者的语言表达他们的观点和经验。

13.7　监测和评估

监测和评估(monitoring and evaluation,M&E)是应用了各种定性和定量技术的重要的管理工具。评估(evalution)是使用各种方法来检查目标,过程和项目的结果、程序或政策。评估的目标通常不是去判断正确与否,而是提供关于什么地方做得好,以及什么地方可以且应该改进的反馈。监测是持续的评估,以确保项目和计划的正确实施。

健康研究中,典型的项目评估起始于一个会议,会上利益相关者描述项目的目的,项目预期如何运行、实际的运行情况以及他们希望从评估中收获什么。基于这些对话,选择一个评价方法。收集来源于多个渠道的证据资料，可能包括现有程序文件的审查、利益相关者的调查、关键信息提供者的访谈以及项目实施地点的情况等。可以使用现实主义综合或 SWOT 分析法对所有的证据资料进行审查和分类。现实主义综合是使用一个系统的过程来发现和分析复杂的证据，寻找项目失败或成功的原因。SWOT 分析确定优势（组织内部的优势）、劣势（内部）组织的限制、机遇（外部力量）和威胁（外部的局限性，可能是政治、经济、文化、科技、环境或法律）。最后，根据评价结论，提出切实可行的建议。

类似的过程可以用来作为其他形式的评价研究的一个组成部分，如：

- 需求评估
- 成本—效果分析
- 卫生服务研究

13.8　一致法

某些研究的主要目标是对共识领域和争论领域进行确定，而研究者正好是来自与这些领域相关的组织或机构的专家，因此他们的研究结果主要被用来对研究重点的选择，实施手段以及行动计划的确定。

相关技术被开发用来完成这些对话并得出的结论。例如，德尔菲法（Delphi method）是一个结构化的决策和预测过程，参与者对以下几点进行多轮操作：

- 填写个人问卷
- 主持人总结和分享回应
- 在思考别人表达的意见后，小组成员反思他们自己的观点

德尔菲法的目标是通过每一次循环，专家小组能达成共识。

第十四章　相关性研究

相关性、生态学或综合性研究是一种使用总体水平的数据来评估暴露水平与疾病之间关联的研究。

14.1　综述

相关分析采用总体水平的数据来寻找两个或两个以上的群体之间的关联(图表14-1)。例如,一个相关性研究可以回答下列问题:

- 在远离赤道的国家中,成人患多发性硬化症的概率是否更高?
- 在空气污染水平较高的城市,哮喘的发病率是否更高?
- 在肥胖率较高的省份,糖尿病患病率是否更高?

相关性研究(也被称为生态学研究(ecological studies))探讨环境暴露,如空气污染水平或离赤道水平距离。相关性研究也被称为综合研究(aggregate studies),因其只包含合计或分组、总体水平的数据,不包含任何个人水平的数据。

几乎所有的相关性研究都属于二次分析,因此经常用现有数据源进行相关性研究,成功的关键是识别包含感兴趣变量的且具有可比性信息的数据源。对于一个合适的总体,所有感兴趣变量的信息必须是可获得的,可以按地点或时间进行分组。例如,以地点为基础的总体可以包括联合国所有成员国,美国的50个州,英国最大的20个大都市地区,美国密歇根州的所有县,或人口普查随机抽取的多伦多州。基于时间的研究可以使用一个或多个地方过去几十年的历史数据。

14.2　汇总数据

大多数相关性研究在收集的群体特征中,至少指定一个特征作为暴露,并且至少指定另外一个特征作为疾病结局。相关性研究中大部分暴露和结局使用的是总体水平统计量,如具有特定特征的人群所占的比例或者总体中某个变量的平均值。例如,暴露可能定义为总体中30岁以上成人未完成12年教育者所占的比例、总体平均家庭收入或总体年龄的中位数。人群的疾病数据也是总体水平的。例如,结局变量可能是被纳入

研究目的	比较几个总体的平均暴露和疾病水平
主要研究的问题	有较高暴露率的总体是否有较高的患病率
人群数据	拥有总体水平数据，没有个体数据
何时应使用该方法	其目的是使用总体水平数据探索暴露和疾病之间可能存在的关联
应满足的特殊条件	无法使用个体水平的数据探索这个主题
研究步骤	1. 选择要使用的数据源 2. 确定需要分析的变量
注意事项	生态谬误 研究结果不容易发表
重要统计学指标	相关系数

图表 14-1　相关性(生态)研究的主要特征

分析的国家中成人肥胖的患病率或者被纳入分析的省份每年哮喘的死亡率。另外,暴露变量可以是环境测量值,如生态研究中某一年内每个城市下雨的天数和最热月份正午的平均紫外线指数。

在对汇总数据进行统计分析之前,必须将数据输入到电子表格中。每个人群数据应该输入到对应的行,每个暴露和结果应输入到对应的列。数据应该被填充到每列的所有空格中(图表 14-2)。有关数据管理的更多信息见第 26 章。

群体	暴露 1	结果 1
A	48.2	14.1
B	65.1	17
C	37.8	14.9

图表 14-2　样本数据表

只有当数据是可比的,分析才是有效的。如果使用多个来源的数据,或者如果数据是在很长一段时间内收集的,那么在不同人群间暴露或疾病的定义可能会有所不同。例如,不同国家对清洁饮用水或成人文化程度的定义可能不同。当使用不同的数据源时,数据的质量也会有所不同。与其他人群相比,一些人群中的暴露和疾病可能会被错误评估。研究人员使用多个数据源时,由于潜在的可比性不足,需谨慎解释生态学联系。

14.3 相关分析

用来说明相关性的散点图,每个点代表研究的一个群体。暴露水平作为 X 轴,结果或疾病作为 Y 轴(图表 14-3)。在数据点上进一步拟合趋势线,通常使用软件程序计算趋势线的最佳拟合。

• 当所有的点落在或靠近一个趋势线,相关性强。值为正的(向上)斜率表明暴露与疾病呈现正相关,暴露水平越高,疾病发生率越高,如图表 14-3a 所示。负(向下)斜率表明暴露与疾病呈现负相关,暴露水平越高,疾病发生率越低。

• 当点的线性趋势不强时,可以将他们的相关关系分为轻度或中度,如图表 14-3b 所示。

• 当点的出现是随机时,没有明显线性趋势或最佳拟合线是水平的,如图表 14-3c 所示,表明相关性较弱或不存在。

对于连续变量和其他反应变量,可以计算皮尔森相关系数(Pearon correlation coefficient)(r)。当变量为等级变量或有序分类变量,使用 Spearman 等级相关(Spearman rank-order correlation)(在大多数统计程序中用字母 r 或希腊字母 ρ 表示)。两种检验中,r 值(或 ρ)的取值范围从-1(当所有点都在具有负斜率的线上)到 1(当所有的点都在具有正斜率的线上)。当 $r = 0$ 时,暴露和结局之间没有关联性。(第 28 章对参数检验如皮尔森相关和非参数检验如 Spearman 等级相关以及肯德尔相关的区别进行解释,肯德尔相关往往使用希腊字母 τ [tau]表示)

两个或多个变量之间的关系也可以用决定系数(coefficient of determination) r^2 表示,它表示相关程度但不说明相关的方向,其 r^2 的取值范围从 0(不相关)到 1(完全相关)。

当比较两个以上的变量,或是在调整其他变量的影响基础上了解两个变量之间的关系时,需使用线性回归模型来评估相关性(见第 29 章)。

14.4 年龄调整

有时被比较的总体有截然不同的年龄结构。例如,一个或多个群体可能比其他群体更年轻或更年老。年轻的人群可能有更好的健康状况,老年人口可能没有很好的健康统计数据。

当被比较的总体中年龄分布存在差异时,相较于使用原始数据(crude statistics)(初始或未经调整的数据),年龄调整(age adjustment)可以让研究人员作出更准确的比较。

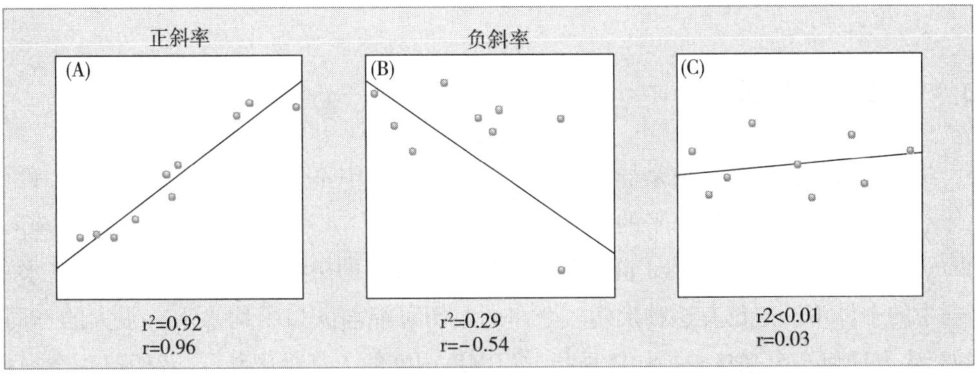

图表 14-3　相关

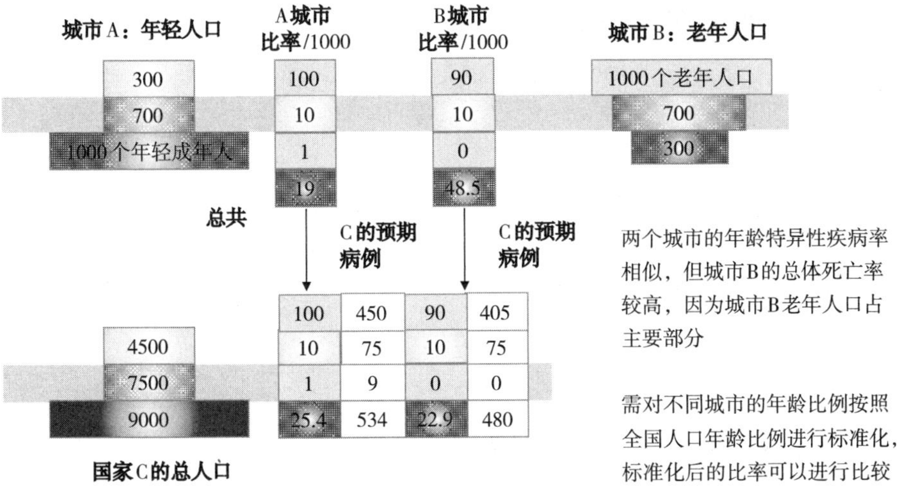

图表 14-4　直接标准化

直接年龄调整(direct age adjustment)需要知道每个年龄组的暴露或患病率。为计算每个总体年龄调整后的暴露或患病率,需要将每个群体的各年龄组暴露或患病率转化为标准化率,从而得到标准化后的总体暴露或患病率。图表 14-4,比较了两个城市。A 市年轻人较多,每 1000 个成年人中,患病人数有 19 例。城市 B 老年人口较多,每 1000 名成人中患病的有 48. 5 例。然而,这些城市的各年龄组的患病率相似。如果城市 A 的患病率是国家 C 成人的患病率,全国疾病的总发病率是 25. 4/1000。如果城市 B 的患病率是全国的患病率,全国疾病的患病率将是 22. 9/1000。这两个城市的年龄调整率表明,疾病率是相似的,并且城市 B 有一个稍低的年龄调整率。这些调整后的患病率是可比的,因为它们是基于相同的标准总体的年龄分布,因而可以比较两个城市的疾病水平。

当比较年龄分布是已知的但是各年龄组的暴露率或疾病的发病率是未知的总体

时，可以用间接年龄调整的方法。

14.5 避免生态谬误

相关性研究比较的对象是群体而不是个人。分析中不包括个人水平的数据，只有总体水平的数据。将总体水平的关联性错误地归为个体水平，称为生态谬误（ecological fallacy）。即使暴露率较高的人群比暴露率较低的人群的患病率更高，但暴露于高水平人群中的个体不一定都有这种疾病。个体的经历可能与人口平均水平有很大的不同。例如，认为任何一个来自高平均体质指数（BMI）国家的人都会肥胖，或者任何一个来自低平均体质指数的国家的人都不会肥胖，这种观点是错误的。然而，用这些观察结果定义总体的趋势并对未来个体的特征进行合理假设是合理的。相关性研究是提出假设的一个很好的起点，但不是疾病的危险因素研究的最后一步。

第三步 研究设计和数据收集

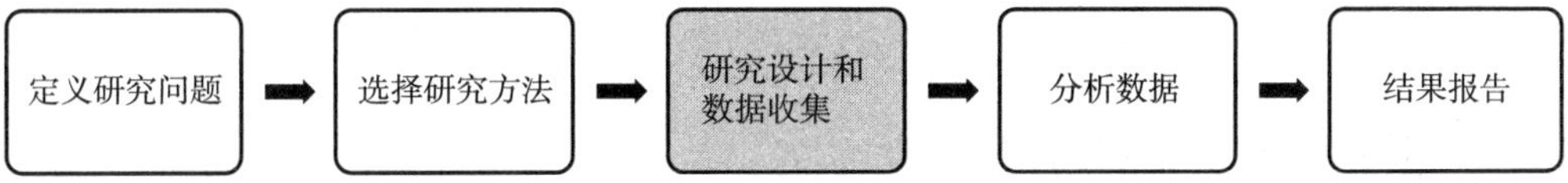

调查过程的第三步是制定一个详细的研究计划。本节描述如何制定一个原创研究、二次分析和综述性研究的草案和收集相应数据。本节也包含了研究的伦理学问题以及基金申请的书面格式。

- 完善调查草案
- 原创研究
- 人群抽样
- 样本含量估计
- 问卷编制
- 调查和访问方法
- 额外评估
- 现有的数据集的二次分析
- 系统评价和荟萃分析
- 伦理考量、审查和批准
- 撰写经费申请报告

第十五章　研究方案

研究方案是描述具体实施研究计划时采取的所有步骤的详细手册。

15.1　根据研究方法确定的研究方案

一旦确定了研究问题和研究方法,下一步就是制订一个详细的研究计划。研究方案(protocol)是研究过程中所有步骤的一个详细的书面说明。研究方案根据研究方法的不同而有所变化(图表 15-1)。如果需要招募参与者并收集数据,调查者应该:

- 选择合适的抽样方法和招募参与者的方法
- 制作问卷、确定其他收集数据的工具
- 选择收集和记录参与者反馈的方法
- 准备向伦理审查委员会提交申请

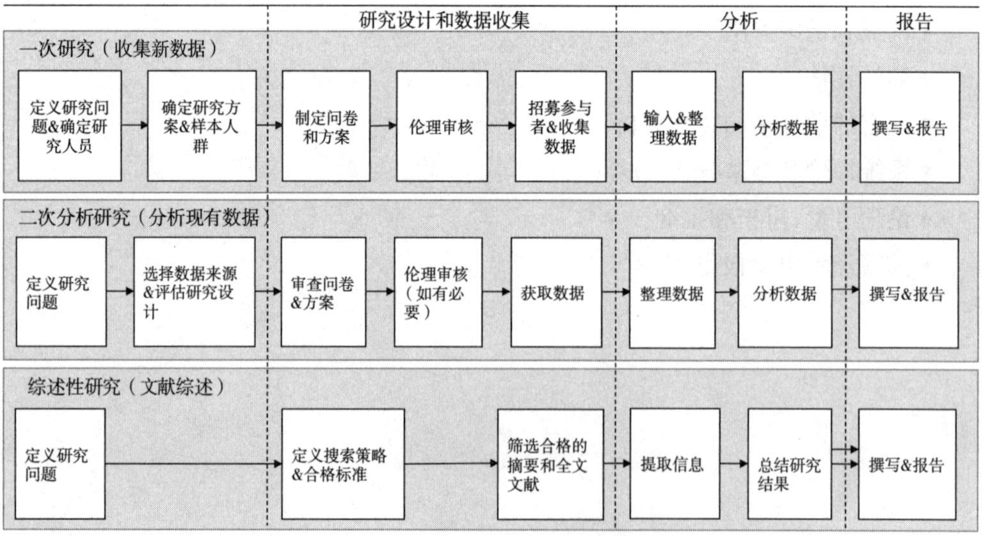

图表 15-1　一次、二次和三次数据收集的研究方案

如果对现有数据进行分析,那么首先要确认数据的来源,并且获取相关的数据文件和材料支持。如果进行系统的文献综述,必须确定检索的关键词,确认符合条件的文章，并将相关信息从每一篇文章中提取并整理到一个数据库中。对于所有的科学研究，创建一个详细的研究方案是很有帮助的。

15.2　研究时间表

大多数研究方案会包括一个详细的时间表。这有助于：

- 建立一个从研究方案的设计到文章发表的步骤列表。
- 创建一个日历，用于显示每个步骤预计开始和完成的时间。
- 确定必须完成的最后期限，如申请资助截止日期、会议摘要（如该项成果需在该会议上呈现）的提交日期。
- 与合作者商定研究项目完成一半的期限，这有助于保证项目进度，并确保不会错过最后期限。
- 为研究团队设置定期会议时间（面谈、网上或其他沟通方式）。

甘特图（Gantt chart）（图表 15-2）有助于直观地显示研究时间表。

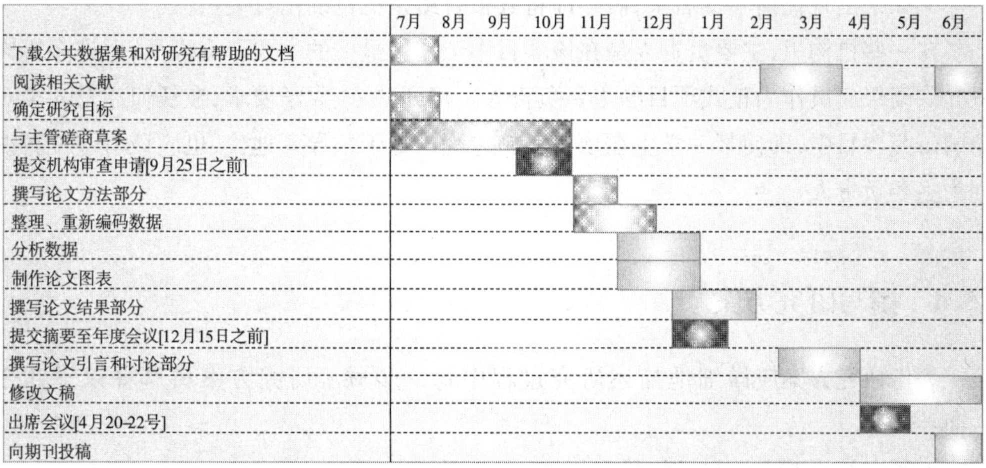

图表 15-2　时长为一年的二次分析研究（简化）甘特图样例

研究团队内部设置的各个期限应该相对灵活，因为某些步骤的持续时间很难预测。例如：等待伦理批准或资金机构的资助可能需要几个月。数据收集可能远快于或者远慢于预期。数据录入和数据清理可能会花上比原始预估要长得多的时间。此外，依赖合作者完成某些工作可能延误，尤其是当项目领导者不具有权威地位时。例如：当一个管理者没有能力推进项目进展时，研究人员往往无法得到快速的回应。但有时这些阻碍还不是主要的问题。当共事者的时间表不够灵活或者项目的要求过于严苛时，就可能延误项目进程以至于错过最后期限，这会成为一个严重的问题。把时间表纳入研究计划中是一种良好的推进研究进展的方法，即便这个时间表还不够完善或需要根据实际情况进行调整。

15.3 研究人员的责任心

当研究团队中所有的研究成员都熟悉彼此的角色和责任时,研究项目往往会进行得比较顺利。研究方案中还应该包括那些接受特定任务的责任人的名字、共同工作的日期和用于鼓励推进项目进展的机制(如:项目负责人在最终期限前给研究人员发送电子邮件进行提醒)。这也有助于识别和解决研究过程中的矛盾。有时,一位指定的裁决人,通常是资深研究者,会被委派对以下情况进行判断:延迟提交之前商定好的应交付的成果;对研究计划阐释上的分歧;一项指定工作的性质以及其他的意见分歧。

大学、医院和其他机构通常需要一个研究人员作为主要负责人(primary investigator, PI),并承担相应的责任,如下所示:

- 依计划行事;
- 预算管理得当;
- 如果出现任何不良后果,需立即将其报告给该机构的伦理委员会

在一些机构里,主要负责人是在该项目中工作量最大的主要研究人员,但许多机构只允许高级雇员作为正式项目的主要负责人。例如,一些大学要求,在任何涉及人类对象的研究项目中,即使某一学生在项目实施过程中处于领导者地位,也应该将一位教授列为主要负责人。

15.4 撰写研究方案

一份研究方案应详细地描述研究过程中每一步骤。研究方案将解释以下几个方面:

- 研究的主要目的和具体目标
- 所需的样本量和为得到足够数量参与者所采取的措施
- 联系和招募参与者的具体过程
- 用于获取和记录知情同意(或拒绝参加)的具体程序
- 参与者会被问到的具体问题。如果是通过面谈来收集参与者的信息,则应列出提问的具体说明
- 将调查问卷数据导入到计算机数据库的具体方式,其中也包含记录缺失值的方法
- 为确保输入数据的精确性而采取的具体步骤
- 为保证数据集中个人信息的保密性而采取的步骤

• 数据分析的计划,包括用于回答研究问题的特定统计检验方法

• 如涉及,应记录将会使用到的实验室操作

对于系统性综述,研究方案会有很大区别,但也应详细记录研究步骤。包括:定义一篇文献被列入综述的确切标准、阐明应如何处理一篇仅依据纳入标准不易进行分类的文献。对于所有科学研究,一个完善的研究方案应该记录可能遇到的困难,并尽可能给出完美的解决办法。

理想状况下,一个研究方案应该:

• 完整地描述数据采集与分析的所有步骤

• 列出研究过程中每一个步骤的预期完成日期

• 提供有关研究团队的每个成员的详细职责信息

• 如果在初始方案批准后,如果需要对其进行重新修订。研究人员应仔细描述研究计划中更新部分的机制,并且计划的重大调整可能需要经过相关研究伦理审查委员会的批准后才可以实施

一个详细的研究方案会提供大量的细节,以便于另一个研究人员能够重复该研究。研究方案应该十分详细,以便在数据收集开始之前可以编写项目中所有文件的方法部分。

15.5　数据收集的准备工作

在数据收集开始之前,应确保所有的准备工作都已完成。如下所示:

• 所有的合作者是否同意他们被指定的角色、责任和最后期限?

• 所有的合作者是否完成了所需的伦理培训?

• 是否准备好所有必需品和设备?

• 是否测试并验证了数据管理系统的可信度?

• 所有的研究文件(如知情同意书和问卷)的最终版本是否已被所有相关的伦理委员会批准?

• 所有参与的实验室是否开始准备处理样品?

下面的章节会介绍数据收集过程中的一些关键步骤:确定样本人群、制定问卷和其他形式的评估方法、确保遵守伦理标准。必须完成大部分步骤才能最终确定和提交标书。

第十六章　人群抽样

在研究过程中,应尽早确定合适的参与者的来源。

16.1　研究人群类型

在准备收集数据时,(图表16-1)至少需要考虑4种不同类型的人群。尽管有着不同称呼,但在所有的健康科学领域,这几个概念是一致的。

- 目标人群(target population)是适用于研究结果的最广泛的群体
- 源人群(source population)是目标人群中被明确定义的亚组人群
- 样本人群(sample population)是从源人群中抽取的,被纳入研究项目的人群
- 研究人群(study population)是由同意参加研究的样本人群中符合纳入标准的成员组成。

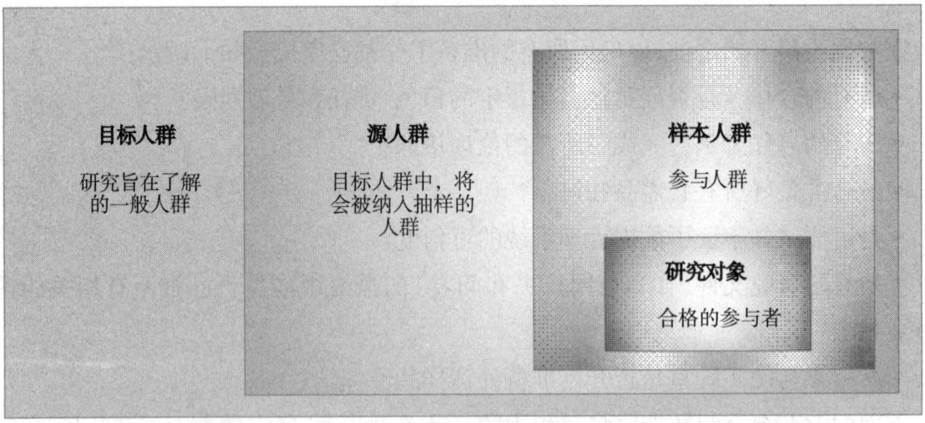

图表16-1　研究对象是源人群的子集

16.2　目标人群和源人群

一个明确的研究问题会定义其目标人群,是指该研究结果能够适用的人群。目标人群范围可能相当窄。该目标可能是在医院里确定某一耐药细菌菌株爆发的原因或者

是衡量一个大学校园中酗酒行为的流行状况。另一方面，目标人群范围也可能比较大，如所有成年男性、一个国家或者是所有Ⅱ型糖尿病患者。通常不可能把所有的目标人群都纳入研究，除非目标人群非常小。

因此，应确定更为具体的源人群（有时被称为抽样框（sampling frame））。理想情况下，源样本由特定列表中列举的所有成员组成。例如：

- 过去两年里，某癌症登记索引中所有确诊患乳腺癌的妇女的注册表识别号码列表
- 某职业体育联赛中所有成员的名单列表
- 某核电站2英里以内所有家庭的地址列表

在以上例子中，制作或获取一份源人群所有成员的列表是有可能的。这意味着可以对源人群中的个体（或家庭）进行计数。根据计数的结果可以确定合适的取样方法（整群抽样或随机抽样）并计算参与率。

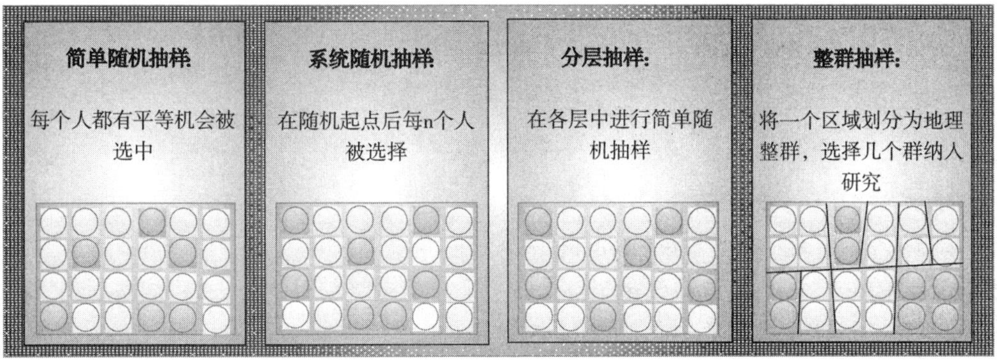

图表16-2　概率抽样类型示例

16.3　样本人群

当源人群很小时，可将源人群的每个人都纳入研究。在这种情况下，源人群与样本人群相同。然而，源人群的数量往往远大于一项研究所需的样本量。当源人群非常大时，应抽取源人群的一部分充当样本人群。

一项基于人群的研究（population-based study）采用随机抽样的方法来获得样本人群，该样本人群能代表某些更大范围的人群（未用疾病或暴露状态定义的人群）。有很多种方法可以获得具有代表性的样本人群。当获得的样本人群需要与源人群总体上相似时，通常优先考虑概率抽样（probability-based sampling）。如果源人群的每一个个体均可获得，那么可以使用一个计算机程序来对个体进行随机抽样。如果要求样本来自某一个城市，可使用整群抽样的方法来随机抽取市内某区域的全部人群作为样本人群。另外，也可以通过随机抽取的街道的方法获得样本人群。例如，抽取每个城市从北向南

第十个街道上的所有居民作为样本人群。类似的概率抽样方法如图表 16-2 所示。

有时,可以根据个人、学校、工作场所、组织或社区的信息获得的难易程度选择方便人群抽样(convenience population)。必须谨慎使用方便抽样,因为方便样本人群往往与目标人群或源人群存在差异。条件允许时,调查人员应该确认方便抽样获得的人群是否与想要代表的更广泛的社区人群具有类似的人口学和社会经济学特征。

无论使用哪种抽样方法,目标都是获得能代表源人群(甚至目标人群)的样本人群。研究人员需要注意的是,当源人群的每个个体被选做样本人群的概率不均等时会产生非随机抽样误差(non-random sampling bias),当方便抽样获得的样本不足以代表源人群时会产生认知偏倚(ascertainment bias)误差。一份严谨的设计方案可以排除或者减小以上这些偏倚和其他的潜在偏倚。

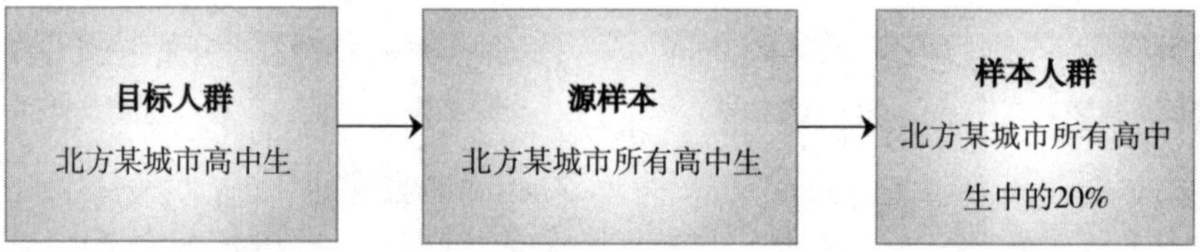

研究方法	横断面研究
研究问题	北方某城市高中生吸烟比例是多少
数据收集方法	邀请参与者填写纸质问卷
目标人群	北方某城市9-12年级的学生
源人群	北方某城市14所高中的所有学生
源人群名单	各高中提供的每个班级的学生名单
样本人群	从名单上随机抽取20%的班级，并要求被选中的班级里的所有学生参与研究
研究样本	来自样本人群且符合要求、同意参与研究的个体
保密性	不会给研究人员提供学生的姓名；调查将会是匿名的

图表 16-3 横断面研究示例

16.4 研究人群

明确了样本人群后,应尽快邀请其中的个体参与研究。样本人群中能准确定位、同意参加研究并符合所有条件的成员才会被纳入研究人群。极少有 100%的参与率。总会存在少数个体忽略邀请而不参与研究的情况。而回应邀请的人中也有一部分会选择不参加。其他人会因为不满足纳入标准而被剔除。如果愿意参与研究的样本人群与未参与者间存在差异，低参与率可能导致无应答偏倚（nonresponse bias）。然而，只要研究员做到以下几点，获得较高的参与率通常并不存在困难：

- 使用易于操作且步骤详细的抽样方法
- 采取适当的方法，最大限度地提高参与率
- 征募一个足够大的样本人群（第 17 章介绍了如何估算所需的样本量）
- 在研究的每个阶段报告参与者的人数

目标人群
70—79岁的美国女性

→ **源人群**
在过去的12个月内，被卢克医院收治的因髋骨骨折、70—79岁的美国女性（病例）和其朋友（对照）

→ **样本人群**
在过去的12个月，被卢克医院收治的因髋骨骨折、70—79岁的美国女性（病例）和每个病人的3个朋友（对照）

研究方法	病例对照研究
研究问题	美国老年女性髋部骨折的危险因素是什么
数据收集方法	研究者将与参与者面谈或电话交谈
目标人群	在美国居住的70—79岁女性
源人群	在过去的12个月，被卢克医院收治的因髋骨骨折、70—79岁的美国女性
源人群名单	在12个月的周期内，每一位其电子医疗记录显示髋关节骨折（ICD10编码S72）的70—79岁女性的入院登记号码的名单
样本人群	源人群中的所有个体都会被要求作为病例参与研究，且每个病例均被要求提供3个在同一年龄段且有可能作为对照的女性朋友的名字
研究人群	来自于样本人群的符合要求且同意参与的个体
保密性	医院将提供给研究者潜在参与者的姓名、住址、电话号码。问卷结果的电子文件中将不包含个人信息

图表 16-4　病例对照研究示例

16.5　横断面调查的人群

在一个横断面调查中，源人群必须能代表目标人群，样本人群必须能代表源人群。大多数横断面调查的目的是准确地描述一个特定的目标人群。这些调查的结果往往是重要的资源和政策决策的基础。

方便抽样很少能得到有代表性的研究人群。比如：假设一项研究的目标是量化某县高中学生中的烟草使用的流行现状。该县的 15 所高中共同作为目标人群和源人群。因此仅选择一个高中的学生作为样本人群是不够的。虽然与一所学校紧密合作，能最大限度地提高参与率。但是，被选中的学校招收的学生可能与县里的学生整体水平有所差异——可能该校招收的学生与县里的学生整体水平相比，更多的来自农村或来自城市，或者来自更加富裕或贫穷的家庭，多样性更强或更弱。在这种情况下，由该所高

中得出的研究结果不能准确反映全县青少年的健康状况。更好的选择是从每个学校中分别抽取一定数量的学生，比如根据他们所在的教室，从这 15 个学校里各随机抽取 20%的学生作为样本（图表 16-3）。同样地，如果在足球比赛观众中、或在一个特定的商店的顾客中、抑或捐献血液的志愿者中招募一般人群调查的研究对象，这样得到的样本人群往往不能代表目标人群。

理想状况下，调查者将确定一种方法来确认源人群与目标人群的相似性，以及样本人群与源人群的相似性。例如，在图表 16-3 展示的研究中，可以按照不同年级计算学生各项特征的比例，及所有参与学校的学生总体人群的各项特征的分布情况来验证样本人群与目标人群的相似性。类似地，对一般市民的抽样调查，应反映最近的人口普查中目标人群的人口统计学特征。

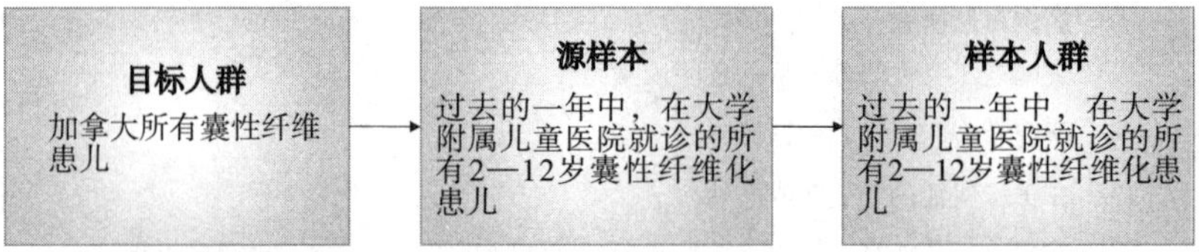

研究方法	队列研究
研究问题	囊性纤维化患儿肺部感染的发病率是多少
数据收集方法	参加者的父母被要求从现在开始记录2年研究周期中患儿的所有感染状况，这些记录将会与患者的医疗记录进行对比核查
目标人群	加拿大所有的囊性纤维患儿
源人群	过去的一年中，在大学附属儿童医院被诊断的所有2—12岁囊性纤维化患儿
源人群列表	过去的一年中，在大学附属儿童医院被诊断的所有2—12岁囊性纤维化患儿的电子记录
样本人群	源人群中的所有个体的父母会被问到他们是否会允许他们的孩子参与此次研究
研究人群	来自于样本人群且符合要求、其父母同意其参与的个体
保密性	将严格遵守保密准则、保护所有病人信息，仅必要人员可获得病人记录

图表 16-5 队列研究示例

16.6 病例对照研究人群

在确定了病例对照研究的可能参与者时，第一步就是找到合适并易获得的病例来源。所有病例组成员都必须患相同的某种疾病或残疾，且其他健康相关状况具有可比性。这项研究的病例定义，涉及特征、体征和症状等方面，必须十分明确，以此将参与者划分为病例组与对照组。例如，研究人员可能只想挑选某种疾病晚期的病人作为病例，或者更倾向于研究近期出现症状的病人。病例的定义必须明确纳入排除标准。

医院，专科门诊，公共卫生机构，疾病互助团体和宣传组织可能有助于找到符合病例定义要求的团体或个人。然而,必须注意要确保样本人群与符合病例定义的典型人群的健康状况、社会地位等个人情况不会相差太远(另一种选择是从一个大的纵向队列研究的参与者中,挑选病例组和对照组。这种研究设计称为巢式病例对照研究设计(nested case-control study),能够将回忆偏倚降至最低。因为过去的暴露的信息在暴露当时就已被收集,而非来自参与者的记忆。但是,仅当研究的疾病相当普遍时,队列研究才会得到足够数量的病例)。

一旦确定了病例的来源,就必须选择一个有效的对照组。除了疾病状态,对照组必须与病例组在每个方面都相似。以下比较都是很不恰当的,例如:将年长的成年女性和十几岁的男孩比较,将患有慢性心脏病的人与马拉松赛跑者比较,或将大城市商人与偏远地区的农民进行比较。除了与疾病状态相关,所有对照组和病例组必须满足相同的纳入标准(eligibility criteria)(对病例和对照下定义有助于排除边缘案例)。因此,一项以70—80岁的女性为目标人群的研究,需要将病例组和对照组的纳入标准设定为均为70多岁的女性(图表16-4)。一项慢性疾病的研究,应该选择更能代表普通公众的对照人群,而不是有特殊体力劳动的人群。病例组和对照组的成员应该来自类似的地理和社会阶层人群。

对照组可以来自不同类型的源人群。针对一些基于医院的研究,使用未患所研究疾病的住院病人可能是合适的。对于一些基于人群的研究,随机数字可能会产生一个具有代表性的人群。在某些情况下,病例组成员的朋友或者家人可能是最好的对照,因为他们可能与病例组有相似的生活场景。在选择对照组时,研究人员应该参考相关文献,仔细思考如何选择合适的参与者,以及对病例组与对照组的相互匹配的问题。

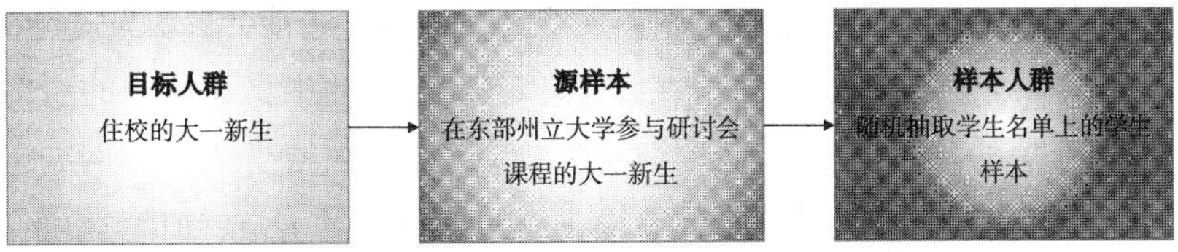

研究方法	实验研究
研究问题	大学第一学期的营养咨询是否能预防增重?
数据收集方法	在第一学期,一半的参与者被安排每周与营养师见面,另一半则不做干预。所有参与者将在大学第一学年秋季、春季学期的第一周和最后一周完成营养评估。
目标人群	住校的大一新生。
源人群	东部大学所有的大一新生。
源人群列表	东部大学所有参加第一年讨论班的学生名单。
样本人群	从源人群中随机抽取的学生样本。
研究人群	来自于样本人群且同意参与的个体。
保密性	营养咨询和评估将在一个私密的环境中进行,且仅必要人员才能获得参与者的记录。这项研究是自愿参与的,执教第一年研讨会的教授不会知道哪些学生参加了这项研究。

图表16-6　实验研究示例

16.7 队列研究人群

确定纵向队列研究的源人群和样本人群与确定横断面调查的过程相似(图表16-5)。需要注意的是,要招募一个稳定的研究样本来确保研究能够持续进行。队列研究是将暴露人群和非暴露人群进行比较,因此识别暴露和非暴露参与者的步骤与病例对照研究中识别对照组和病例组的步骤相似。例如:职业暴露危害的研究通常通过雇主寻找受到职业危害暴露的个体(与病例对照研究的病例组类似),请求暴露人群协助招募他们非暴露的朋友或者家庭成员作为对照组的一员(与病例对照研究的对照组类似)。

16.8 实验研究人群

开展一项横截面研究,实验研究要求源人群能合理代表目标人群。例如:假设一个实验研究的目标是检测在校住宿大学新生第一学期的营养咨询是否可以防止体重的增加。为了保证干预研究的有效进行,研究人员需要招募合适的大学新生横断面样本(图表16-6)。但有些抽样方法得到的样本人群对体重的重视程度可能会远高于大学新生平均水平。例如:研究人员从健康研究项目的志愿者,主修营养专业的学生,或者从体育生中抽样作为样本。这三个人群相较于普通的大学一年级新生,可能会更加擅长调整自身的营养状况。因此在观察期内,与普通大学一年级新生相比,这些人不太可能出现明显的体重增长。在这一年获得营养建议的干预组和未被提供饮食建议的对照组将会观察到微小的体重变化区别。如果干预组和对照组之间的体重差异无统计学意义,则干预措施被视为是无效的。但如果招募的是一个更具代表性的研究人群,则干预措施可能会被认为是有效的。

一些实验研究要求参与者暴露在潜在的危险物质或活动中。在这样的研究中,可以通过选择一个合适的源人群和定义严格的纳入排除标准来减少危害。例如,涉及运动的研究,潜在的目标人群必须是从事体育活动且足够健康的人群;晚期癌症的新药物的研究往往只提供给使用标准疗法无效的重病患者。

在设计和实施一项实验研究时,安全始终应该是最优先考虑的问题。必须采取预防措施来保护参与者免受伤害。例如,假设一项实验中,所有的志愿者都会被注射一种溶液。研究人员必须确保潜在的参与者对实验物质或安慰剂的任何成分都不产生过敏反应。对某一成分产生过敏反应必须列为参与者的排除标准之一。

16.9 弱势人群

健康研究领域的弱势人群(vulnerable population)指的是儿童、患有严重健康疾病的人群、监狱中的人群、其他社会边缘人群以及其他无法作出明智、自主决定的人群。这些人群不应该被纳入到不要求他们参与的研究。但同时，把所有弱势人群系统地排除在实验之外也是不合适的。特别是要研究潜在弱势人群的健康问题的唯一方法就是允许他们参加相关研究。在药品批准投入广泛使用前，必须将孕妇和儿童纳入安全测试；精神疾病研究必须纳入患严重心理健康障碍的个体；重大疾病的新疗法必须在重症患者中先进行测试；只有通过在监狱进行研究，才能确定囚犯的关键健康问题；人际暴力对健康的影响只有通过分析幸存者的经历才能被了解。

包含弱势群体的研究需要额外考虑对参与者的潜在风险的控制。这些研究必须要有足够的重要意义，才能从弱势人群中收集新数据。必须确保每个参与者不受胁迫，且能自主提供知情同意证明。对于儿童或者存在认知功能障碍的人，需有一位法定指定代表人。必须及时解决关于不良反应风险的担忧。例如：体质较弱的人因参加体育活动而遭受损伤的风险可能性更高；曾经受到虐待或者有精神疾病的人可能在回答敏感性话题中受到心理伤害的风险更高。第 23 章提供了包含弱势群体的研究更多的信息。

16.10　社区参与

一些研究需要整个地理、文化或社会性的社区及其领导人的参与和支持。获得社区领导人的同意并不意味着就不需要得到参与者的知情同意。然而，社区对项目的认可往往能提高活动参与率，增强科研团队的文化竞争力，同时确保研究成果能真实反映社区情况。

一个需收集学生信息的横断面研究，不仅需要获得学校的同意，还需要获得学生本人或其家长以及伦理委员会的同意。针对一种罕见疾病病人的临床研究，积极的支持和网络宣传可能有助于研究开展。一项拟招募和监测整个村庄的纵向研究，如果在其规划、招募研究对象的阶段，能得到正式和非正式的社区负责人和其他地方代表的积极支持，会有助于推动研究进展。应该在研究早期建立这些与社区领导人的联系，且在整个数据收集和论文发表期间保持联系。

对社区进行研究，使用以社区为基础的参与性研究（Community-Based Participatory Research，CBPR）效果最好。CBPR 合作关系使学者与社区代表建立联系，由他们共同确定社区的研究重点、设计和实施适当的数据收集和分析方法，然后将研究的发现应用于社区的新政策和项目的发展。在 CBPR 模式中，社区参与者是合作伙伴，而不是研究对象，所有的合作伙伴都能参与整个研究过程的决策。

第十七章　样本量估计

为得到有效且有意义的结果,需要足够数量的研究参与者。

17.1　样本量的重要性

确定一个研究需要多少参与者时,计算样本量的目的应是征募到最适当数量的参与者,不宜太多,也不要太少。应基于统计计算,利用统计估计的方法,将样本量确定在一定范围内。如果选取的人数比估算的样本量多,就会造成资源浪费,包括研究人员以及多余参与者的时间浪费。如果选取的人员过少,整个研究将会因为没有足够的检验功效来回答研究问题,而变得没有意义。很少有研究者会担心参与者太多,但大多数还是会尽力招募到足够多的参与者。人数过少会导致无法获得有统计学意义的结果。

17.2　样本量和置信水平

从统计学角度看,样本量越大越好。推断总体均值时,大样本资料计算得出的样本均值比小样本资料的计算结果,更接近真实值。例如,假设一个总体含 20 人,其年龄均值为 39 岁(图表 17-1),如果选取一个只含 3 个人的样本(总体的 15%),有可能样本均数会接近总体均数 39 岁,但也有可能会偏离总体均数。如果从总体中选取一个稍大的样本量,如含 8 个人的样本(总体的 40%),那么样本均数很有可能相当接近总体均数。

图表 17-2 展示了一个结合平均年龄及其 95%的置信区间的样本均数的案例。置信区间(confidence interval)是一个特定大小样本的统计量接近总体参数程度的统计估计(在本例中总体参数是年龄)。当样本数量很小时,样本均数可能偏离总体均数较远。这种偏离由较宽的置信区间显示。当从总体中取出样本量更大的人群纳入平均年龄的估算时,由于样本均值有更大的概率接近总体均值,因此平均年龄的置信区间将会窄一些。

图表 17-2 中的 5 条线,每条线中间的小黑点显示的是从图表 17-1 中得到的 5 个样本均数。每个样本人群的 95%置信区间由样本均数两边延伸的线来显示。每个样

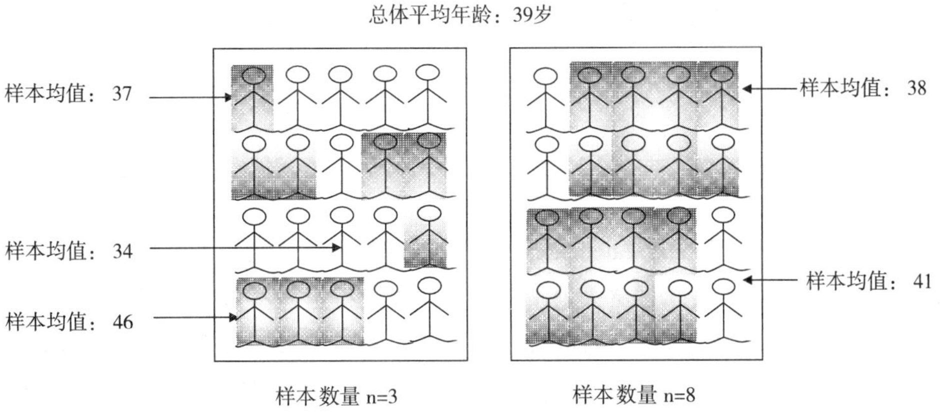

图表 17-1　样本量与均值

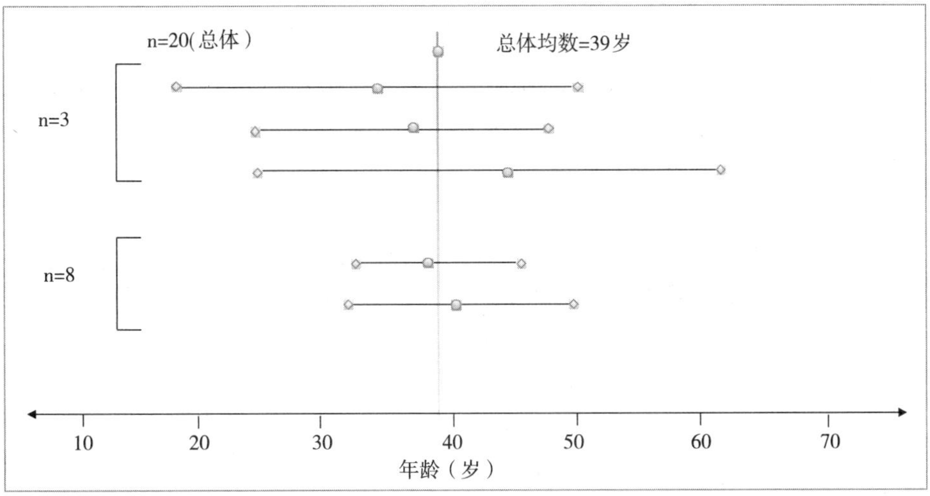

图表 17-2　从同一总体中取出的较大样本比较小样本的 95%置信区间更窄

本的 95%置信区间是根据样本包含的个体数量、个体的平均年龄以及年龄的标准差计算得来的。图表 17-2 中的最上面那条线，样本的年龄均数是 34 岁，置信区间从 18 岁延伸到 50 岁。基于这个样本，研究人员可认为总体均数有 95%的可能性在 18—50 岁之间的某个位置。的确，总体均数 39 岁就在这个范围里。如果从这 20 个人的总体中大量的随机抽取样本量为 3 的样本，大约有 95%的样本的 95%置信区间将会包含真正的总体均数 39 岁。同时约 5%的情况下，随机抽取的样本中，会偶然包含一个非常年轻或年老的个体，那么其 95%置信区间将不会包含总体均数。

如果总体中的 20 个人都被纳入统计分析，那么就不需要置信区间，总体平均年龄将被确切知晓。如果从 20 个人的总体中选取了一个 18 个人的样本，样本均数将会十分接近 39 岁，它的置信区间将会很窄，以至于很难在代表样本均数的点周围延伸。图表 17-2 显示，更大的样本量通常会使样本均数更接近总体均数。更大样本量的置信区间也比小样本量的置信区间窄。通常,样本量越大越有可能让一项研究得到有统计学意义的结果。

17.3 样本含量估计

样本量计算(sample size calculator),更确切地讲,应该称为样本量估计(sample size estimator),基于一系列关于样本人群特征的预期假设得出样本量的范围。应该在研究设计过程的早期估算样本量,以确定研究需要纳入的参与者的合适数量。样本量计算器在网上可以找,通常是免费的,且与大多数的统计软件程序绑定。

图表 17-3 展示了不同研究设计对所需参与者的数量的粗略估计。估算样本量时,大多数参数必须预先估计,因为确切的信息只有等到完成研究后才能得到。这些估计值可以通过查找之前的研究得到,但是研究人员可能无法完全依据先前的文章得出确切的数值。例如,病例组中暴露的比例应该和文章中提到的 25%一样,还是应该改为 20%或 30%。在样本量计算器里输入各种不同的变量值,即使输入值发生一个微小的变化,都可能会导致估计所需的样本量发生巨大改变(图表 17-4)。当不能确认确切的参数值时,应尽量使计算得来的样本量大一些。

特征	横断面调查	病例对照研究	队列研究	实验性研究
研究问题	总体中的暴露或者患病比例是多少?	病例组比对照组是否更倾向于暴露?	暴露人群比非暴露人群是否更可能产生预期结局?	实验组是否比对照组更可能有一个好的结局?
总体数量	5000	—	—	—
预期暴露或者患病比例	15%	—	—	—
预期暴露比例的置信度	± 3%	—	—	—
对照和病例比	—	2	—	—
非暴露与暴露比	—	—	1	1
预期对照暴露比例	—	25%	—	—
预期患病或结局非暴露的比例	—	—	10%	70%
预估OR值	—	1.5	—	—
预估RR值	—	—	1.3	1.25
置信度 (1-α)	95%	95%	95%	95%
功效 (1-β)	—	80%	80%	80%
估计的样本量	约500	病例组350例、对照组700例	暴露组1850例、非暴露组1850例	实验组90例、对照组90例

图表 17-3 样本量计算示例

17.4 功效估计

另一个检验所需样本量大小的方法是反向思考,从可能被招募的参与者的数量来看,预期样本量可否为研究设计提供足够的统计检验功效。总体中差异确实存在时,功效(power)与统计检验发现差异有意义的能力相关。例如,假设在病例对照研究中病例组和对照组的平均体重间存在实质性的区别,或在队列研究中的某一暴露确实是疾病结局事件的危险因素,在这些情况下,研究需要足够的检验功效以探测出有意义的差别或联系。当两个比例之间十分接近时,就需要相当大的样本量来检测出两者之间有统计学意义的差别。当一个事件的 OR 值的点估计接近于 1 时,就需要较大的样本量来得到一个有统计学意义并且不包含 1 的置信区间。

图表 17-5 阐释了统计功效的定义。基于人群的研究旨在得到能反映其源人群的样本人群。然而,有时因为偶然因素或者因为实验设计错误(比如样本量太小),样本不能完全反映真实的人口学特征。当在源人群中并不存在的有意义的差异或者联系,但是从样本人群中得到了有意义的统计检验结果时,这样的错误称为 I 类错误(type I errors)。发生 I 类错误的概率通常用希腊字母 α 来表示。大多数研究用 $\alpha=5\%$ 作为统计意义的临界值,刚好与统计检验用 95%的置信区间一致($P=0.05$)。当 $\alpha=5\%$,做 20 次统计检验,大约会有 1 次产生 I 类错误。当在源人群中确实存在的有意义的差异或者联系,但是样本人群的检验结果显示并无意义时,这样的错误称为 II 类错误(type II errors)。发生 II 类错误的概率通常用希腊字母 β 来表示。功效用 $1-\beta$ 来定义,有 20%的可能发生 II 类错误(即,$\beta=20\%$)相当于检验功效=80%。

情况	对照和病例比例	预期对照组暴露比例	预期病例组暴露比例	预估OR值	估计需要样本量	估计需要病例量	估计需要对照量
一般情况（图表17-3）	2	25%	33%	1.5	1050	350	700
1:1比	1	25%	33%	1.5	950	475	475
10:1比	10	25%	33%	1.5	2750	250	2500
较低暴露%	2	10%	14%	1.5	2025	675	1350
较高暴露%	2	30%	39%	1.5	976	325	650
较低OR	2	25%	29%	1.2	5400	1800	3600
较高OR	2	25%	40%	2.0	345	115	230

图表 17-4　病例对照研究的样本量估计

图表 17-6 展示了不同研究方法的检验功效的例子。样本量估计与检验功效估计需要对预期研究结果进行合理的猜想。标准预期是指一个研究分析需要 80%以上的检验功效。如果一个研究的检验功效比预期水平低,最简单提高功效的方法是增加样本量。

17.5　完善研究方法

这些样本量估算的是研究人数(实际参与人数)而不是样本人数(受邀参与研究的人数)。因为参与率不可能是 100%,样本人数应该比计算的样本量多,才能得到一个大小合适的研究样本量。

如果可获得的参与者的数量不能达到足够的检验功效，就应该重新考虑研究方法。例如，如果一个研究人员预计能够招募300个参与者，但是样本量估计显示需要870名参与者，那么预期的研究设计将无法进行。在这种情况下，研究问题、研究方法和目标以及源人群都要进行调整。因此，必须制定一个新的研究计划以招募到预期数量的参与者。

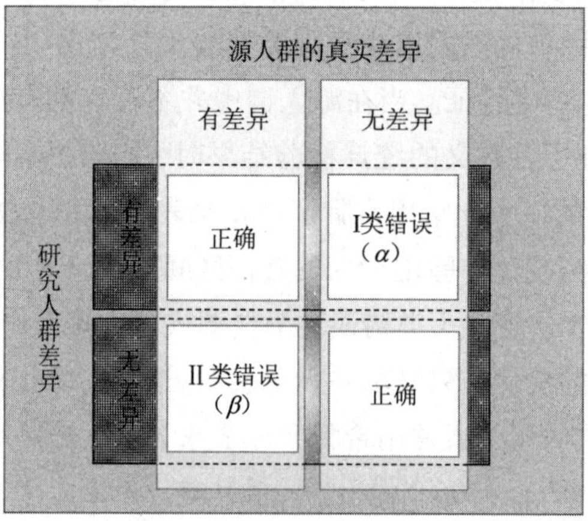

图表 17-5 功效和错误

参数	横断面调查	病例对照研究	队列研究	实验性研究
暴露人群	100	—	2500	70
未暴露人群	250	—	1500	70
病例组人数	—	250	—	—
对照组人数	—	490	—	—
暴露组发现疾病比例	40%	—	13%	85.7%
非暴露组发现疾病比例	26%	—	9%	64.3%
病例组中暴露比例	—	32%	—	—
对照组中暴露比例	—	25.5%	—	—
置信度（1-α）	95%	95%	95%	95%
功效（1-β）	~70%	~45%	~97%	~80 %

图表 17-6 统计检验功效计算示例

第十八章　编制问卷

问卷是一种系统收集研究参与者信息的工具，可以设计为自我报告或访谈记录的形式。

18.1　问卷设计概述

问卷（questionnaire）是系统收集研究参与者信息的工具。一份好的调查问卷一定是针对特定研究主题精心设计的。设计问卷时，首先需明确问卷涉及哪些内容，然后根据每个部分的主题选择问题和答案的类型。在一些情况下，可以直接从问题库中选择问题。一旦起草了一份调查问卷，应该仔细检查问卷的措辞（以及相关的答案选项是否合适）。每一章节及其中的问题应该按照逻辑顺序排列。文档（或计算机文件）的格式应该兼具视觉吸引力和可读性。在问卷投入使用之前，应该进行预测试，必要时加以修订（图表 18-1）。本章详细介绍了编制问卷过程中的每个步骤。针对特定的研究主题设计问卷时，研究人员应同时查阅专业参考书籍以获得更多的信息。

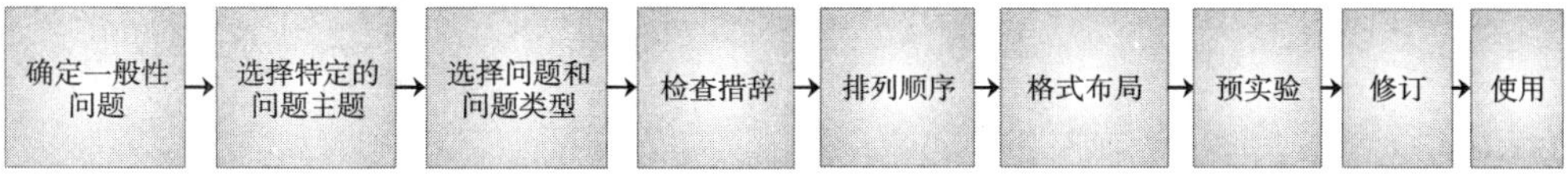

图表 18-1　问卷设计流程

18.2　问卷内容

设计调查问卷的第一步是列出调查问卷必须涵盖的主题。此列表通常包括所有研究问题的核心领域：暴露、疾病和人群（人口）（图表 18-2）。问卷也应该包括可能影响暴露与结局关系的因素，这些因素被称为潜在混杂因素（potential confounder）。比如，吸烟的成年人也许比其他成年人更可能饮用酒精。在吸烟与肝脏疾病关系的研究中，酒精的消耗量可能是潜在混杂因素。因为吸烟者比不吸烟者更有可能喝酒，即使吸烟喝酒者中的肝脏疾病患病率和非吸烟但喝酒者的比例一样，吸烟者比非吸烟者仍有更大患肝脏疾病的风险。在问卷中设置关于吸烟和喝酒的问题,可以使研究人员调整吸烟者和非吸烟者的饮酒情况,从而更准确地检验吸烟和肝脏疾病之间的关系。对类似主题的研究文章进行全面检索,有助于确定问卷中应该包含哪些问题。

先列出要询问的问题大类,然后再针对特定主题添加详细信息。例如,关于身体素质研究可能包括以下部分:

- 人口统计学信息
- 心肺功能
- 肌力
- 灵活性
- 平衡性
- 身体结构

以上这些问题可以被用作自我评价或实验室评估的指标。一项关于乳腺癌危险因素的调查可能包含以下几个部分:

- 人口社会学特征(比如年龄、种族、教育水平和收入)
- 家族病史
- 个人健康史(比如以往乳腺癌的诊断和最近一次乳腺筛查性影像学检查的时间)
- 生育史(包括月经周期、怀孕、激素类药物的使用情况)
- 生活方式(比如饮酒、锻炼和上夜班的情况)

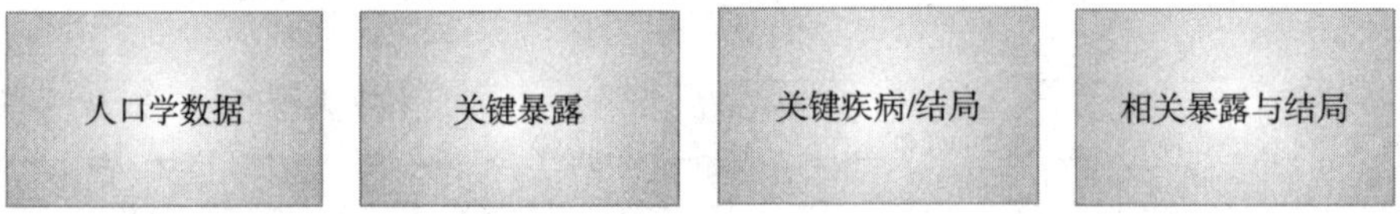

图表 18-2　问题内容

问卷必须确认参与者是否满足研究的纳入标准,以确认参与者是否符合要求。比如,如果只有在校大学生有资格参加一项基于大学生的横断面调查,那么第一个问题应该是关于学校注册状态。根据他们的答案,决定是否排除参与者。

问卷还必须能够准确地将参与者纳入关键分组。比如,在病例对照研究中,研究者需要确定所有病例都符合病例定义,所有的对照都符合对照定义。前瞻性队列研究则需要一系列关于暴露状态和疾病状态的问题,根据这些问题的答案,研究者可以准确地将每个参与者进行分组。

最后还要考虑问卷的内容量。如果一份问卷太短,可能会丢失某些关键的潜在信息,太长则可能会造成应答率降低。

18.3 问题类型

在明确了问卷每一部分的主题之后，下一步就是确定使用哪种类型的问题。每个调查项目应该有确切的问题类型，比如日期问题、是/否问题。各种问题类型的示例如图表 18-3 所示。在决定问题类型时，必须考虑到研究人员希望在所收集的数据上进行何种统计处理方法。比如，定量数据检验的方法（比如 t 检验、方差分析、线性回归）不同于定性数据检验的方法（比如卡方检验和 logistic 回归分析）。图表 27-2 提供了有关变量类型和统计分析的相关信息。在研究设计阶段应尽早和统计专家讨论，确保问卷和数据分析计划的有效性。

问题的答案数目是有限的称为封闭式问题（closed-ended questions），通常比开放式（open-ended）或自由响应式（free response）问题更容易进行统计学分析。封闭式问题主要的限制是可能会限制受访者的选择范围，不能真正表达自己的态度和意见。开放式问题允许参与者解释选择、阐明答案、拓宽了答案范围，可能会带来意外收获。然而，开放式问题需要更长的时间进行提问和作答，而且得到的可能是不相关的答案。把开放式问题的答案重新编码成客观且有意义的类别进行统计分析，通常是一个耗时耗力并且难以精准完成的工作。当描述第一印象或者阐明封闭式问题的答案时，适合使用开放式问题。

封闭式问题有各种格式，包括时间日期变量（可以用来计算两个事件之间的时间长度）、数值变量、分类变量。分类（Categorical）问题可以仅有两个选项（被称为二分类（dichotomous）响应），比如只有“是”和“否”两个回答，或者可以有几十个可能的答案。分类变量也可以是等级（有序）或名义（无序）的。有序变量有一个固有的顺序，名义变量没有任何固定的顺序。例如，关于教育水平的问题是有序的，因为高教育等级比其他等级上学时间更长。关于职业类别问题是无序的，因为没有一个明显的方法去给诸如水暖、农业、教学、护理、销售、法律等不同职业划分等级。

18.4 匿名（Anonymity）

对于一些研究课题，研究人员必须确保参与者给出回复不会泄露个人信息。匿名（Anonymity）可以保护参与者，并且能使参与者诚实回答敏感问题。比如，如果问卷调查存在泄露参与者的个人信息的风险，那么就不应该让戒毒社区的人群填写关于其非法行为的问卷。如果患者害怕他们的回答会暴露身份或者会被报告给他们的医疗保健师，他们可能不会很诚实地完成调查，因而无法获取治疗师真正关心的内容。对于社区成员，基于电话访谈可能无法坦率地表达关于卫生保健政策的意见，因为他们意识到调

类型	问题示例	示例问题的示例答案
日期	您的出生日期是什么时候?	___ ___ ___ ___-___ ___-___ ___
数字	您净身高是多少?（四舍五入到半英尺）	___ ___.___英尺
是/否	在你一生中是否吸过多于100支烟?	□ Yes □ No
分类/多项选择题（无等级）	你的性别是什么?	□ 女 □ 男
	你最喜欢什么类型的电影?	□ 动作/戏剧 □ 喜剧/音乐 □ 纪录片 □ 其他：_____
分类/多项选择题：顺序（有等级）	你已经完成的最高教育水平是什么?	□ 高中以下 □ 高中 □ 一些大学但没有学位 □ 大学学位
	你多大程度认同这句话“不管我怎么锻炼，我都不能够减肥”?	□ 强烈反对 □ 不同意 □ 中立 □ 同意 □ 强烈赞同
	有1到5个等级，1代表糟糕到5代表十分优异。你如何评价你的听力?（不使用助听器）	糟糕～非常好 □1 □2 □3 □4 □5
配对比较	你喜欢喝咖啡还是喝茶?	□ 我喜欢喝咖啡 □ 我喜欢喝茶 □ 我既喜欢喝茶也喜欢喝咖啡 □ 我不喜欢喝茶以及喝咖啡
等级排序	对下列4个政治问题进行排序1（最重要）到4（最不重要）数字标出排序：犯罪/安全、环境/能源、外交政策/防御、税收/收入	1（最重要）到4（最不重要）数字标出 ——犯罪/安全 ——环境/能源 ——外交政策 /防范 ——税收/收入
开放式/自由回答	什么是你目前最大的个人健康问题?	______________________________ ______________________________

图表 18-3　问题类型的示例

查员知道他们的电话号码和住址,便能确定他们的名字和身份。

根据研究目的和研究人群的不同,调查问卷需要设计成相应的形式。比如,参与者的年龄可以用多种方法来确定,一种是询问出生日期,然后计算出生日期和调查日期之间的年数。然而,这种特定的个人信息也可能需要匿名处理,因为在小的总体中,出生日期可能是个人标识符。除此之外,对于提供个人信息的恐惧可能会使许多参与者跳过这个问题,甚至一些人会退出研究。为了保护参与者和减少其对于隐私的担忧,研究者可以询问每个参与者的当前年龄而不是出生年月。即使如此,当前年龄也可以揭示一些研究群体中的个人身份。例如,一个关于住校学生的研究中,大多数参与者的年龄会落到一个相当狭窄的范围,较年长或较年轻的学生就会很突出。在这种情况下,让参与者选择他们属于哪个年龄范围(如≤20 或≥21)或许是最好的方法。

调查表的每个部分都要进行类似的考虑,确保参与者的身份信息不会被泄露。如果参与者可能因为成为研究对象而受到伤害,或是顾及身份泄露而无法反馈真实信息，那么必须制订一个详尽的计划来保护所有参与者的隐私从而确保信息的可信度。

强烈反对	反对	中立	赞成	强烈赞成
不满意	有点不满意	中立	有点满意	满意
非常消极	有点消极	既不消极也不积极	有点积极	非常积极
差	一般	好	非常好	极好
没有	极少	有一些	很多	非常多
绝不	很少	有时	经常	总是
不重要	稍微	有点	很	极其
重要	重要	重要	重要	重要

图表 18-4　排序问题选项设置示例

18.5　答案类型

一旦选择了问题的类型，就必须确定每个问题合适的答案类型。

• 对于数值问题，应该确定答案的精确程度。例如，高度应该精确到 1 英寸，还是半英寸，或精确到厘米？高度是否应该以英尺英寸的形式呈现（比如 5 英尺 6 英寸），还是只以总英寸的形式呈现（如 66 英寸）？

• 对于分类问题，应该列出答案的类别。有时应包括“其他”选项，以便被访者可以填写他们自己的答案。仔细考虑每个问题可能的答案，并且根据需要包含尽可能多的项目。

• 对于排序问题，必须明确尺度里包含多少等级以及是否有一个中性的选项。大多数包含中性选项的问题有 5 到 7 个选项列表；大多数不包含中性选项的问题有 4 到 6 个选项列表（有时称为李克特条目（Likert items）或者李克特量表（Likert scales））。回答的示例列在图表 18-4 中。

对于自我报告的调查，必须考虑是否要加上“不适用”或者“我不知道”的选项。如果是访谈式调查，那么需要添加“拒绝回答”的选项，类似的替代回答的例子有“没有意见”、“不确定”、“没有答案”、“我选择不回答”、“我不理解”以及“我忘了”。

问卷中有些问题需强制参与者回答，因为这些问题对确定研究对象是否有资格参与调查十分重要。例如，一项关于比较成人中有无刺青的研究，必须有一个关于刺青历史的问题。大多数人能够容易地回答这个问题，所以就不需要“我不知道”这个答案。当有人完成调查表时跳过了这个问题，将会被认为没有资格纳入分析。

然而,对于像“你最后一次做血糖水平测试是什么时候”的问题,参与者可能记不清准确的信息。这种不确定性可能被视为有效且有意义的回答。不列出“我不知道”这一选项,会迫使许多人选择一个他们不确定的答案,这可能会隐藏重要信息,也可能导致数据出现系统偏倚。例如,如果不知道答案的参与者提供了研究者希望听到的答案时,就会发生信息偏倚。

18.6 问题的措辞

草拟问卷之后,保险起见,应该认真检查每个问题。

- 每个问题是否切题?
- 每个问题的措辞是否清晰和客观?
- 每个问题是否都能被准确理解?
- 关于敏感性问题是否使用合适的语句?

同时,也要确保答案选项措辞清晰。

- 回答选项是否简单易懂?
- 对于排序问题,顺序是否清楚?(例如,1 是“强烈反对”以及 5 是“强烈赞成”或者 1 是“极好的”且 7 是“极差的”)
- 对于分类问题,答案选项的顺序是按字母表顺序排列还是其他方法?

图表 18-5 列举了一些问卷应该避免的问题,包括语言、内容、答案选项等方面。

问题	示例	存在的问题
生僻的词汇/术语	你曾经有过心肌梗死吗?	参与者可能不知道“心肌梗死”是心脏病发作的专业术语。
未定义缩写	你有没有被告知患有 BPH?	参与者可能不知道 BPH 是良性前列腺增生症的缩写,意味着前列腺肥大。
定义含糊不清	你住在什么样的房子里?	没有列出合适的回答,不清楚答案是否应该是“公寓”“出租房”“复式房”还是“别墅”?
含糊其辞	你经常锻炼吗?	“经常”没有定义。每周大多数日子都锻炼的人可能推断“经常”意味着每天,然后回答“不是”。另一个人每月锻炼一次可能认为这就是经常。“通常一周,锻炼至少30分钟以上有 多少天”这样的询问方式会更好。
双重否定	我不觉得这次看病令人不快。 ☐ 不同意 ☐ 中立 ☐ 同意	这种措辞很难让人弄清楚应该如何作答。
错误假设	当你定期洗牙时是否牙龈出血? ☐ Yes ☐ No	这个问题假设了每个人都会定期洗牙,如果没有“我不去看牙医”这个选项时,没有定期洗牙的人可能会被迫选不是”。

续表

问题	示例	存在的问题
两个问题一起提问	你至少每周锻炼三次并且有一个健康的饮食？ ☐ 是　☐ 不是	把锻炼和饮食两个独立的问题结合起来了。
询问没有办法准确回顾的信息	当你还是个孩子的时候，大多数周时你吃多少份胡萝卜？	成人不可能回忆起关于他们童年饮食这一级别的详细信息的。
问题过于细节	列出过去十年里所有你吃过超过一个月的药物处方。	除非回答人有很少的处方，否则必须要查阅病例。
敏感性问题	你是否对你的亲密伙伴造成打伤、抓伤、擦伤或者其他身体上的伤害？	如果答案 是“是”的话，受访者可能不会如实回答，因为它可能会引起受访者的警觉。
假设性问题	你有考虑过减重10磅或者更多吗？	任何人都可能有过这个想法。但该问题并不能明确受访者的回应是一种长期的渴望，还是在阅读问题时突然涌现的想法？
诱导性问题	你对城市中心医院提供的服务质量的印象如何？ ☐ 合理　☐ 好　☐ 非常棒　☐ 优秀	这个问题的答案选项显然打算诱导回答者向积极的方面回答，没有“不好”的选项。
答案选项过少	你一周看多长时间的电视？ ☐ 0 ☐ 1–3 ☐ 4–7 ☐ 8以上	即使很多人每天至少看1小时的电视，符合他们的真实选项可能是“8以上”，但他们不想选择这个“极端”的答案。他们会给出错误的答案从而导致数据不真实。
缺乏特异性	你的收入多少？	不清楚收入是指一小时、一周、一个月还是一年的收入，或它是指税前还是税后收入。
答案选项缺失	你的眼睛是什么颜色？ ☐ 棕色　☐ 蓝色	许多可能的颜色都缺失了。
答案选项重叠	通常一周内，你吃鱼的天数？ ☐ 0 ☐ 1–3 ☐ 3–5 ☐ 5–7	一周吃 3天或5天鱼的参与者不知道应该选择哪个选项？

图表 18–5　要避免的问题

18.7　问题的顺序

许多问卷以先易后难的形式对问题进行排序。类似的问题归为一组，同时应该自然地从一类问题切换到另一类问题。有时最好将相似答案类型的问题放在一起，有时最好合并这些问题以避免参与者产生惯性思维。习惯化（Habituation）发生即当回答者对许多连续问题给同一个回答（“同意……同意……同意……”）以至于他们继续以相同的答案回应,其回答往往不能反映真实观点。在设计问卷时,应仔细思考前面的问题是否会影响后面的问题。例如,一旦参与者综合考虑关于某个话题的各种意见,他可能无法提供无偏差的第一印象。下面提供了如何排列关于印象的问题的示例:

- 首先,一个开放的问题来获得参与者的第一印象:"当……时你经常做什么"
- 其次,一系列是/否问题表明信仰、观念、习俗:"你是否曾经……"
- 最后,一个结论性、开放式问题让参与者表达最后的印象:"既然你已经考虑了各种可能性,当……时你经常做什么"

18.8 布局和格式设置

问卷设计的下一步是设置文档格式增强问卷可读性,便于阅读和记录答案。调查问卷的布局会随着数据收集的方法而变化。

对于一个完全靠参与者作答的书面调查,答题纸上应清楚地标识在哪里以及如何作答(图表 18-6)。尽量将字体放大。页面的留白处(White space)分隔各个部分,使问卷在视觉上具有可读性。如果必要的话,应明确地指出哪些是跳过(skips)选项,引导受访者跳过非适用的问题集。在合适的地方可以标注问卷说明,可以告诉受访者如何记录他们的答案,比如:

- "选择一个最符合你情况的答案"
- "全部用蓝色笔或者黑色笔在椭圆形中填写你的答案"
- "圈出所有适用于你的选项"
- "如下例所示,用大写字母写出你的答案"
- "如果问题 4 你回答'不',那么跳转到问题 8。如果问题 4 你回答'是',那么请先回答问题 5、6、7,再回答问题 8"

网络调查问卷的一个优点是研究员可以设计跳转程序以便跳过不相干的问题,甚至可以不将问题呈现在屏幕上。问题可以在几个网页上呈现,这个设计策略可以迫使参与者在下一组问题揭晓之前提供一个或多个问题的答案。但是,有些必填字段的设置可能会产生问题。必填字段可能会使得不想回答的人停止作答,同时终止回答所有后续问题。与纸质版的调查一样,电子版的问卷也必须注意布局、字体、颜色和间距。

当通过访谈收集调查数据时(图表 18-7),调查员需清楚地读出问题并记录受访者的口头答复。除了问题之外,访谈大纲还必须包括开始语句、访谈部分之间的过渡语句以及结束语句。问卷必须清楚地指出要提问部分,如何在纸质或计算机文件中记录访谈的结果,以及其他指示。

格式调整后,应仔细检查问卷是否存在语法错误、拼写错误、缺少问题、逻辑模糊、指示不明、格式错误和其他编辑上的问题。如果问卷冗长,或许需要识别和删除不太重

基本信息	
1.今天的日期是?	__ __ -__ __ -__ __ __ __ m m d d y y y y
2.你的出生日期是?	__ __ -__ __ -__ __ __ __ m m d d y y y y
3.你的性别是?	□ 女　□ 男
健康史（每个问题选一个答案）	
4.你曾经被诊断出患有乳腺癌吗?	□ 是　□ 否
5.你做过乳房切除术（部分或完整）吗?	□ 是　□ 否 ⟶ 如果否，跳到第8题

图表 18-6　自我报告的问卷示例

要的问题。

18.9　信度和效度

一份可靠而有效的调查问卷(或其他评估工具),应该能准确衡量调查对象的信息。当类似的问题结果一致,或重复测量几次产生相同的结果时,揭示了信度(Reliability)。当回答或测量被证明是正确时,揭示了效度(Validity),又称准确度(accuracy)。图表 18-8 阐明了这些概念之间的差异。一个投掷者在靶上多次击中同一个点则表明可靠性强,但是如果多次偏离靶心,则表明缺乏准确度。

填写今天的日期。	__ __ -__ __ -__ __ __ __ m m d d y y y y
阅读:"感谢您同意参加这项健康研究。我将要开始询问您一些基本的问题。"	
1.你的出生日期是什么?	__ __ -__ __ -__ __ __ __　□ 拒绝回答 m m d d y y y y
2.你的性别：女性或男性?	□ 男　□ 女　□ 其他：______
阅读:"现在我要问您几个关于你的病史的问题"	
3.您是否曾经被诊断为乳腺癌?	□ 是　□ 否 ⟶ 如果否，请跳到问题7
4.您是否进行过乳房切除术?	□ 是　□ 否　□ 拒绝回答

图表 18-7　电话访问示例

信度的一个方面是内部一致性(internal consistency)。一些调查工具用不同方式提出同一问题或者提出一系列类似的问题,来确认参与者的稳定性。例如,一个问题可能包括两个彼此相反的方面,比如"我喜欢多吃水果"和"一般来说,我不喜欢吃水果"。理想的结果是所有赞同第一个说法的回答者,同时反对第二个说法,反之亦然。如果很高比例的受访者的回答符合预期,那么证明回答是可靠的。数据集的内部一致性可以通过组间相关(intercorrelation)测试来确认,该测试可用来评估调查工具中的两个或更多相关项目是否测量相同概念的各个方面。克朗巴哈系数法(Cronbach's alpha)和库德-理查德森公式 20(Kuder-Richardson,KR-20)都是测量问卷的内部一致性的方法。这些度量结果计作 0 和 1 之间的数字,数值接近 1 表示评估工具具有最小随机误差和高可靠性(检查调查工具信度的相关性测试不同于比较两个或多个独立变量的关联性测试。)信度的另一个方面是重测信度(test-retest reliability),这表明进行基线评估并重复试验的人在每次测试时具有相似的分数。

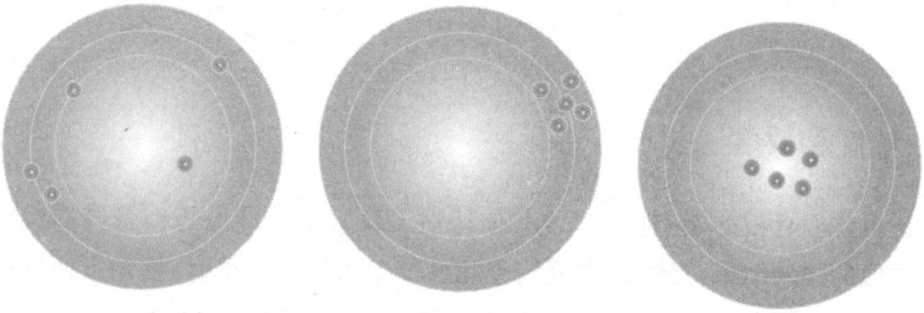

图表 18-8　信度和效度

一些方法被用来评估自我报告式问卷的准确性,例如心理测验以及关于态度、认知的调查。这些方法通常被认为是无法直接测量的基础理论构造的替代度量措施。例如,幸福和智力不能通过物理或化学测试直接测量,但可以通过设计调查问卷间接测量。一些研究人员使用概念(concept)这个词语来描述由观察得到的理论,并使用构造(construct)来描述从复杂现象中抽象得到的理论。例如,没有特定的标准来评估一个物体是否变"重"或者一个人是否变"富有",因为对于不同的个体,其定义不同。但是对重量和收入的衡量可以指导对这些概念的评估。相比之下,像"信任"和"领导力"这样的概念更难以量化。还有一些研究人员认为概念是一般的抽象,构造是一个多维的概念,都是为研究目的精心设置。在实践中,构造和概念之间通常灵活地转换。

内容效度(Content validity),有时也称逻辑效度(logical validity),用于衡量问卷的内容是否能够反映研究领域相关的信息。内容效度是指测量内容的适当性和相符性。一些统计方法,例如主成分分析(principal component analysis,PCA),可以确定评估工具中哪些项目可能是多余的并可以被移除的。与内容效度相对应的表面效度(Face validity)只考虑测验项目与测验目的之间的明显的、直接的关系。

结构效度(Construct validity)是指一个测验实际测到所要测量的理论结构和特质的程度。结构效度要求构建一个明确的理论结构,并严格检查问卷调查如何表示该理论结构。理论上,经验测试可以用作结构效度检查的一部分。因子分析(Factor analysis),结构方程模型和各种相关性测量可用于识别同一主题不同变量之间的相互关系。聚集效度(Convergent validity)指的是分类的可靠性。区分效度(Discriminant validity)指的是在应用不同方法测量不同概念时,所观测到的数值之间能够加以区分。

效标效度(Criterion validity),使用已有的测试作为标准(或效标)来检验相似理论结构的新测试。例如,可以用标准 IQ 测试来检验新的智力测试,并且可以用条目较长的原始版本来限定更广泛使用的较短的版本。主要有两种方法来检验效标效度。当试验研究中的参与者完成现有试验和新试验时,并计算两者之间的相关性,可以评价同时效度(concurrent validity)。当新测试与相关领域中的后续性能测量相关时,评价预测效度(predictive validity)。假设研究人员设计一个新的测试来预测学生在医学院中能否成功,可以通过将新测试的分数与 MCAT 的分数进行比较来检验同时效度,MCAT 是目前美国医学院录取的标准测试。通过对新来的医学生进行测试并将他们在新测试中的结果与他们在两年后的初始许可考试中的表现进行比较,可以检验预测效度。

18.10　商业研究工具

提升效度的一种方法是纳入之前类似的研究项目中使用的相同的调查问卷或模块。然而,健康研究通常很难获得其他研究项目的调查问卷。来自某些学科的调查问卷的副本几乎从不包括在已发表的论文中,并且很少发布在研究人员的网站上。因此,新的研究项目通常需要开发和测试一个全新的调查问卷。研究人员可以使用几种广泛使用和验证的量表,例如:

- 贝克抑郁量表和一般健康问卷(GHQ),评估心理状态
- 迷你精神状态检查量表(MMSE),用于评估认知功能
- SF-36 和 SF-12 测量健康相关的生活质量量表(HRQOL)

Buros 学院的“心理测量年鉴”总结了心理和教育评估中的数千种可用工具,其中一些工具是免费的,但大多数是需要付费使用的商业产品。对于有些免费提供的工具,研究人员必须付费才能获取之前的用户对该调查工具的评分和使用效果。

18.11　翻译

如果源群体的研究对象来自多个国家或地区时,可能需要将调查工具翻译成一种或多种其他语言(当伦理审查委员会要求以委员会的首选语言以及样本人口的语言提

出材料时,也可能需要翻译)。当需要使用多种语言时,研究人员必须确定翻译版本表达的含义和原始调查问卷相同。为保证准确性,可能需要重新整理句子,而不仅仅是简单的单词翻译。

确保传达正确含义的一种方式是回译(back translation)或再次翻译(double translation)。一个人将问卷从原始语言翻译成新语言,然后第二个人将调查问卷从新语言翻译成原始语言。通过比较问卷的原始版本与反向翻译版本,可以找出第二语言翻译中不符合原始版本预期含义的部分。第二种方法是由两个翻译器独立地将调查工具从原始语言翻译成新语言,然后比较两个翻译来查看哪些词语和短语能更好地传达原始问卷的精确含义。

18.12 试点测试

调查问卷的试点测试(pilot test)或预实验(pretest)有助于检查问卷中存在的潜在问题,包括:

- 问题的措辞和明确程度
- 问题的顺序
- 参与者回答问题的能力和意愿
- 真实的答复与预期答复的相似程度
- 完成问卷所需的时间

研究人员应该邀请志愿者协助进行试点测试。这些志愿者应来自目标人群并符合研究的资格(包括年龄、疾病状态或其他关键因素),但不应是样本人群的成员。应要求他们完成预调查,然后提供有关内容、清晰度、布局、时间安排和其他因素的反馈。可由单独的个人或者焦点小组来提供反馈,应根据这些反馈结果修订调查问卷。可能需要进行几轮预试验来开发一个完善的调查问卷。

第十九章　调查和访谈

大多数一次研究使用访谈法或自填问卷的方式收集个体参与者的数据。自填问卷通常是收集信息的最经济和最省时的方式。然而，访谈可以收集更详细的信息，并且可以同时进行实验室测试和其他测试。

19.1　访谈与自填问卷

数据收集首先需要明确研究团队是否可以派出足够的研究成员进行访谈（图表19-1）。访谈（Interview）可以面谈或通过电话进行。使用访谈来收集数据的一个主要优点是记录答案的访问员都接受过培训，因此他们可以确保问卷的准确性和一致性。自填问卷（self-administered surveys）的一个主要好处是，它能够以经济有效的方式从大量参与者中收集数据。自填问卷可能是得到敏感问题诚实答案的最佳方式。自填问卷可以在特定的研究现场完成，如工作场所、学校或医院，也可以通过邮件或互联网完成。

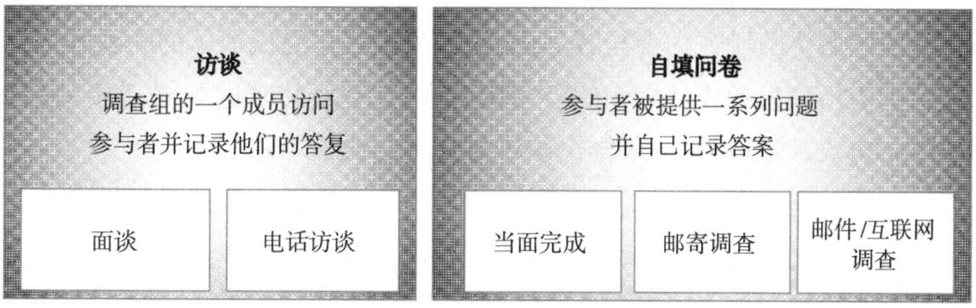

图表19-1　收集数据方法示例

在选择使用什么方法时，最主要考虑的因素是研究的目标和预期的样本量。其他需要考虑的因素是成本、时间和参与过程可能存在的阻力，例如，在金钱和时间成本方面：

- 访谈可能需要研究人员投入大量的时间
- 邮寄调查问卷会产生复印、邮费和数据录入相关的费用
- 如果使用免费或低成本的调查网站，基于互联网的调查的成本可能相对较低

在估计每个参与者的成本时，要考虑应答率。可能需要发出10份调查问卷，才能

收到一份完整填写的问卷。同时也需要考虑预算和样本量估计。

另一个需要考虑的因素是时间。要求参与者在相同的时间和地点完成问卷调查，可以快速获得大量数据。例如，基于学校的调查可以在20分钟的时间内收集来自数百名学生的数据。一对一访谈可能需要占用每个参与者大量时间，并且可能需要几个月的时间来安排所有访谈。邮件调查可能会在一段较长的时间内缓慢进行，使得研究人员很难确定何时停止等待邮件的回复。

参与研究的阻力也因数据收集方法而异。对于一些受访者来说，面对面访谈可能存在交通问题；而对于另一些受访者，用电话或电脑进行访谈可能会带来不适的感觉。

19.2 招募方法

一旦选择了数据收集方法，下一步是确定招募研究参与者的有效方法。招募的目标是争取源人群中的成员参与率最大化，以便产生一个能够充分代表来源群体的研究人群。理想情况下，研究者应该尝试找到一种方法来比较整个源人群与样本人群的人口统计学特征。例如，在以学校为基础的研究中，学生参与者的年级分布比例可以与参与学校中所有学生的分布比例进行比较。可以使用统计检验来确定研究群体是否偏向老年人或青年人，或者是否与源群体相匹配。

预期的数据收集方法通常决定了如何与潜在参与者取得联系（图表19-2）。

• 如果计划是面对面访谈，最好的招募方法可能是在单位、学校、家里、公共场所或在其他合适的地点访问潜在的参与者。或者，如果可获得受试个体的联系方式，可以从合作的医疗机构招募患者或从合作的公司招募雇员，也可以通过发送邀请的信件或电子邮件来建立访谈，然后对所有采样个体进行跟进访谈。

• 如果计划是通过电话进行访问，可以招募一些对电话访谈接受度更高的参加者。如果在进行访谈前先发送邀请函，参与者的应答率可能会更高。如果需要的话，还应该在面谈前获取签署的知情同意书。

• 如果计划通过互联网收集数据，则通过电子邮件或相关网站联系潜在参与者可能是最有效的方法。

如果参与者了解、认同研究项目的重要性和价值，应答率可能会更高。例如，假设计划通过电话采访参与者，那么在访谈前，向每个潜在参与者解释为什么联系他（她）、如何获得其联系方式以及如何完成访问。这些解释将有助于访谈的开展，同时也会提高参与者的应答率。即使是在未提前通知的情况下联系参与者，在呼叫开始时，告知研究的重要性和相关性，也可能提高参与者的应答率。如果提前将研究计划通过短信或电子邮件的方式告知参与者，那他们可能会更加愿意参与研究。

相比之下通过随机数字拨号(random-digit dialing)(即拨打计算机随机生成的有效电话号码列表)每进行一百次呼叫中可能只会有一个人愿意参与调查。即使如此,通过这样的方式招募到的愿意参与的人也许并不符合研究的纳入条件。此外,使用随机数字拨号的另外一个问题是移动电话号码不一定能指示用户的地理位置。这些问题进一步降低通过随机数字拨号招募的研究人员的代表性。然而,利用通话的第一分钟来解释研究项目的重要性和价值,可能会增加被拨号的人参与的意愿。

提高参与率的其他方法是进行多次邀请并使参与过程尽可能简单。例如,计划通过邮件收集数据时,邮寄的调查包裹应包括简明的介绍信,说明调查的目的和重要性,并告知必要的信息,例如研究团队的财务赞助和联系方式。邮寄的包裹还应包括调查问卷和预先准备的贴好邮票的信封,以便完成调查时可以很容易地将问卷寄回给研究人员。在首次邮寄几周后,应当向尚未回复的人邮寄明信片以提醒或问卷的第二份副本。后续邮寄过程中应重申研究的重要性,并对已经完成调查的参与者以及即将完成的参与者表示感谢。同样,为了与潜在的参与者进行联系,在一周的不同天和在一天的不同时间的多次通讯可能是必要的。进行基于计算机的调查时,有时可能需要多封电子邮件邀请才能获得一份数据。调查网站的操作指南可以使愿意参与但对电脑不太熟悉的人更加容易参与项目。

通过奖励,如小礼物或抽奖,可能是鼓励参与者参加研究的有效手段。所提供的任何奖励手段、礼物或补偿必须得到伦理审查委员会的批准。

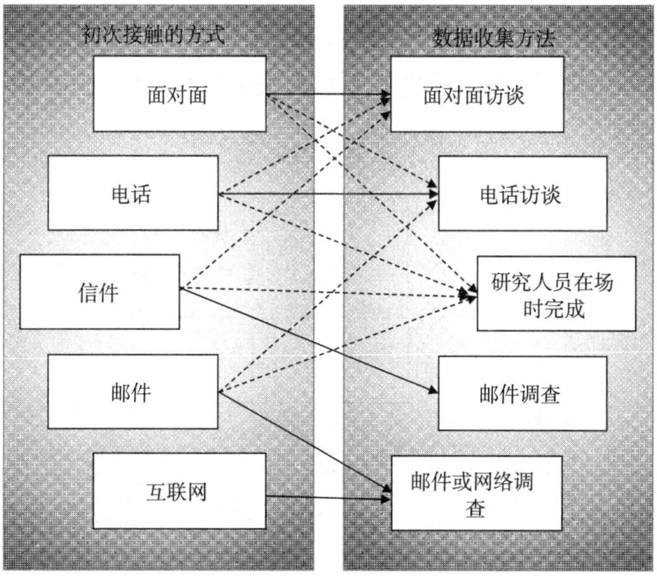

图表 19-2 联系样本人群的方法举例

19.3 数据记录方法

必须确定如何记录结果以及何时将它们输入计算机数据库。一般有两种选择(图表 19-3)。一种是将回复记录在纸上,之后再将其输入或扫描到计算机数据库中。另一种是让访问员或参与者将回答直接输入到数据库中。

纸质问卷有几个好处。在一些情况下,使用纸质问卷可以一次性从大量参与者中收集数据,如要求所有学生 20 分钟内完成问卷调查。纸质问卷可以更加方便地获得参与者的知情同意签名,并且纸质记录可以作为电子文件的备份。但是纸质问卷有一个严重的缺点:所有的结果必须在以后手动输入计算机,除非使用一些昂贵的光学扫描仪器。数据录入通常是非常耗时的过程,并且可能消耗大量资金。

计算机辅助调查的主要优点是它需要后续进行数据录入。还可以通过自动删除与特定研究参与者无关的问题来简化问卷。例如,对于识别男性参与者,电子问卷可以直接跳过那些针对女性的问题。计算机辅助调查的主要局限在于一些人群不熟悉使用电脑,很少接触网络或不经常使用计算机的老年人可能会拒绝参加基于互联网的调查。在访谈过程中,如果调查人员直接将数据输入计算机可能会分散受访者的注意力;但当调查人员在纸上记下他们的回复时,可能不会产生这些问题。此外,可用于参与者使用的计算机终端或便携式电子设备数量有限,可能会阻碍项目的进展。例如,假设参与者被要求使用平板电脑完成调查,大多数人可能在等待的过程中会选择放弃参与调查,而不会为了可用的平板电脑等待 15 分钟或更长的时间。在这种情况下,研究的参与率可能非常低,研究人群可能不具有代表性,因为只有最耐心的人才会记录他们的答案。

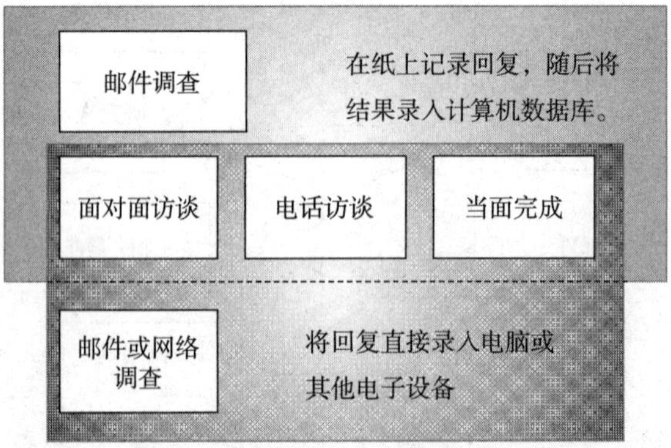

图表 19-3 收集和记录数据的方法

19.4　培训调查员

对于研究中的所有参与者，应该进行相同的访问过程。当所有调查员都遵循标准化的访谈程序时，最容易实现访谈的一致性。所有调查员都应该接受相关培训，并有机会练习访问技巧。应为每位调查员提供一份全面的调查员手册，手册应包括研究目的、访问计划的详细信息，访问或电子访问的注释。培训和手册应包括：

- 逐步介绍访问过程
- 具体说明如何提问和记录回答
- 确定调查员必须或允许进行哪些提示
- 针对需要澄清的特定项目，注明所有限制
- 提供记录监督表以处理访问期间可能出现的问题，例如访问中断

所有这些信息也应该记录在研究方案中。

在参加一个或多个培训课程后，调查员通常会对他们的角色认知和把握更加精准。开始培训课程时，监督员首先会解释研究项目和作用，强调严格遵循访问员手册中阐明的程序的重要性，并明确表示研究参与者与他们分享的所有信息保密的绝对必要性。调查员可能还需要额外完成相关机构授权的研究伦理培训课程，这些课程通常是针对理解和实践访问过程设置的。

所有调查员应该仔细审查问卷，准确理解每个问题，如何针对每个问题进行提问，如何口头表达每个问题，如何呈现选择题的可能答案。应仔细检查所有纸质回答表格或计算机辅助数据输入计划，以便每位调查员都能正确地了解如何记录参与者的回答。

每个调查员都应该有机会进行模拟访谈，包括知情同意过程。清晰的指导方针和大量的实践将有助于培养熟练、自信和可靠的调查员（图表19-4）。受过良好训练的调查员将知道怎样做才会使参与者感觉舒适，如何避免故意或无意地将参与者引导到特定的答案，如何让参与者坦率地回答问题，以及如何一致和完整地完成所有调查问卷。

特质	行为方式
有礼貌	• 能与参与者或其他研究组的成员展开愉快、专业的交流
	• 练习访谈内容，充分熟悉问卷和访谈过程
	• 在需要的时候向监察人求助
有条理	• 按任务安排准时进行访谈
	• 在每个访谈任务开始前，保证所有材料在手边
	• 细致记录，并及时地纠正文件错误

续表

特质	行为
考虑周到	• 面对面访谈时，穿着装扮适合
	• 警惕可能会使受访者感觉不舒服的环境，例如噪声或光线昏暗
	• 给参与者充足的时间回复每个问题
口齿清晰	• 以适当的速度和音量说话
	• 表述清楚
	• 使用合适的语调（面对面的访谈时，适当的表情和肢体动作）
	• 当参与者没有理解问题时，重读问题或封闭式回答的答案
可靠	• 完全按照撰写的脚本进行访谈
	• 仅当脚本指示探测被批准时才回答探测
	• 除非在问卷说明中提供解释或在访谈员手册中批准，否则不提供任何问题的解释
公正	• 避免批准或不批准的口头和非口头表达
	• 不表达个人意见
	• 避免诱导受访者走向特定的答案（例如，在访谈中通过特别强调特定的话，直到收到特定的期望回复）
诚实	• 不伪造报告
	• 逐字记录对开放式问题的回答，不改写、改述、纠正或解释
细心	• 在访谈中，按照访问者手册中规定的正确顺序完成所有步骤
	• 在进行访谈之前，需要得到知情同意书
	• 不跳过访谈的任何步骤
	• 完整填写所有结果表单

图表 19-4　受到良好训练的访问员应具备的特质

第二十章　其他测量手段

调查和访谈是最常见的健康数据来源。除此之外,其他测量方法也是对自我报告信息的重要补充。

20.1　补充自我报告的信息

自我报告(例如,受访者在访谈期间填写的问卷)是重要的数据来源,但也存在局限性。受访者或许不能准确记住答案,或者他们想提供“正确”的答案,抑或是他们可能并不了解自己的健康现况,例如,体重或血压。实验室检查和其他客观测量方法可用于补充和验证自我报告的数据,并量化需要独立评估的数据。这些信息通常需要研究团队的成员亲自收集,本章将介绍一些数据测量类型和基于伦理考虑的案例。

20.2　人体形态测量

人体形态测量(anthropometry)是应用规范的测具和仪器对人体体型、体态和结构进行的测量。人体形态测量在健康研究,特别是在营养状况研究中尤为重要。最常见的人体形态测量项目包含:

- 身高(身长)
- 体重
- 腰围
- 臀围
- 上臂周长(MUAC)
- 皮褶厚度测量,用于估计身体脂肪百分比

所有人体形态测量必须遵守标准步骤。应仔细校准用于测量的工具,以确保测量结果的准确性;所有测量员都应经过严格的培训;按照适当的精度水平及时地记录结果。在进行测量时,还应保护参与者的隐私。例如,在指定的检查室或屏风后进行测量。如果条件允许,最好安排两个研究员进行测量,以避免操作误差。当需要对未成年人进行测量时,需要父母或监护人在场。伦理委员会可能会对体格检查提供相关的法

律指导并制订安全标准。

20.3 生命体征

基本生命体征(vital signs)也可以被精确量化。包括:

- 体温
- 血压
- 脉搏(心率)
- 呼吸率(呼吸频率)

温度计可以测量体温。手动或电子血压计(血压袖带)用于测量收缩压和舒张压。静息心率和呼吸频率的测量需要用到计时装置。

所有测量员都应接受相同技术的培训。例如,测量血压时应该让被测者以适当的姿势就座,或其他能给被测者的手臂和背部提供支持的姿势,比如将手臂放置在桌面上。测量员需要向参与者说明测量方案的细节。例如,从手臂上移除衣服,坐在椅子上且不交叉腿,在测量血压期间不能说话或移动。研究手册还应说明是对特定手臂还是任意手臂测量血压,以及注明标准的测量次数。测量员必须严格遵循这些步骤,否则可能会导致测量偏差。标准化流程有助于提高测量的精度和有效性。此外,还应进行评估者间信度测试,以保证不同的评估者在测量同一个人时能得到相同的结果。

20.4 临床检查

训练有素的临床医生可以对许多机器无法评估的健康状态进行准确和可靠的评估。例如,临床医生可以检查:

- 心跳声
- 呼吸声和其他呼吸功能
- 肠道的声音和腹部的状况
- 运动范围(ROM)和关节状况
- 皮肤、头发和指甲的状况
- 眼睛、耳朵、鼻子和口腔的健康
- 心理状态
- 日常生活活动能力评定
- 其他健康或疾病的迹象

当数据收集过程包含临床检查时,那么应该建立一份评估表,用以详细描述检查的每个组成部分,包括要使用的标准程序和每个项目的具体诊断标准,并应审查这些检查项目的顺序。应确保每个被测者的舒适性、隐私性和安全性。

20.5　生理功能测试

生理功能测试可以提供健康状况的相关信息。例如，肺活量测量法测量肺功能，心电图（ECG）测量心脏功能，脑电图（EEG）测量脑功能，听力检查测量听力。在设计数据收集方案时，必须考虑相关的成本。虽然患者保险计划可能覆盖了一些医学上必要的测试，但为了研究者的利益而进行的测试必须由研究团队支付费用。考虑到成本，对现有医疗记录的二次分析可能是性价比最高的方法。为了研究目标进行一些特定的测试时（非临床目的），研究团队必须提前与医学伦理专家协商，决定是否与患者或其护理人员共享研究结果。在获得知情同意的情况下进行任何测量之前，须向参与者公开相关决定。

20.6　生物样本的实验分析

血液、尿液、粪便、唾液和其他生物样本的测试有助于鉴定疾病、疾病相关的特征和疾病的风险因素。作为常规临床实践的一部分，一些免疫学、遗传学和其他研究需要收集新鲜的体液或组织活检专门用于研究项目。在收集新鲜标本之前，研究者必须向研究伦理委员会提供材料，证明已经对可能造成的身体风险进行最小化处理。一些研究可以利用现有的样本库，这些生物样本可能是完全匿名的，或者可能与供体的其他信息相关联。使用现有样品也需要得到伦理委员会审查和批准。参与者有权利获取自己生物标本的测试结果，研究人员也应考虑如何告知参与者。

20.7　医学成像技术

医学成像技术可以可视化地展现人体某个部位，比如放射线（X 射线）、计算机断层扫描（CT）、磁共振成像（MRI）和超声。所得到的图像可能有助于诊断或评估治疗效果。

20.8　体能测试

许多不同的测试可用于测量体能水平：

• 可以使用 1 英里步行测试、1.5 英里跑步测试或其他有氧测试来评估心肺适应度。

• 肌肉力量和耐力的测量包括定时仰卧起坐、俯卧撑、引体向上、弯臂悬挂、仰卧推举、深蹲和抓地力测试(使用手动测力计)。

• 可以使用坐姿测试(通常使用弯曲计测量)和其他拉伸腰背、腿筋或其他肌肉群的活动来测量灵活性。

• 其他健身测试可以评估敏捷性、平衡、协调、速度、功率和反应时间。

研究人员必须首先确保参与者的安全。必须采取适当的预防措施,以确保安全的测量环境。必须给在跑步机上行走或跑步的参与者明确说明如何踏上和停止皮带;要求他们穿着合适的鞋子;必须使用可以自动停止跑步带的安全夹和其他安全保护设备;并且在整个测试期间对其进行监控。跑步机必须远离墙壁或其他可能造成伤害的物体。平衡性差的参与者可能需要使用吊带。在室外跑道上行走或跑步的研究参与者必须警惕在赛道上的任何颠簸、坠落或其他危险,并且不得在极端高温、潮湿或暴露的条件下进行测试。有伤或可能导致运动危险或其他损害状况的参与者,未经医疗授权、法律批准和密切监督,不得参与。

20.9 环境评价

自然环境和建筑环境对人类健康也有影响。需考虑可能影响家庭安全的环境因素:

• 是否有安全通道?房间内楼梯是否松动或不均匀?所有楼梯都有扶手吗?楼梯的地毯是否粘贴牢固?楼梯间是否有杂物?楼梯间是否有足够的照明?

• 家庭里是否安装空调,以防止极端高温和极端寒冷?

• 是否可以获得干净的饮用水?

• 厨房里是否有害虫、垃圾?

• 浴缸或淋浴是否有防滑表面,以防止跌倒?饮水机是否可以设置为防止烫伤?浴室有无损坏、潮湿和霉菌?

• 家中是否存在有毒物质,如铅涂料和石棉?家庭内是否通风以防止氡气积聚?是否安全储存了清洁用品等家用化学品?

• 家庭是否配有正常运行的烟雾报警器和一氧化碳检测器?

• 住处附近是否有人行道可以安全步行?住处附近是否有公园、游乐场或其他居民可以安全地从事体育活动和娱乐的地方?

可以为学校、医疗机构、工作地点和其他地点设计类似的问题列表。其中一些问题可以由训练有素的调查员回答。这些评估者可以定性地描述周边环境,对观察结果进行评级如“高”或“低”于预先定义的评级标准。其他评估需要对环境污染物进行定量测量,例如铅涂料测试或地下室氡气水平测试。对于某些类型的危害,必须确定暴露剂量、频率和持续时间。风险评估可以在一个时间点或在几个时间点进行。研究人员在进入建筑物或对建筑物进行环境评估之前,必须获得业主或居民的许可。

20.10　GIS(地理信息系统)

有时,对研究区域中的重要特征进行地图或空间分析有助于回答研究问题。可以使用全球定位系统(global positioning system,GPS)接收器来获取相关位置的地理坐标(纬度、经度和高度),例如参与者的家、附近医院和其他保健设施、道路、学校、宗教和社会组织、杂货店、娱乐设施、水源和工业场所。任何人都可以收集公共场所的坐标,但在输入地址以获取 GPS 坐标之前,可能需要获得私人土地的所有者或居民的许可。参与者家庭的 GPS 坐标是可识别信息,因此必须采取预防措施以保护与地理位置相关的个人数据。

20.11　测试者内部信度

统计检验可用于确定两名评估员之间的一致程度。例如,Kappa 统计量(Kappa statistic)可以检验两个放射科医师用 X 射线检查同一组对象有无骨折的结果是否相同,还是偶然地得到预期相同的结论。如果两个放射科医生的检查结果偶然地一致,则 k = 0;如果他们 100%赞同 X 射线结果,则 k = 1。如果他们的结果更多地依靠判断而非偶然因素,kappa 将具有介于 0 和 1 之间的正值。虽然完全一致是罕见的,但有效研究的 kappa 值将接近 1。其他观察者间一致度(inter-observer agreement)或评分者间一致度(inter-rater agreement,也称为一致性(concordance))的测量也可用于评估其他测量工具和程序的有效性与一致性(图表 20-1)。有关质量控制技术的更多详细信息,请参阅相关书籍。

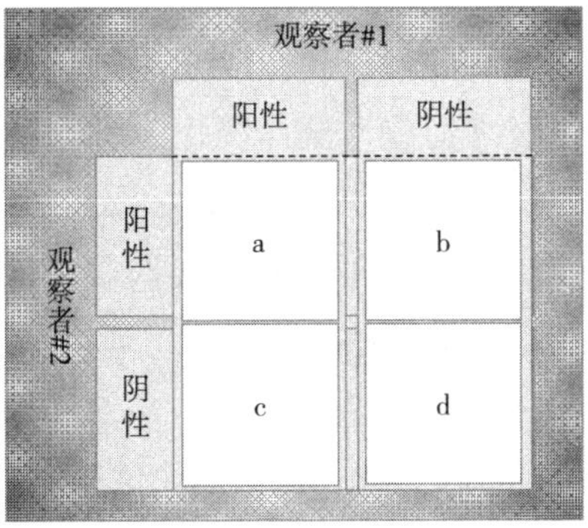

一致的：两观察者意见相同

都阳性 = a

都阴性 = d

不一致的：两观察者意见不同，

一个阳性一个阴性 = b，c

期望信度：$= \frac{[(a+b)(a+c)]+[(c+d)+(b+d)]}{(a+b+c+d)^2}$

观察信度：$= \frac{a+d}{a+b+c+d}$

Kappa 系数 = k = $\frac{\text{观察信度-期望信度}}{\text{1-期望信度}}$

图表 20-1　测试者内部信度

第二十一章　二次研究

相比于收集新的数据，一些健康领域的研究会选择对已有的临床数据、问卷数据或者人口学数据进行分析。

21.1　二次研究概述

对于二次研究，研究的数据收集阶段是获取现有数据集。这些数据可以来源于个人或群体的公用数据库、私人持有的调查数据库、电子或纸质的健康调查数据等。无论使用哪种数据，当进行统计分析的研究者与被调查者没有任何关联时，这种研究就称为二次研究。

进行二次研究的研究者致力于分析和挖掘可能未被充分利用的既往数据。有时研究者可以从网络上下载整个数据集或者通过电子邮件收到数据集等，此类数据文件通常是已经整理过的数据，可以迅速进行分析。但有些时候，既往数据可能仅以纸质问卷或电子文件的形式进行储存，在分析之前必须从其中提取相关信息，输入到新的电子数据库中。

21.2　公开可获得的数据集

越来越多的政府机构允许研究人员访问已经移除潜在身份信息的匿名数据集。这些政府机构善于收集数据，但通常在数据集过时之前缺乏全面统计分析的技术支持。因此，与外部研究人员共享数据是一种具有成本效益的方法，可以从数据集中提取尽可能多的信息。一些由国家资助机构或私人资助的研究团队也通常被要求向其他研究人员公开他们的数据。其他研究团队也可以自愿公开他们的数据。

通常在政府卫生机构的网站上可以找到公开可用的数据集。例如，美国疾病控制预防中心（CDC）网站提供一些来自全国横断面调查的数据，包括国家健康和营养调查（NHANES）、国家健康访谈调查（NHIS）、国家卫生保健调查和行为风险因素监测系统（BRFSS）。美国健康与人类服务部门（HHS）及其他机构也面向研究人员公开数据集，包括社区生活管理局（AGL）、医疗保健研究和质量署（AHRQ）、医疗保健中心医疗服务

（CMS）、卫生资源和服务管理局（HRSA）、印度卫生服务局（IHs）、国家卫生研究院（NIH）、物质滥用和心理健康服务管理局（SAMHSA）、环境保护局（EPA）、美国退伍军人事务部、美国人口普查局（支持了美国社区调查）、USAID（支持了全球 DHS 参与国的人口和健康调查）。

除联合国卫生机构（如世界卫生组织 WHO）外，还有其他国家和它们的州和省政府的一些数据是公开可用的。例如，加拿大统计局通过研究数据中心项目提供的加拿大社区健康调查数据（CCHS），英国医学研究委员会（MRC）提供的人口健康数据等。有些数据集可从其他网站获得，例如由健康测量和评估研究所（IHME）主办的全球健康数据交换平台（GHDx）等。

一些赞助机构向公众免费提供他们的数据集，允许在他们的网站上按需下载这些文件。有时需要经历一个筛查过程才能获取数据。研究人员需要提交正式请求，并由监督委员会批准，然后可以通过电子邮件或给予受密码保护的下载站点的链接向请求者提供数据副本。虽然大多数情况下这些数据文件是免费提供，但有时研究人员也需购买数据。此外，某些数据文件的访问权限仅限于收集数据地区当地公民或居民。

进行二次研究的研究人员需要了解这些数据收集过程，并熟悉数据文件中的所有变量。除了下载数据文件外，研究人员应下载并阅读所有附件，如项目概述、协议、问卷、编码本以及其他对这份数据的起源进行描述或对数据进行分析的已发表文章。

向公众提供其数据的机构通常不期望在数据分析者撰写的论文中成为合作撰写者。然而，他们可能希望其贡献、资金来源或技术支持得到认可，数据的附件应说明这一点；如果没有，研究人员应该与联系人商讨此问题。此外，有时分析的过程需要参与研究设计和数据收集相关人员的帮助。即使相关支持文件没有说明，这些人也有资格成为合著者，在发表论文前应当询问这些人的意愿。

使用现存的数据有几点限制。首先，分析者仅限于探索原始调查中包括的主题和具体问题。其次，分析人员必须确认在数据收集的过程中使用了有效且标准的方法，并且附件准确描述了数据收集的实际过程。当数据分析人员对附件中研究设计和数据收集过程有疑问时，就会产生另一些问题，并且找到可以回答这些问题的人可能很困难，因为一些下载网站不列出联系人的姓名，并且列出的联系人可能也没有完整地参与研究设计和数据收集过程。再者，使用已有的数据也可能存在重复他人研究的风险。文献搜索可以查找已经发表或正在出版的相关作品，但它不能识别正在撰写或期刊正在审查的论文。数据集的联系人可能不清楚其他研究人员是否正在对数据进行分析或研究。即使存在这些潜在的困难，二次研究对于时间和数据资源有限的研究人员来说还是一个很好的选择。

21.3 私有数据库

个人研究者和小型研究团队可能有尚未分析的数据。研究人员可能拥有尚未完全探索的电子版数据或者被搁置的纸质版数据,因为这些数据不是当前优先分析的数据。有时,原研究人员或研究团队可能已经公布了数据集的某些部分,但是没有分析数据集潜在的其他重要、有趣和新颖的方面。在这种情况下,原研究人员可能将数据对另一个新的研究人员开放,让他们分析数据集中未被充分研究的部分,并将结果写出来以便出版。

当新研究者与原研究者具有某些关联时,则最有可能获得分析私人数据集的机会。学生最有可能通过自己的老师来获得数据集进行分析。如果学生对另一所大学或医院的研究小组的工作感兴趣,他们可能会请求老师与其他机构的朋友联系。两个机构的伦理审查委员需要批准数据共享计划,特别是当数据中包括可识别的身份信息时。

当私人持有的数据与一个新的研究者共享时,原研究者通常期望作为最终出版物的合著者。在共享数据文件前,最好商定每一方的义务与责任。

21.4 临床记录

临床记录是病例研究中常见的数据来源。在临床工作的个人通常可以申请获得患者记录以用于研究。大多数临床网站要求研究人员在授权访问数据之前向监督委员会提交申请表以供审查和批准。申请表必须解释研究目的,筛选患者记录的过程,从每个患者文件中提取的具体信息,保护数据文件机密性以及分析计划。申请人必须提交完成研究伦理培训和有关隐私法律与政策学习的具体证据。例如,在美国使用临床记录的研究人员必须遵守健康数据携带和问责法案(HIPAA)的隐私规则。

有时,可以从电子数据库中提取相关信息。当电子记录不可用时,可以创建数据表用以提取来自每个患者文件的相关信息。所提取的信息可以直接输入到计算机数据库中或记录在纸上以便稍后录入。数据文件尽量不包含任何个人身份信息。

使用现有临床记录的主要缺陷是患者记录通常是不完整的。研究人员不能对缺失的信息作出任何假设。例如,研究人员不能假设没有症状记录的信息意味着患者没有经历该症状。病人可能有症状但没有向医生提及,但也许临床医生没有具体询问是否发生症状,或者病人提及了症状但临床医生没有记录,或者症状看起来不是特别相关。同样,研究人员不能假设医疗记录中关于这些患者健康状况的信息是完全完整的。其次,谨慎考虑药物使用。研究人员不能假设病人没有服用特定的药物仅仅因为该病人在一个临床现场的记录没有提到该药物,患者可能已经在某些其他就医点接受用药指导。并且,即使患者的处方显示为某特定药,这也不意味着患者遵守医嘱服用此药物。如果在研究过程中需要关于症状或药物使用或其他细节的完整信息,则可能需要进行其他研究设计。

21.5　健康信息学、大数据和数据挖掘

健康信息学运用了涵盖信息科学与计算机科学、编程与分析健康数据的先进技术。生物信息学通常专注于分子水平数据(或者组织水平等)的分析。临床信息学和公共卫生信息学通常侧重于患者或人群水平数据。健康信息学的工具可以被用来建立新颖的数据集。

大数据是指对那些庞大而复杂的数据集的分析,因为它们需要强大的硬件和特殊的统计软件的支持。这些数据集可能有以下来源:

- 电子健康记录(EHRs)或电子病历(EMRs),其中一些使用系统化医学临床术语(SNOMED CT)作为标准术语
- 付费记录,使用基于诊断或 CPT 代码的 ICD 代码(国际疾病分类代码)
- 实验室记录,通常使用 LOINC 代码(逻辑观察标识名和代码)
- 药物记录,通常使用 NDC 代码(国家药物代码标识符)
- 社交媒体信息,和来自互联网的帖子与其他信息
- 其他来源

文本挖掘和其他形式的数据挖掘方法可用于从大型数据集中提取特定信息。临床信息研究项目有时使用数据挖掘技术来分析医院信息记录,公共卫生信息学使用数据挖掘和计算语言学的方法探索社会媒体活动,大数据分析方法能有力揭示传统统计方法分析小数据集时不易发现的模式和趋势。在研究人员准备实施数据挖掘和其他大数据方法之前,通常需要进行专门培训。

21.6　伦理委员会审查

将医院记录用于研究前需要一个或多个研究伦理委员会进行审查。如果二次研究的数据来自私人,那么在查看数据集之前,分析人员就必须先获得许可,分析人员必须从自己所在的机构获得许可,也许还需要从数据拥有机构获得许可。对现有数据二次分析的申请周期通常比一次研究所需的申请周期短,通常可以加快审查。最好将看似不必要的提案一并提交,而不是错误地假设项目是免于复审的。第 24 章提供了关于伦理审查过程的信息。

大多数公开可用的数据,特别是由政府机构或联邦资助机构收集的数据,是在一个

或多个研究伦理委员会批准下收集的,然后在共享前删除所有个人身份信息。当满足以下几个条件时,在进行二次分析前通常不需要伦理委员会的额外批准:

- 这些数据是在可信组织的研究伦理委员会批准后收集的
- 数据集不包含个人身份信息
- 数据是公开可用的

然而,研究人员有责任熟悉其主办机构的要求,并确保他们的工作符合所有制度政策。当对是否需要审查有任何疑问时,应咨询机构审查委员会。

第二十二章　系统性综述与 meta 分析

综述性研究是收集并汇总关于某个特定研究主题之前所有的出版物。系统性综述是对于特定研究主题所有出版物的仔细汇总。meta 分析是对具备特定条件的、同课题的诸多研究结果进行综合分析。

22.1　概述

虽然许多科学研究是基于某个研究群体,但综述的目的是通过整合以前的研究成果并在此之上提出关于这个研究主题的新解释。健康科学领域的综述要求如下:

- 广泛搜索文献
- 从相关文献中提取关键信息
- 清楚和简洁地介绍这些信息

撰写综述时,无论是叙述性综述、系统性综述还是 meta 分析(图表 22-1),都是整合有关某明确主题的文献。这种研究方法本身是好的,并且综述性研究也有助于未来的一次研究或二次研究。阅读精心撰写且全面分析的综述常常成为本领域开展新研究前的基础工作,因为他们简洁又精确地总结了一个调查领域的研究现状,所以发表的综述可能比单个实地研究报告更频繁地被引用。

然而,综述也存在局限性。并不是所有的学术期刊都发表综述,特别是在出版社编辑不要求的情况下,所以综述出版的可能性可能低于其他学术文献。此外,相较于其他学术文献,综述有时被认为缺乏研究原创性。一篇好的综述需要细致的文献检索及归纳能力,比如仔细编译和解释信息等,但相比于通过收集新的研究数据并且进行统计分析的学术研究,综述经常被认为是不够严格的研究方法。

22.2　选题

当进行综述性研究时,最重要的步骤是确定足够精确的研究范围以获取所有相关出版物。根据可用的文章数量,可能需要在初步搜索后修改相关检索主题。如果在数据库中初始检索只找到 8 篇相关文章,则需要扩展该主题;如果检索找到了 352 篇相关

方法	叙述性综述	系统性综述	meta分析
研究目的	整合现有的知识。	整合现有的知识。	整合现有的知识。
主要研究问题	以前的研究获得了关于该主题的哪些结论?	以前发表的关于该研究主题的文章的时间以及可以得出什么结论?	当所有以前发表的关于该研究主题的文章结果被合并时,通过汇总统计能得到什么结论?
研究人群	已发表的文章。	已发表的文章。	已发表的文章。
何时该使用该方法	从已发表的文章中找到该主题新的研究方向。	比较某个研究主题较近期的研究成果。	通过汇总统计总结近期研究成果。
研究要求	研究者有很强的图书馆检索能力。 研究者对该主题有特别的看法。	研究者有很强的图书馆检索能力。 研究者能获取所有研究方向有关的文章。	研究者有很强的图书馆检索能力。 研究者有很强的统计分析能力。
研究步骤	1.确定文章要表达什么内容。	1.确定综述的研究主题。 2.选择合适的检索方法以确保获得相关文章。 3.确定文章的纳入和排除标准。	1.确定综述的研究主题。 2.选择合适的检索方法以确保获得相关文章。 3.确定文章的纳入和排除标准。 4.决定如何评估文章质量。 5.决定哪些研究成果可以纳入汇总统计。
注意事项	有限的出版物来源。	出版偏倚。	不能平等地比较研究成果。
主要统计方法	无需特定的统计方法。	无需特定的统计方法,但是提供纳入文章的结果会有所帮助。	统计方法需要在研究报告中显示。

图表 22-1 综述和 meta 分析的主要特征

文章,则需要将主题缩小到更具体的疾病条件、更小的地理区域等更精确的范围。例如,关于心血管疾病危险因素的文章很多,若涵盖所有已确定的风险因素,需要一本书的厚度,因此一篇关于心血管疾病危险因素的综述只能够提供没有用处的表面信息。只有具有较精确的研究范围的综述,比如限制了分析中包括的风险因素的类型,特定的心血管疾病和人群等,其发表成功的可能性才会更大。

22.3 图书馆检索

没有丰富的图书馆检索信息渠道是写不出好的综述文章的,因为必须识别和获取研究主题的每一篇相关的文章。这通常需要访问大学图书馆,允许访客作出大量的借阅请求。在开始写综述之前,研究人员应该向大学图书馆管理员咨询关于图书馆数据库的访问政策以及为了获取不属于图书馆馆藏或订阅服务的文章而必须支付费用的相关政策。此外,研究人员务必持续查询已经获取、申请获取但尚未收到以及需要申请获取的文章。

22.4 叙述性综述

叙述性综述是指围绕某一问题,广泛搜集相关的文献资料支持某种观点。叙述性综述不仅可以总结疾病的重要临床经验,还可以总结一个明确的人口的流行病学概况,等等。除了描述事实,叙述性综述旨在传达某种观点,故叙述性综述必须通过主题、方法、时间或一些其他指导原则来仔细梳理。当研究者提出一种可以解释文献中例子的独特概念框架或理论时，可以考虑使用叙述性综述。然而，叙述性综述如今变得不常见，因为期刊编辑和审稿人更提倡使用系统性综述方法，所以，研究人员选择使用叙述性综述方法时，必须充分准备理由。当研究者对该领域中的特定专业知识具有独特观点时，运用叙述性综述比系统性综述的效果更好。

22.5　系统性综述

系统性综述使用全面的筛选方法来识别相关文章，旨在最大限度地减少研究人员选择文章时可能出现的偏倚。因此，在确定一个研究问题后，系统性综述的最重要的步骤是选择合适的关键词和纳入标准。筛选的目的是制定一个检索策略，识别所有在确定的研究区域上发表的文章。一旦在一个或多个数据库的搜索中识别出潜在的相关文章，就应该对每篇潜在文章进行筛选，以确认是否满足所有的纳入标准。然后从所有合格文章中提取相关信息建立表格，总结趋势和重要发现。总之，系统性综述需要：

- 确定一个恰当准确的研究问题
- 选择一个明确且有效的检索策略
- 筛选所有可能相关的文章，并确定是否符合预定的标准
- 从所有合格文章中提取相关信息
- 总结这些文章的发现

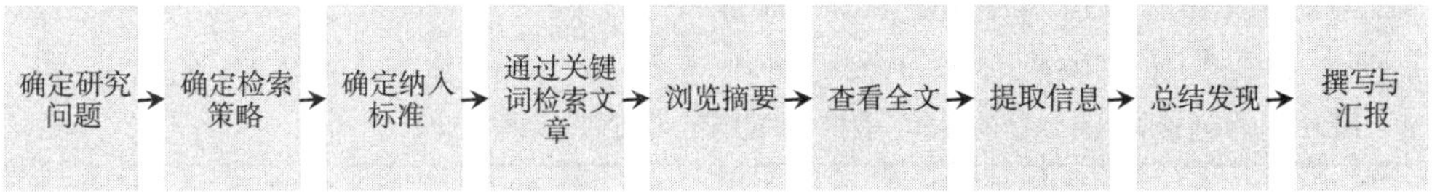

图表 22-2　系统综述过程

图表 22-2 介绍了系统评价的过程。在某些情况下，可以通过合并所纳入研究的数据来进行统计分析，但此类型的 meta 分析意义不大。

22.6　检索关键词

当选择了明确的研究问题后，系统综述或 meta 分析的下一步是选择适当的关键词。首先，可以使用 MeSH 词表（在 PubMed 网站）识别关键术语的定义以及同义词和相关术语。例如，检索“卫生保健成本”显示，该术语的同义词包括“治疗成本”和“医疗保健成本”等。“卫生保健成本”的子标题（有时称为“子术语”）包括“直接服务成本”、“药物成本”和“医疗成本”等。“卫生保健成本”属于“医疗卫生经济学和组织学”、“医

疗服务质量、获取和评估”和“医疗服务供应”等这些“母术语”。

然后,使用关键字或 MeSH 词表以及 AND,OR 和 NOT 等布尔逻辑运算符(Boolean operators)以构建候选检索短语(图表 22-3)。这些检索字符串应在研究报告的方法学部分呈现(如果有各种冗长的搜索选项,例如世界上某区域所有国家的名称,则可在附录中呈现)。运用方括号或其他符号指示每个检索字符串的开始和结束。检索[a OR b]将找到包括“a”或“b”或两者的任何内容。检索[a AND b]将只产生包含这两个关键词的内容。更复杂的检索字符串可以使用括号,例如[a AND(b OR c)],其将找到包括“a”和“b”或包括“a”和“c”的任何内容。

关键词	PubMed **中的结果**
Cancer	3500000
bladder cancer	70000
Schistosomiasis	25000
“schistosomiasis” [MeSH]	21000
schistosomiasis mansoni	10000
cancer AND schistosomiasis	1500
bladder cancer AND schistosomiasis	650
bladder cancer AND schistosomiasis mansoni	40
bladder cancer OR schistosomiasis	90000
bladder cancer NOT schistosomiasis	65000
colorectal cancer	200000
colorectal cancer AND schistosomiasis	150
bladder cancer AND colorectal cancer AND schistosomiasis	20
(bladder cancer OR colorectal cancer) AND schistosomiasis	800

注：因为 PubMed 会持续收录新的文章，表格中的数字会根据新的结果变化。

图表 22-3 使用布尔运算符扩展或限制数据库中检索到的摘要数量

了解 MEDLINE 数据库或其他数据库使用的语言,以设计合适的搜索字符串。例如,在 MeSH 词表中,“儿童”(child)被定义为 6—12 岁的人,2—5 岁的儿童被分类为“学龄前儿童”,13—18 岁的儿童是“青少年”。如果在 PubMed 数据库中搜索关键词“child”,相比用 MeSH 词表搜索儿童 [“child”[Mesh]],前者检索到的相关文章会比后者多得多。所以必须仔细选择合适的搜索字符串。

为了确定检索字符串的合适性,必须查阅大量与研究问题相关的文章,然后确认检索字符串从而检索相关文章。如果缺少一个或多个检索关键词,需要及时修改检索策略。然而,不能用这个过程主观地排除不喜欢的文章,系统性综述的目标就是最小化纳入偏倚的产生。

一旦确定合适的搜索字符串,所选用的数据库会系统地检索满足纳入标准的文章。

如果研究主题适当地缩小,关键词搜索则可以将符合要求的摘要或文章减少到合理的数量,通常情况下应少于 100 篇文章。

22.7 检索限制

研究人员必须谨慎确定任何检索限制,且任何限制条件必须有理有据。例如,研究人员必须能够回答以下 3 个问题:

- 为什么仅限于在 MEDLINE 中检索的文章,而不是使用一个更多样化的数据库集(除了 MEDLINE 之外还有 CINAHL,PsycINFO 和 SciELO)? 如果没有明显的理由,那么应该在多个数据库中进行检索。
- 为什么仅限于搜索英语文章,而不是包括更多语言更全面的文章? 这个问题对于研究主题覆盖全球人群的综述尤其重要。研究人员不能流利地使用他国语言不能作为只检索英文文章的理由。在线翻译软件可以帮助研究者进行多语言搜索。对于专注于非英语语言国家的研究,可以招聘能流利使用当地语言的合作者。
- 考虑到许多关于人口的文章不使用如“成人”或“美国”这些字符作为关键字,甚至不在他们的摘要中提及它们,检索这些关键字是否有帮助?

研究人员应特别谨慎地使用摘要数据库中提供的内置筛查器。例如,PubMed 允许研究人员使用筛查器来限制特定类型的文章(例如临床试验文献或综述)、特定物种(例如仅以人类为研究对象的研究)甚至特定年龄组(例如婴儿或 65 岁以上老年人)。只有当目标杂志社对该主题的文章设置了合适的索引时,这种筛查器才起作用。由于许多关于人类的文章不会将“人”作为关键字,而且有些研究不把参与者年龄或者研究设计方法纳入关键词,摘要数据库中提供的内置筛查器常常排除了许多符合要求的研究文章。最好使用研究特定的方案来筛选文章,而不是人为使用数据库筛查器作为限制条件。

22.8 纳入标准

由于是在数据库中进行检索,因此要对每篇文章的标题和摘要进行审查,以确定该文章是否有可能被纳入分析。当摘要不可获取或通过阅读摘要不能作出决定时,必须阅读文章的全文。

关于纳入与否的决定是基于预先确定的纳入和排除标准。例如,对于烟草使用和肺癌之间的关联性研究,确定以下纳入标准:

- 研究使用病例对照或队列研究方法
- 文章报道了吸烟与肺癌之间关系的 OR 值或 RR 值

• 至少有 50 名患有肺癌的研究对象

对于这项研究,确定以下排除标准:

• 除使用了病例对照或队列研究以外的任何设计的文章

• 文章没有报告关于研究对象烟草使用的信息

• 文章没有报告吸烟和肺癌之间的关联性

• 患有肺癌的研究对象少于 50 名

研究人员必须能够证明他们为系统性综述制订的每个纳入和排除标准是合理的,这意味着他们必须能够全面地回答以下问题,如:

• 为什么只纳入随机对照试验方法而不是病例对照、队列和其他观察性研究方法?关注因果关系的研究综述通常局限于实验性研究,但不关注因果关系的综述通常不需要排除观察性研究。

• 为什么 2005 年之前发表的文章被排除?在许多情况下,旧的论文仍然与研究问题相关,并且不能仅因为可能存在的过时情况而排除它们。例如,如果研究当前某疾病流行情况或研究最近实施的公共卫生法,可能需要排除 10 年前的文章,但是如果研究某疾病的危险因素可能不适合排除旧的论文(请注意,当年份可以被明确为一个重要的纳入标准时,确定纳入标准的应该是数据收集年份而不是文章出版年份,例如,纳入一项在 1995 年收集数据但在 2005 年发表的研究,同时排除一项在 2003 年收集数据而在 2004 年发表的研究是不恰当的)。

• 如果评估文章的质量是纳入、排除标准的一部分,那么使用什么方法来评估研究的质量和结果的偏倚程度(可以使用各种质量评估量表、检查表或其他方法来指导这些过程)?评估文章的质量是否是一种公平的纳入、排除标准?

大多数系统性综述在最终筛选后大约包括 15—25 篇文章,或者更多。必须阅读每篇文章的全文以确认是否符合纳入标准。理想情况下,每篇文章应至少由两名审核人员评估。图表 22-4 总结了这一过程。在每个步骤识别、筛选、检查资格和纳入研究的数量应该在研究报告中显示。

可以考虑其他三种方法来增加数据库搜索结果。第一种是"滚雪球",为了识别可能相关但没有在特定的数据库中检索出来的文章,可以查找符合条件的文章中引用的每篇文章。第二种是搜索"灰色文献",研究人员在某些特殊情况下可以考虑没有进行外部审查和正式发布的文章。第三种是进行"手动搜索",在相关杂志刊出的文章中进行筛选,以获得相关主题的文章。这些用于扩大搜索结果的方法必须在最终研究报告中注明,通过这些补充的搜索方法找到的任何文件都必须满足所有的纳入标准。

22.9 数据提取

一旦确定了所有符合标准的文章,需对这些文章的内容提取特征性的信息,构成数

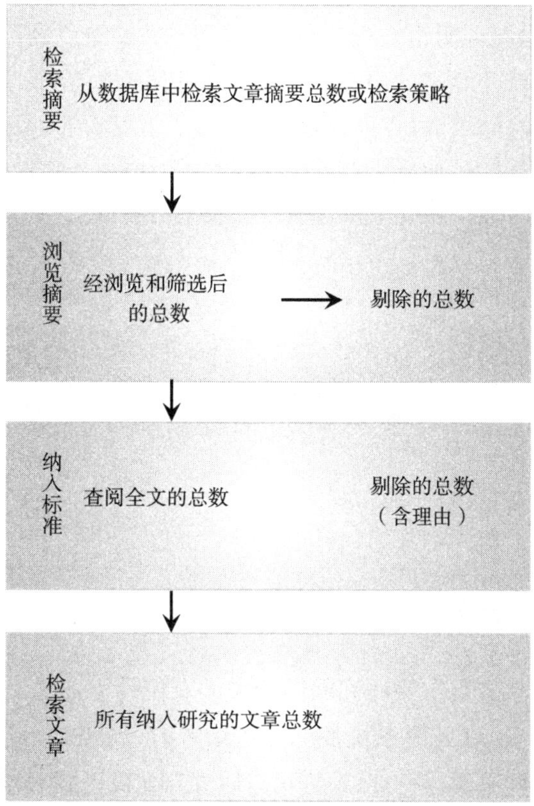

图表 22-4　系统性检索策略和数量报告

据提取表，例如：

- 研究地点
- 数据收集时间
- 研究设计
- 研究人群和样本量
- 对于主要暴露和结果的定义
- 主要发现，包括定量结果和定性结论
- 评价研究的质量

数据提取表可用以简单地编译和比较相关研究的结果，其精简版通常包括在最终研究报告中。

22.10　meta 分析

meta 分析是将一些高质量定量研究的结果合并到一个汇总统计中，这些研究使用类似的方法收集和分析数据。在确定研究问题之后,meta 分析通常首先对文献进行全面系统评价,以寻找每篇可能相关的文章。阅读每一篇文章以确保其符合纳入标准,这些标准通常比一般系统性综述的限制性更强。这些限制很重要,因为在 meta 分析中,仅当每项研究对暴露和结果、研究设计和方法以及人群具有非常相似的定义时,汇总统计才有意义。试图合并不相似的研究可能会隐藏研究对象之间真实而有意义的差异。

meta 分析的步骤如下:

- 使用系统化检索策略来确定相关文章
- 仔细阅读每篇相关文献
- 评估每项研究的质量和可比性
- 从满足 meta 分析所有标准的每项研究中提取统计结果,将可比较的统计结果合并为一个汇总统计

汇总统计通常应调整统计测量指标的置信区间。

22.11 系统性综述的结果

研究者应记录和报告与主要研究问题相关的有统计学意义($p<0.05$)和无统计学意义($p\geqslant0.05$)的结果。在解释系统性综述的结果时,无统计学意义结果的研究与有统计学意义的研究同样重要。例如,报告可以陈述"40 篇已发表的关于暴露 A 和疾病 B 之间关联性研究结果中,5 篇发现暴露于 A,使疾病 B 的发病率增加;其余 35 篇研究没有发现相关性"。这比"5 篇研究发现暴露 A 会增加疾病 B 的风险"说法更为精确,因为后者不正确地暗示着暴露 A 与疾病 B 存在显著的相关。系统性综述对健康科学文献的主要贡献之一是能够明确共识领域,而不确定的领域需要进一步研究与分析。

系统性综述还需要报告发表偏倚对研究的可能影响。当有统计学意义结果的文章比没有统计学意义的文章更容易被发表时,就出现了发表偏倚。如果有 10 篇研究相同暴露和疾病之间的关联性的文章,那么发现暴露风险有统计学意义的唯一一篇文章就有可能比其余的 9 篇文章更容易发表。即使其他 9 项研究能发表,更有可能是因为突出了研究中其他有统计学意义的结果,同时淡化暴露和疾病之间原本缺乏的正向或负向关联。发表偏倚通常很难消除,但是当某个研究方向只有有限数量的文章发表或相关文章的结果混淆时,应该保守地解释一致性的存在。

22.12 汇总分析

meta 分析通过系统性汇总研究中的结果从而创建一个汇总统计量。只有来自类似研究的可比较的统计数据才可以进行汇总,例如,可以从具有相同主动干预、相同对

照类型和相似人群的几个高质量随机对照试验中汇总估计某疗效。然而，对于研究设计不同、干预不同或研究对象不同的研究，其研究结果不应该合并分析。

在汇总数据之前，研究人员必须证明研究结果是具有可比性的。同质(相似)研究可以合并为一个总体统计，但是如果研究是异质(不相似)的，应该谨慎运用。满足同质性时，各研究间测量的变异可以使用 Cochran's Q 统计量和基于合并的研究数量调整 Q 统计量的 I^2统计量来计算：I^2值介于 0%至 100%之间，I^2越大，则表明异质性更明显。当相关文章的数量非常大或非常少时，其他测量变异的统计方法可能更为合适。

如果求得研究之间的变异性，下一步就是选择一个适用于汇总评估效应尺度的模型，效应尺度是诸如 OR、RR、频率、相关系数或标准差等。主要有两个模型：固定效应模型或随机效应模型。

- 当研究同质时，可用固定效应模型
- 当异质性检验显示包含的研究不相似时，需要随机效应模型。

这两种模型类型，都需要进行点估计。然而，随机效应模型将导致汇总统计量的 95%置信区间更宽，因为随机效应模型调整了所包含研究之间的变异性。

一旦选择了模型，可以使用专业的计算机软件程序来估计统计量的值(例如合并的 Mantel-Haenszel 调整的优势比)及其置信区间。通常基于样本大小加权计算每个研究对汇总估计的贡献，也可以使用其他加权方法。Cochrane 团队和其他研究团队提供了 meta 分析的技术指南。

22.13　森林图和漏斗图

meta 分析的结果通常使用森林图显示(图表 22-5)。森林图包含：

- 效应大小作为横坐标
- 横轴尺度的竖线表示效应无效
- 包括纳入研究信息的水平线，其使用正方形或其他标记来指示效应大小的点估计，并使用水平线显示 95%置信区间。点估计的标记通常以不同的大小显示，显示每个研究在 meta 分析中如何加权。小标记通常表示小样本的研究，大标记通常表示大样本的研究。
- 末尾采用棱形描述多个研究合并的效应值和置信区间。

meta 分析存在两个主要缺点：无法保证纳入研究的质量和存在发表偏倚。在系统评价过程中通过纳入标准可以剔除有效性差的研究。发表偏倚是指具有统计学意义的研究结果较无统计学意义或无效的结果被报告和发表的可能性更大，是 meta 分析中常见的偏倚。识别和控制发表偏倚的方法有漏斗图分析，在 meta 分析中的每个研究的点绘制在 x 轴上显示效应值大小，y 轴上显示参与者数量形成的图(图表 22-6)。如果没

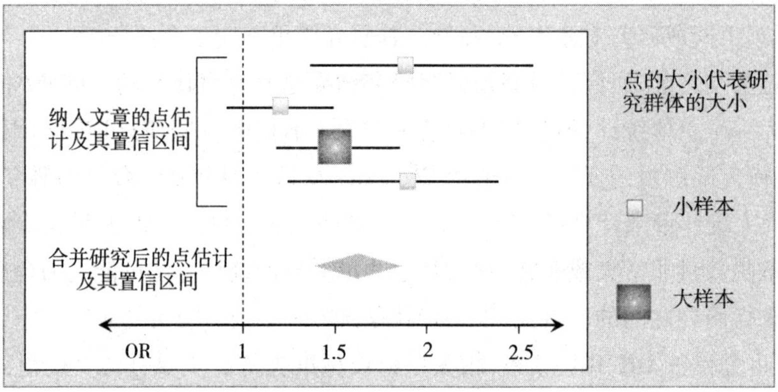

图表 22-5　森林图示例

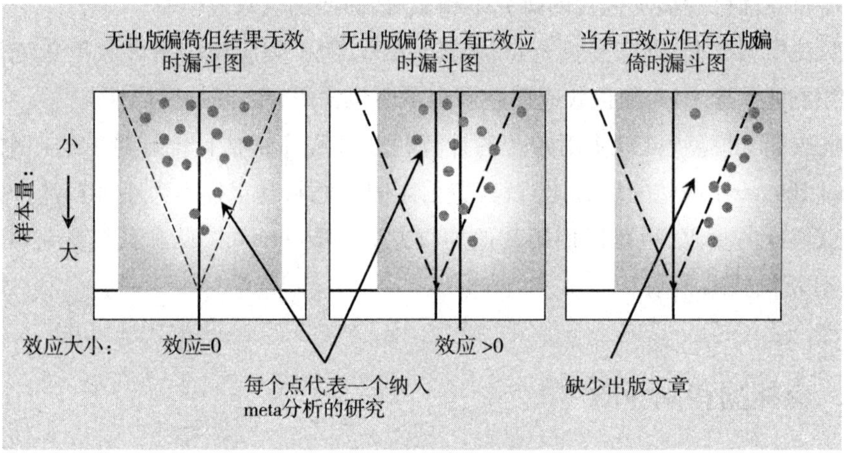

图表 22-6　漏斗图示例

有发表偏倚，纳入研究的点将会形成一个三角形。如果因为发表偏倚而减少了没有统计学意义结果的出版物的数量，则锥形的一部分将缺失。在这种情况下，汇总估计结果可能会高于真实效应值。

第二十三章　伦理考虑

研究人员有义务减小研究可能给参与者带来的风险。

23.1　伦理研究基础

过去几十年来，关于人类研究的伦理标准不断变化。1947 年的纽伦堡规范是早期标准之一，它规定人类参与的实验研究必须符合自愿原则。1964 年世界医学协会撰写的赫尔辛基宣言为医生进行临床试验提供了指导方针。美国国家委员会（the U.S.National Commission）成立的“国家保护生物医学和行为研究人类受试者委员会”于 1978 年发表了《贝尔蒙报告》，定义了关键的研究原则。贝尔蒙特报告是当前美国联邦政策保护人类研究参与者的基本文件，通常简称为共同规则（common rule）。所有的这些伦理准则文件影响了全球各国相关的法律、政策和法规。

一般来说，实验研究最大的伦理问题在于研究人员指派参与者尝试新产品、服用新药或补充剂，或从事他们通常不会做的活动。研究伦理学指出，可以向参与者提供部分福利吸引参与者参加研究（非强制性），在试验过程中必须进行严格监控以保证安全。关于参与者在研究项目结束后是否继续使用该项目的新产品或服务，必须在研究实施之前协商清楚。

观察性研究一般风险较小，因为它不需要对参与者施加干预。然而，观察性研究依然需要获得参与者的知情同意，研究者必须保证所有数据的保密性，并最小化对参与者身心存在的潜在危害。观察和实验研究必须严格遵守所有有关患者保护法规，例如美国的健康保险携带和责任法案（HIPAA）中关于保护隐私的规定。

23.2　尊重、有利和公正

目前认为，生物医学研究伦理学的三个核心原则是尊重、有利与公正。所有关于健康研究的原创研究项目（以及大多数二次分析研究项目）都应仔细审查研究方案，以确保符合生物医学研究伦理学的三个核心原则。

从广义上讲，尊重强调自愿参与。自愿原则规定只有参与者个人（或他/她的法定监护人）才有权决定是否参加研究。对于那些需与参与者互动或需要采集个人可识别数据的研究项目，必须使每个参与者都充分了解项目的目标和责任、项目所涉及的程序以及采集数据的方法。招募项目参与者必须遵循自愿原则，由个体自主选择参与或不参与项目。尊重原则也需考虑其他因素，包括：

- 基于研究问题选择适当的研究群体
- 制定一个科学有效而严谨的研究方案，以回答研究问题
- 研究过程中，尽可能避免对参与者的侵犯
- 使用非歧视性方法进行抽样和招募参与者
- 计算样本量以估计参与者的数量
- 确保所有参与者知情同意并了解项目研究过程
- 保持所有共享信息的机密性

有利意味着研究会带来好处。有利往往与不伤害相伴，不伤害意味着研究不会造成危害。为了满足受益原则，研究计划必须在很大程度上保证个体参与者或他们所在社区能从研究项目中受益。大多数研究给每个参与者提供了学习科学知识的机会，在某些情况下甚至提供更具体的个人和社区福利，这都是研究受益性的体现。同时研究人员也应该证明研究项目的必要性和重要性。

不伤害原则要求研究者将参与者潜在的身体、心理、经济、社会方面或其他方面的伤害降到最低，并确保风险和收益之间的平衡。例如，实验研究者必须事先确定什么事件会导致研究提前终止。当干预措施很危险或者很有效，以致于将参与者划分为干预组与对照组是十分不道德的情况下，停止实验项目是最恰当的。另一种使伤害最小化的方法是，当实验可能导致情绪困扰时，应向参与者提供相关的咨询服务。

公平分配旨在确保研究的利益和负担是相当的。针对一般人群的研究不应将弱势群体选为研究源人群，因为这可能给弱势群体造成不公平的负担。与此同时，不应将未被充分调查的人口排除在研究之外，除非有可靠的理由说明为何需要排除。此外，为了保证公正性和非剥夺性，须保证研究群体能够获得研究结果。例如，若实验性药物治疗研究证明某药物是有效和安全的，通常应保证临床试验的参与者在试验结束后仍能持续获得药物。公平是指研究的长期影响，而不仅仅针对个体参与者和他们所在社区的直接利益。

图表 23-1 列出了在道德委员会正式审查之前，研究人员应提出并回答的一些问题。图表 23-2 列出了基于社区的研究和基于个人的研究需要考虑的问题。国际卫生研究指南（例如国际医学科学组织理事会（CIOMS）制定的卫生研究指南）以及国家和学科研究指南，明确了其他需要考虑的方面。

类别	问题的示例
贡献	• 为什么拟定的研究项目很重要？ • 个人或社区如何能从这项研究中受益？
补偿	• 是否应对参与研究的个人或社区提供任何形式的诱导、报销或赔偿？如果是，将提供什么，这么做是否合适？补偿是否过高，以致研究可以被视为是强制性的；或过低，以至于研究可以被视为是剥削性的？ • 是否最小化参与者风险？ • 如何处理与研究有关的伤害？ • 风险和收益是否平衡？
同意	• 如何向潜在的参与者介绍研究项目？ • 如何拟定知情同意书？ • 是否需要对知情同意书的理解进行测试？ • 若可以，如何获得儿童和其他潜在弱势群体的同意？ • 若可以，是否应在开始研究之前举行社区会议？
保密	• 如何保护参与者隐私及其个人信息的机密性？
社区	• 为什么在所选群体中开展研究很重要？ • 研究群体是否与研究目标相适应？ • 选择过程是否公平？ • 样本量是否足够？ • 潜在的弱势参与者是否受到充分保护？ • 研究方案是否满足于研究群体的文化期望？ • 如果适用，社区是否同意参与此项目？
利益冲突	• 谁对项目的财务和/或后勤做出贡献？ • 潜在的利益冲突是否抑制了研究者进行伦理思考和公正研究的能力？
研究人员	• 研究团队的所有成员是否接受过充分的研究伦理培训？ • 在数据收集和分析过程中将采取什么步骤，以确保研究团队的所有成员都遵守协议和所有伦理标准？
委员会	• 项目由哪个研究伦理委员会审查？ • 如果适用，对于拟议的项目已咨询了哪些社区组织？

图表 23-1　研究伦理中的需考虑的八个中心因素

	个人参与者	社区参与者
尊重	• 已采取了哪些措施来保护个人权利？ • 在招募参与者过程中是否涉及强制参与并最小化其影响？ • 知情同意过程除了签署知情同意书，是否还包括其他程序？ • 是否保护了敏感研究参与者的隐私？他们的参与过程会保密吗？ • 研究数据是否保密？ 它是否被放置在安全的地方？不公开数据，直至删除个人可识别信息？	• 已采取了哪些措施确保社区的价值得到尊重？ • 是否使用适当的社区研究方法？ • 是否就该项目咨询了社区代表和当地监督委员会？
受益	• 个人如何从研究项目中受益？ 免费服务或是免费药品？免费健康教育？礼物还是钱？	• 参与社区将如何从研究项目中受益？
避免伤害	• 已经采取了哪些措施来最大限度地减少参与者的身体、心理、财务、社会和其他风险？ • 是否为敏感研究的参与者提供咨询？ • 是否适当报销旅行费用和其他费用？	• 已采取了哪些措施来确保参与研究不会给社区造成负担？
公正	• 个人参与者的长期福利是什么？ 例如，他们会获得更多关于他们的健康状况的知识吗？ • 研究完成后，参与者将会发生什么？ 这项研究的结果会与他们分享吗？	• 社区参与研究的长远利益是什么？ • 研究人员将与社区保持持续联系吗？

图表 23-2　个人和社区研究项目的伦理注意事项

23.3　奖励和强制

研究人员需要考虑一些招募措施的潜在伦理影响，如引导潜在参与者参加研究时，对参与者的直接或间接成本的报销，或补偿参与者所做的贡献。受益原则不要求提供货币补偿。对于许多健康科学研究项目,参加项目对科学产生的贡献本身就是给参与者的好处。同时,不伤害原则要求研究项目不应造成参与者的过度负担。在某些情况下,可适当报销参与者的旅费和其他费用以补偿他们的时间。

有时需对研究人员和参与者提供奖励。为了提高参与率,研究人员可向所有参与者提供小礼物,或者将所有完成问卷调查的个体纳入,随机抽取参与者送上更为丰厚的礼品。也可以适当地对研究中检查出的病症提供免费治疗,例如为通过血液检测发现的贫血参与者提供补铁剂,或为具有肠寄生虫的参与者提供去除虫药物。这些免费治疗必须受到适当的医疗临床监督,并且研究者还必须向受治者提供健康教育,以确保他们正确和安全地完成治疗。对于一些临床试验,可适当报销所有与参与研究直接相关的医疗费用。研究所包含的所有测试和程序,以及哪些测试和程序不属于报销项目都必须在研究开始前确定。

另外,还需协调参与者因奖励参与研究与自愿加入研究之间的平衡,保证研究的自愿原则。当个人感到被强制参与研究时,就违反了自愿原则。强制因素可能包括社会压力或权威人士的要求,使个人不得不同意参加研究。例如:

- 员工可能因为害怕失去工作,而同意参加其主管要求的职业健康研究
- 患者可能担心如果他们不同意试验,他们的医疗护理将受到影响而同意参加由主治医生要求参与临床试验
- 即使监狱中的囚犯被告知参与是自愿的,并且研究对参与者没有直接的好处,他们可能认为参与研究是强制性的,或未来会产生未指明的奖励。

丰厚的奖励措施也是强制因素之一,例如免费医疗和资金补偿,也可能显著削弱个人作出决策的能力。为了最小化强迫参与的风险,研究人员必须非常坦率地告知参与者是否从研究中获利,保证研究透明性。

23.4 知情同意声明

知情同意声明向潜在研究参与者提供研究项目的基本信息,以便他们能够对是否参加研究作出周密的考虑。知情同意声明的关键组成部分如图表 23-3 所示。知情同意声明必须使用清楚、简单的语言来描述研究目标、参加研究的程序、对参与者的期望、参与的好处和可能的风险等。知情同意声明还应强调参与是自愿的,任何参与者可随时退出研究,且不受处罚。许多研究机构提供知情同意声明的模板,模板由专家和该机构的法律顾问商议形成。研究人员可能需修改模板,以确保知情同意声明适用于某一特定研究的研究人群。

内容	描述
研究	“研究”的定义和声明
目的	对研究目的和研究过程的解释
参与者	描述了如何以及为什么邀请某些个人或社区参与研究项目，以及如何估计样本量的大小
过程	研究过程（包括任何身体检查、生物标本收集、随机化或盲法过程、实施干预或研究方案的其他程序）的描述以及参与研究的预期持续时间
受益	声明参与者和社会的受益情况，包括对所提供补偿的清楚解释，或明确声明参与者不会直接受益
风险	描述参与研究相关的可能风险、不适、成本、可能涉及的不可预见的风险，以及如何处理与研究相关的损伤
保密	采取的保护信息机密性的措施
自愿	声明参与研究必须是自愿的，参与者可以随时退出研究，并且不会受到任何处罚，以及描述如何退出研究的流程
联系信息	研究人员的联系信息
签名	参与者签名的空间

图表 23-3　知情同意声明的内容

23.5　知情同意程序

知情同意是一个过程,而不仅仅是一份书面材料。自愿原则要求研究中的潜在参与者有权决定是否参与研究,并且要求研究者必须透明地提供所有信息。知情同意的目的不在于获取潜在参与者的签名同意,而是为了确保参与者真正了解研究过程。

知情同意过程包括以下步骤:

- 向潜在参与者朗读知情同意书,允许个人阅读知情同意书副本
- 允许潜在参与者有足够的时间考虑是否参与研究
- 回答参与者提出的任何问题
- 询问个人是否愿意参加研究并愿意签署知情同意书

获取签名不是该过程的结束。在数据收集过程中甚至数据收集结束后,必须保证研究人员和参与者之间的沟通渠道持续开放。所有参与者必须获得知情同意书的副本,内容包括联系信息,以便参与者日后对研究存在疑虑或想要退出研究时方便联系研究人员。

研究者应确保参与者充分理解研究过程和同意书上的内容。可以采用简短的理解测试确保参与者有足够的知情程度。例如,可以向参与干预研究的个体询问“随机化”的意思。若参与者能正确地回答,说明已经理解了其可能会被随机分配到对照组或干预组,并且在该过程中无选择权利。参与者回答不正确或不完整,需要在签名之前对研究过程作出额外解释。知情同意的目标不仅仅是知情同意,还是理解同意。

23.6 知情同意文件

对于大多数研究,每个研究参与者都需签署知情同意书。知情同意书为赞助研究项目的机构提供了法律保护,因为它表明参与者同意研究的相关条款。若研究采用电话访谈的方式进行调查,知情同意文件可以邮寄给潜在参与者。若参与者同意进行访谈,需在知情同意文件上签字,并在访谈前邮寄回给研究人员。若研究是基于计算机的调查,可以提供电子签名。

在极少数的观察性研究中,可能不需要个体知情同意并签署知情同意书。例如,若研究人员在公共场所观察个人群体,因其不会对被观察者的隐私造成侵犯,且无须与观察者进行交流,则不需要知情同意。一些匿名的问卷调查在下列情况下无需强调知情同意过程:

- 问卷内容与个人无直接关联
- 调查问卷中不存在敏感问题
- 研究人员不会对参与者进行身体检查或无须收集个体的生物样本
- 问卷很短,描述研究的时间比完成问卷的时间要长得多
- 参与者没有可预见的风险

在这些情况下,完成调查表有时可以被视为参与意愿的充分证明。任何不执行完整的知情同意程序的研究都必须经过研究伦理委员会的批准。

知情同意文件很重要,但在某些情况下,书面的知情同意资料是不被接受的。例如,当研究群体识字率低时,书面同意可能不合适。当参与者几乎不具备读或写的能力时,参与者可以提供指纹或一些其他标记以表示同意,或者采取口头同意的方式。口头同意通常必须由独立的第三人(研究员或参与者以外的人)见证,有时可以用录音记录。

23.7 保密和隐私

隐私是个人可以选择透露哪些个人信息的保证。隐私权意味着:

- 个人有权拒绝透露个人信息
- 同意参与面对面访谈的研究个体,有权选择访谈地点,有权将访谈地点选择在除研究团队外无人能够观察或听取访谈内容的地方
- 研究参与者的身份不应向未经授权的人披露

保密性是为研究参与者提供的个人信息的保护。实现保密性的一种方法是不收集任何个人身份信息,例如姓名、地址、身份证号码、出生日期或其他可以轻松链接到个人的数据的途径。这种方法一般适用于横断面调查,但是不适用于前瞻性与纵向研究,因

为前瞻性与纵向研究中个体的基线数据必须与后续的数据相关联。收集个人可识别信息时,须采取有效措施保护个人信息。

- 所有书面文件都应存储在上锁的档案柜、房间中,所有计算机化数据文件应受密码保护
- 名字和其他标识个人信息的资料不应与包含个人敏感信息的资料放在同一文档中。相反,应该创建两个单独的文档,一个用于存放标识信息,一个用于存放其他所有数据。这两个文档只能通过唯一的识别编号连接
- 只有重要的研究人员才能访问包含个人身份信息的文件
- 遵守研究伦理委员会关于存储知情同意文件的时间规定,应在研究结束后的某一时刻,销毁个体可识别记录

23.8　敏感问题

提出敏感问题的研究者必须提前决定如何处理信息披露问题。敏感问题可能包括以下问题:

- 药物或酒精滥用情况
- 性行为和偏好
- 精神疾病状况
- 移民身份
- 是否参与非法活动
- 是否存在遗传疾病
- 其他可能严重损害参与者利益的信息

有时参与者可能因与研究相关联而受到伤害,因此不接受知情同意文件,这时参与者可要求放弃签署同意文件。这不代表不进行知情同意这一过程,只是说明不再收集知情同意文件的书面材料。研究团队还可以申请保密文书(或在研究所在国家具有等效的文书),保护参与者免受法院命令和其他提取身份信息的法律要求。当处理弱势人群或敏感信息时,应向相关研究伦理委员会咨询方法。

在某些情况下,研究无法保证保密原则,因为对某些重要信息知而不报将违反法律。例如,法律法规可能要求研究人员向警察报告虐待儿童事件,亲密伴侣间的暴力事件或个人自杀倾向和计划,以及告知公共卫生部门某些重要传染性疾病(达到上报要求的传染病)的诊断情况。研究人员可能需要与法律专家和地方当局协商决定,是否或如何收集这些问题的研究数据。

严重遗传疾病研究的参与者应该享有遗传咨询服务,并有机会决定是否得知检测的结果。合格的遗传咨询师可以协助制定适当的研究方案。

23.9 文化考虑

研究方案必须适用于研究的源人群所在的文化环境。例如,针对不同的文化环境可能需要使用不同的招募方法。在一些文化中,参与者会希望在参加研究之前收到一个小礼物作为善意的象征。而在世界其他地区,这将被认为强迫参与,因为它可能会给参与者造成一种心理上的负债感。又或者参与者可能期望在完成研究后获得一个小礼物,然而在其他文化中,这种感谢方式会使参与者觉得礼物的存在贬低了他们对科学所做出的贡献。在某些地区文化中,参与者在回答任何问题之前,会与研究人员共享茶点或饭食以增进彼此熟悉度。然而其他地区的参与者可能不希望进行任何人际交往。在某些地区,参与者会要求告知项目已经过社会领导人(例如:政府官员、宗教领袖或部落领袖)的批准情况。然而其他地区的人们会担心当局与研究项目的关联可能损害研究的自愿性、保密性和引起数据滥用现象。

知情同意过程同样需要适应当地文化习俗。尽管个体参与者是为自己做决定,但在同意参与之前可能需要咨询他们的配偶,父母或其他家庭成员。对于一些基于社区的研究,应举行一次社区会议,以保证社区中的每个人从研究人员获取的信息是一致的。一般情况下,设立一个地方咨询委员会有助于促进社区群众和研究团队之间的沟通。另外,知情同意书和研究材料可能需要准备多种语言版本。

调查方法和数据收集过程也必须尊重当地文化,研究人员须接受培训,学习如何在尊重当地文化的前提下开展研究。在一种文化中可以公开讨论的话题在另一种文化中可能是禁忌话题。在一种文化中使参与者轻微不适的干预可能在另一种文化中引起参与者的极度反感。例如,在一些文化中人们对体重的测量敏感,但是在其他文化中参与者可能不关心体重的测量,但是反感测量身高。对于进行访谈或体格检查的研究人员,可能存在一定程度的限制。比如,女性参与者可能不愿意接受男性研究人员的检查,或者年长的参与者可能觉得与比自己年轻的人面谈不舒服。一些参与者可能期望单独与特定的研究员联系,其他参与者则可能期望有一个家庭成员能够陪伴自己参与研究的整个过程。

如果研究小组不包含来自目标人群的成员,在制定和修订方案时与研究群体的代表进行合作是很重要的。此外,一些研究伦理委员会要求将文化学专家审查作为审查过程的一部分。

23.10 弱势群体

研究人群中的弱势群体可能包括儿童、囚犯、昏迷的病人以及其他一些自主权受限或在研究中更容易受到伤害的群体。当研究涉及胎儿、孕妇、青少年、某些认知能力受损的人、心理受创以致精神状态异常的人、终末病人、老年人、少数种族或民族、学生、雇员以及国际人口时,研究者可能需要特殊考虑。

除了关注弱势群体之外,研究者必须特别注意选择过程的公平性,确保参与者理解参与是自愿的,参与者或其法律监护人充分了解研究的可能利益和风险。

虽然弱势群体的大多数成员对是否参与研究项目可以作出自己的决定,但是儿童和一些具有认知障碍的成年人可能不被认为有能力作出知情决定。在这种情况下,允许经法律批准的监护人代表研究参与者授予同意。在可能的情况下,除了获得法律监护人的同意外,还应获取参与者本人的同意。

23.11　道德培训和认证

研究伦理委员会通常要求研究人员参与完成正式的研究伦理培训。许多机构提供内部培训,可能是现场教学或在线学习;此外还有一些资助机构和非营利组织也提供公开的培训。除了提供关于如何保护受试者的指导,培训可能还涵盖其他关于负责任开展研究(RCR)的一般原则。RCR 培训计划通常规定了如何解决利益冲突、避免研究不端行为、报告研究不合伦理和人员违规的程序,除此之外还要展现专业精神。

在完成相关的研究伦理课程并且通过考试之后,需颁发结业证书(通常有效期为1—3 年)作为证据表明研究人员已经接受过研究伦理培训。不得随意颁发证书的副本,因为通常研究伦理委员要求研究团队所有成员都具备研究伦理培训证明。

第二十四章　伦理审查和批准

研究伦理委员会通过仔细审查研究方案来保护研究参与者、研究人员和主办机构。

24.1　伦理委员会的职责

研究伦理委员会(RECs)也通常称为机构审查委员会(IRBs),它们的三个主要目标为:

- 保护参与观察性或实验性研究,或提供个人信息的"人类受试者"
- 通过阻止可能造成伤害的研究步骤,来保护研究参与者
- 在研究活动的最后,以法律形式保护研究者

(另设动物保护和使用委员会(Institutiona Animal Care and Use Committees, IACUC)作为负责监督动物研究的机构。)

伦理审查委员会的主要职能是:

- 审查新的和修订后的研究协议
- 批准或不批准这些协议
- 确保具有知情同意书(如果需要)
- 持续审查长期研究项目

为了证实是否实现这些主要职能,IRB 将持续地详细记录审查程序以及参与审查的成员信息;所有提案、知情同意声明和支持文件;所有通信和所有会议纪要,包括关于豁免、批准或不批准提案的决定以及这些决定的理由。研究人员必须提供审查委员会要求的所有文件,包括所有状况报告。

IRB 必须经美国政府认证,才能具有政府保障(federalwide assurance,FWA)。具有 FWA 的 IRB 即同意遵守美国研究法律、法规和政策。并且若政府要求,IRB 需向美国政府发布其书面操作程序。美国和其他国家的 RIB 都可以申请 FWA 或新版 FWA。

24.2　伦理委员会的组成

研究伦理委员会通常由至少五名成员组成,优先选择来自不同背景的成员,包括科

学家和非科学家。每个成员先各自审查提案，然后与其他成员讨论并确定提案是否符合委员会的要求。也可以向外部专家或社区代表咨询关于研究计划的问题。

由于参与方案审查的人数有限，即使是最高效的伦理审查委员会也需要花上一个月或更长的时间来决定是否豁免审查或批准一份方案，或者要求修改方案，修改好的方案在最终批准之前还必须由委员会再审查一遍。对于复杂的提案，审查工作可能需要几个月才能完成。比如当研究内容涉及：

- 侵入性步骤
- 敏感问题
- 可能造成潜在伤害的干预措施
- 研究目的具有欺骗性
- 放弃书面知情同意书
- 多个研究站点
- 国际研究

考虑到漫长的审查过程，应合理设定研究时间表。研究规划过程中应尽早将申请材料提交给道德委员会，以最小化由于等待审批过程延误数据收集和其他研究活动的时间安排的风险。

24.3　申请材料

一些研究伦理委员会要求申请人提供一个陈述性的研究声明，列出研究可能存在的伦理问题。而其他研究伦理委员则可能会要求完成几十页的表格，解答一系列关于项目的问题（即使大多数问题需要的答案是“不适用”）。图表 24-1 总结了研究伦理委员会在审查过程中经常关注的问题。研究方案的项目规划或叙述性陈述应涉及所有的这些要点以及研究伦理委员会可能提出的任何要求。

二次分析研究可能比收集新数据的原创性研究需要注意的点要少，但无论是哪种研究都需要注意：

- 描述预期的研究参与者。
- 解释样本大小，纳入和排除标准以及招募参与者的计划（如适用）。
- 讨论研究的风险和好处。
- 描述寻求参与者知情同意的过程和研究过程中的监测计划（如适用）。
- 解释如何保持机密性。
- 披露潜在的利益冲突。
- 提供道德培训证明。
- 提供所有相关文件。

对于原创研究，文件可能包括知情同意书、调查问卷和招募材料的副本。对于二次分析研究，申请材料必须能够证明研究数据来源于公共领域，或相关个人、组织授予了研究人员分析数据的权限。

类别	注意事项
参与者	• 研究人群的预期人口构成、规模是什么样？
	• 如何招募参与者？招募方法是否对参与者造成了任何胁迫？
	• 纳入和排除标准是什么？是否合理？
	• 研究群体是否适合研究问题？
	• 是否保护了潜在的弱势受试者（如果该研究方法适用的话）？
风险和利益	• 为什么这项研究是重要且必要的？该研究如何使参与者和（或）其社区受益？
	• 如何收集数据？是否使用现有的数据、文件、记录或标本？个人或团体是否会使用问卷调查、访谈、口述历史、程序评估或其他方法进行检查？采访是录音还是录像？是否会采取非侵入性临床措施？是否要求参与者进行耐力、力量或灵活性的运动或测试？将采用什么样的机器来采集数据，并且采集是否涉及辐射照射？血液、头发、指甲、汗水、唾液、痰、皮肤细胞或其他生物标本是否可以非侵入性地采集？是否对药物或设备进行过检测？
	• 参与者潜在的身体、心理、财务风险或其他风险是什么？
	• 是否最小化风险？
	• 与预期受益相比，风险是否合理？
知情同意	• 知情同意书是否遵循制度准则？
	• 如何寻求知情同意？
	• 如何记录知情同意书？
	• 是否对记录知情同意的方法进行了修改？是否合理？（例如，父母是否被要求为孩子们提供同意，是否询问过孩子同意参与？或是因为研究人群的识字率低，放弃要求签署同意书？还是因为研究可能会伤害到参与者，因而要求不签署同意文件？）
隐私和保密	• 如何保护参与者隐私？
	• 保护电子文档数据和纸质数据的方法是什么？
安全监控	• 知情同意书是否明确说明，当参与者有疑问时，可以联系研究团队或伦理审查委员会，以及如何联系？
	• 有哪些预期的不良事件？如何处理这些事件？
利益冲突	• 项目如何获得资金？
	• 是否存在任何财务或个人利益冲突需要披露或注明？
研究员培训	• 研究者是否准备好要开展伦理研究？
文档	• 是否附有所有招募材料的副本？
	• 是否附有问卷和/或其他评估方法的副本？
	• 是否附有知情同意书副本吗？
	• 是否附有研究所或其他伦理委员会的批准书副本？
	• 是否附有授权建议书的副本？
	• 是否附有研究团队所有成员的研究伦理培训证书副本？

图表 24-1　伦理委员会要求提交并审查的文档示例

24.4　审核流程

一旦将所有申请材料提交给研究伦理委员会，有三个可能的后续结果：(1)豁免审查(2)加速审查(3)全面审查。

当研究涉及已有的个人私密数据、文件、记录或存储的生物标本时,可以申请豁免审查。这些数据要么来自公共机构,要么必须匿名,以便不能识别研究对象。美国卫生和人类服务部(The U.S.Department of Health and Human Services,HHS)还允许在以下情况的研究计划免于审查:

• 研究过程不涉及干预措施。

• 研究人员不会与参与者联系。

• 参与者不存在受保护人群中的囚犯、幼儿和其他个人。

• 不会收集任何个人可识别信息。

• 使用普遍接受的测试方法收集数据,或通过建立调查、采访程序,或通过观察公共行为,或依靠现有的数据、生物标本,或关于公共福利、公益事业的数据;食品质量和消费者接受度的评价研究。

对于作为日常专业实践的一部分而收集的数据,也可以给予豁免,这些数据本意不是为了科学研究。重要的是要区分常规实践活动和科研目的的研究活动。常规实践活动包括教师评估学生对课程教材知识的理解吸收程度、临床医生对其患者进行常规检查、社区卫生组织发起监测和评估项目、公共卫生官员收集疾病监测数据和进行疫情调查。这些活动都不需要经过研究伦理委员会的审查;所有的这些都被认为在可接受的实践活动范围内。然而,如果这些实践者组织参与研究活动,则需要进行伦理审查,例如:

• 教育者计划让学生进行特殊的前后测试(pre-and post-tests),以评估新的教学方法,并希望在教学期刊上公布结果。

• 临床医生审查患者记录,以便可以在专业会议上作为一组病例系列研究呈现。

• 对社区组织的客户进行调查,其结果可能日后在专业杂志上发表。

在这种情况下,可以先申请豁免,但是否豁免由 IRB 决定,而不是研究者。

当请求对先前批准的方案进行微小改变时,可以申请加速审查。当研究风险水平不超过日常生活中,或是临床工作中、常规检查、手术过程中的普通风险水平时,也有可能加快审查。有关弱势群体研究不允许省去审查。加快审查允许道德委员会主席可以在没有经过完整委员会议的情况下批准草案。然而,作决定前必须通知所有成员,并且他们应该有机会表达意见。

当需在个人或群体中进行某种干预,或通过与个人互动收集测试数据,收集可识别的私人信息,或不符合加快审查的其他标准时,通常需要全面审查其研究计划。

伦理审查委员会有权批准或拒绝每个提案。如果提案在初审阶段不符合要求,委员通常会通知调查者修改提案,使其更加完善。有时修改意见容易被接纳,研究者可以很轻易地对研究方案进行调整。在其他情况下,修改意见可能会改变项目的核心步骤,或在研究对象中难以实施。在这种情况下,研究人员可以向伦理审查委员会提出他们的问题,并试图合作找到一个可接受的决议。然而,委员会不会勉强通过草案。对于任何不符合其标准的提案,伦理审查委员会有权拒绝批准。此外委员会可以要求研究者证明在批准该提案之前一定能达到某种的标准(例如数据存储标准或调查员培训)。

24.5 多个委员会审查

当研究涉及来自多个机构的研究人员,或来自多个国家或多个研究站点的参与者时,可能需要多个研究伦理委员会进行审查。此外,基金赞助方可能也会让自己的伦理委员会进行审查。例如,一个学生打算在另一个国家进行科学研究,必须由至少两处伦理委员会审核提案:一是学生所在的大学的伦理委员会,二是开展研究的国家的研究伦理委员会。

向多个委员会提交研究计划前需要注意三个问题:相关的申请材料、知情同意声明、审查顺序。

首先,向每个审查委员会询问其对相关申请材料的要求。有些时候,可以向所有委员会提交相同的文件。但在更多情况下,每个审查委员会除了要求研究者提交相同的申请文件之外,还有自己独特的申请材料要求。研究人员必须确保每份申请文件以及协议内容是相同。

其次,许多伦理委员会都有自己首选的知情同意声明。作为法律文件,机构要确保知情同意书能够起到保护参与者的作用。然而,每一个伦理委员会的首选措辞可能有所不同。研究者必须综合不同知情同意声明要求,同时确保采用研究参与者能够理解的语言。

最后,必须确定合适的审核顺序。有时候,所有的委员会在同一时间独立审查提案。有时候,审核以"多米诺骨牌"的方式进行,研究计划由一个委员会独立进行审核和批准,然后传递给下一个委员会,依此类推。如果某协议或知情同意由一个委员会强制修改,那么研究者必须向所有其他委员会再次提交审核提议。当多个研究伦理委员会参与审核时,需留出大量的时间以进行伦理审查。

24.6 持续性审查

虽然大多数委员会要求研究人员提交一份最终报告,但可以在一年内完成的研究在通过研究伦理委员会初次批准后不一定需要进行后续审查。除了需立即向 IRB 汇报所有不良事件之外,研究团队可能需要中期研究报告。如需改动任何纳入标准、知情同意声明、问卷调查及其他研究文件,必须获得批准后才能执行。

在完成数据收集，或者有时在完成数据分析之前，所有的持续性调查协议必须进行每年一次的复审（或根据伦理审查委员会的判断，进行多次复审）。复审的进度报告需要包含以下内容：

• 最新版本的研究计划、知情同意声明、调查问卷、其他研究文件；

• 研究人群的报告，包括参与和退出研究的人数、研究人群的人口统计学特征以及弱势群体参与人数的基本信息；

• 所有不良事件、投诉以及不可预测问题的报告，应包括自上一次审查以来所有议题的细节；

• 所有相关协议或者研究材料的修订清单；

• 研究发现总结（对实验性研究非常重要，如果干预非常有害或者非常有利，研究也许需要提前终止）

24.7　利益冲突

大部分伦理审查委员会和越来越多的杂志要求研究者披露关于研究的潜在利益冲突。潜在利益冲突容易发生的情形如下：

• 测试阶段的新产品（如新的药物和医疗设备），一名或多名研究团队成员的工资（或者咨询费用、报酬）或拥有的股东权益（如股票和所有权）来自一家生产或者即将在市场上销售该产品的公司；

• 知识产权（如专利权或版权的所有权）也许会影响研究者的收入；

当财务关系或其他关系能够使设计、管理或者研究报告产生偏差时，必须披露潜在利益冲突。一些可能需要披露的关系有：

• 个人费用，如雇主支付的工资，酬金或者提供咨询、演讲、专家作证或其他服务的报酬；

• 金融关系，如股票、股份或股东权益的所有权；

• 非金融支持，如捐赠设备或供给，旅行支持或者写作辅助；

• 公司董事会工作中有关研究项目的服务；

• 能够影响工作的个人或者组织的私人关系，如配偶在与研究项目直接利益相关的公司工作。

披露潜在利益冲突不是承认偏差已经发生或是承认偏差有可能发生，披露潜在利益冲突是透明度的重要保证。大部分大学、医院和其他科学研究的机构有关于利益冲突的政策，包括利益冲突的组成，以及披露的时间和如何披露。例如，一些学校仅规定收益超过＄10,000需要向学校披露，而其他学校可能有更低的报告界限。

24.8 需要伦理审核的情景

几乎所有涉及“人类参与者”的项目计划都被要求进行伦理审核,无论那些人是否直接接触到研究团队(面谈、通过电话、邮件、网络以及其他途径)或者是否对他们已存在的个人信息进行分析。一个小的项目子集可能会豁免审核,但是能否免除一个项目的审核只能由相关的伦理委员会决定。大部分机构不允许研究者简单地宣布他们的项目不需要被审核。豁免审核通常需要一套正规程序,由一个适当的 IRB 确认项目是否符合设定的豁免审查标准。

正规审核程序中的一些激励措施可以起到适当地鼓励研究者的作用。首先,机构批准对研究人员提供了一定程度上的法律保护。在进行初始数据收集和分析之前,一份批准信是研究方案被委员会专家视为拥有合理安全性的证明。另一个激励是部分出资单位不会提供资金直到研究方案被研究伦理委员会批准。最后,越来越多的杂志要求作者提供相关研究伦理委员会审核过的项目的细节(即使它完全豁免审核)。一些杂志甚至要求提供正式批准证明的复印件。研究协议不能追溯批准,因此,研究者在收集数据或分析数据文件之前必须预留时间进行正式审核。

第二十五章　填写项目申请

请求批准或资助新的研究项目时，首先需要填写项目申请。该项目申请必须阐述这个新的研究问题的重要性，以及提供具体可行的研究计划来为这个研究问题提供答案。

25.1　寻找资金来源

正式的研究项目申请通常有两个目的，一是希望审核人或审查小组批示通过，就像学生提交论文给论文委员会进行审查、反馈并最终通过。另一种是用于资助申请。尽管不是所有的研究项目都需要资金支持，但大部分项目需要资金支持。研究的主要资金来源包括：

- 大学和学院
- 政府机构
- 私人基金和非营利性机构
- 企业

由研究者的学校或雇主所提供的资金被称为内部拨款。外部组织所提供的资金或资助合同被称为外部资助。

当寻求资金资助的时候，可以有多种可供参考的途径：

- 主管及导师对于正在进行中的特定项目可能提供有关资金来源的合适建议。
- 学院、大学、医疗保健系统的资助金管理办公室可为相关的研究人员提供咨询。
- 资助机构的网站有关于他们资助的研究类型和申请者的资格标准的详细信息。
- 通讯刊物和一些专业组织的网站，包含专业人员相关的资助机会列表。
- 一些订阅数据库会整理有关资助机构的信息，这些信息可以通过图书馆网站或其他机构办公室访问。

虽然收到研究资助通常是相当值得庆祝的成就。但是要记住，受到资助并不等同于真正开始实施研究计划，研究资助仅仅是为了实施具体研究项目提供资金支持。并不是所有的研究项目都需要资金。很多项目除了研究时间之外不需要任何成本就可以成功完成，例如，对现有数据或对已发表文献的二次分析可能只需要访问计算机、使用统计软件程序以及选择一个合适的期刊。一些需要收集新数据的一次研究只需要很少的费用,例如用于复印问卷的费用。尽管项目资助可能会创造更好的条件去实施更复杂精妙的研究,但即使是没有资金支持的研究者依然有很多的方法去完成有意义的研究。

25.2 如何选择资助

当研究者选择申请资助时,需要考虑以下几个要点:

• 有哪些资助机构会支持该研究领域及研究类型?有些基金可能只关注某一特定领域的研究,有些则可能会支持更广泛的研究领域。

• 可获得的资金数额。一些学生为中心的项目可能只有几百美元的预算,而一些政府机构则提供数百万美元用以支持研究人员。

• 提交截止日期是什么时候?有些基金的截止日期可能经常变动,有些则每年只接受一次申请。

• 在提交申请后多长时间可以得到答复?有些基金组织在收到申请后会立即决定,有些则需要将近一年时间才能作出决定。

• 这个基金的竞争状况是否激烈?一些资助(通常指针对学生为主导的项目)几乎每一个申请者都能够得到,而另一些机构只会挑选出少于1%的申请计划进行资助。

当基金组织希望找到那些探索不那么热门的研究问题的研究者时,他们通常会发布一个征求申请书(RFP),用以描述基金组织会将考虑支持哪些研究类型。这些基金组织通常会要求研究人员提交一份意向书(LOI),询问函,或预方案,这样能帮助确认赞助商的希望和研究者的研究计划是否完全契合。

当投资者接触到了一个研究者并且要求此人上交一份招标方案时,该组织可能会提供一份合同而不是拨款。合同通常要求特定的交付物,例如在合同期结束时上交给资助机构的一份结果报告。通常在收到一份令人满意的报告之后,组织才会支付合同规定的最终款项。

25.3 研究提案

研究提案通常包括以下组成部分。

• 简短的摘要

• 研究背景:解释已知和未知的研究区域、阐述项目重要性。

• 研究目的和具体目标

• 用于解决研究问题的数据收集方法和数据分析方法的描述,并解释为什么使用

背景
- 简明 的总结该主题目前已知的内容
- 文献 综述，引用近期其他文献
- 研究者 之前关于该主题的工作和其他的初步结果（如果有的话）
- 新项目的意义
- 新项目的重要性和价值
- 定义 关键词

目标、其他预期达到目的或假设

方法和程序
- 研究 设计
- 研究 总体（待收集的资料）或数据集（已有的数据）
- 抽样方法、估计样本量方法
- 招募 程序（新数据收集）
- 定义 和测量关键变量
- 数据收集过程
- 实验室 测量（ 如果有的话）

分析计划
- 数据管理 计划
- 数据分析 计划

宣传计划

参考文献

时间轴

预算及其理由 （ 由基金机构决定 ）
- 人事 预算（例如薪水和补贴）
- 设备和耗材（例如计算机、软件和纸张）和实验室（若条件许可）
- 通讯（例如邮资、电话和互联网）
- 交通（例如汽车行驶、停车、公共交通可能还包括飞机、住宿和餐饮）
- 其他开销（例如出版费）

研究者信息（如自传或简历）

附件
- 问卷或其他调查工具
- 研究伦理学申请和证明文件

图表 25-1　研究提案内容示例

这些方法

- 研究的发表计划
- 时间表
- 每个条目预算的理由
- 研究人员的信息

研究提案中的各个部分可能会有不同的名字。例如，背景部分可以称为一个文献综述,研究方法部分可能被称为研究计划或项目叙述。提案中常常需要额外添加一些内容,如为非专业读者写的摘要、研究人员可用设备和其他资源的描述、扩大研究影响的声明和合作者推荐信函。

当撰写研究提案时,研究人员应该假定提案的阅读者不了解特定的研究领域。作者有责任提供必要的研究背景信息使各种受众都能理解项目。一个有效的提案需要回答三个问题:

- 研究问题是什么
- 项目提案将如何解决这个问题
- 将如何使用资助的资金

在提案的摘要和主体内容中应该清楚阐明这三个问题的答案,或者提案的每个部分至少要回答这三个问题中的某一个问题。提案的每个部分应该强调研究问题的重要性、证明计划的有效性,或表达该工作将如何有助于扩展学科知识和改善健康。

当准备资金申请时,申请书的每一部分必须结合考虑赞助机构的目标及其赞助能力。对于拨款提案,每个部分,标题、正文、预算和所有其他项目,都应该表达为什么研究项目需要被资助。背景部分需要介绍研究关注的健康问题十分重要,并且研究者预期进行的研究项目值得资助。方法部分需要说服审查人研究方法是有效的,值得给予资助。研究者的简历需要证明该研究团队有足够的经验完成项目。项目预算需要表明研究人员将充分利用受资助的资金。提案需要阐明研究理念如何与赞助者的目标相吻合。

资助机构和评审委员会的指南通常会指明,如何组织一个提案、提案的每个部分应包括哪些内容以及每个部分的字数限制。例如,指南可能只允许研究员团队领导者提交 2 页的简历或履历,或者根据基金机构提供的模板编写每个研究参与者的简历。同样,指导方针也可能对引用的参考文献数量和格式有所限制。申请人应仔细遵循所申请组织提供的指南,撰写申请。若忽视格式、布局或字数要求和其他细节可能导致申请极易被拒。说明书也应指定拨款提案是由个人提交还是由资助管理机构统一提供。

25.4 预算

资助机构可能会优先资助那些目标明确并且预算合理的研究项目。预算应包括研究项目所有必要的开销。预算中的每一项需附有必要性解释。学生或培训生所申请的小型研究项目,经费预算应仅限于出差和印刷等基础直接费用。其他需要远距离出差、实验室实验或其他临床评估、长期数据收集、雇佣调查员数据录入人员的研究可能需要大量的资金支持。大型项目的资金可用来支付各种各样的费用,如:

- 研究团队的核心成员的薪水

- 顾问和其他人员，如面试官和实验室技术人员的津贴
- 购买设备和耗材的资金
- 办公费用
- 研究参与者的补助，如提供食宿和支付停车费
- 传播活动资金，比如出席会议和支付出版物版面费

进行预算时，资金和物资并不是唯一需要考虑的因素。对于许多研究中，最重要的资源是可以为项目贡献时间、专业知识和关系网络的人。非货币资源可能包括：

- 获得潜在的研究对象（也许通过社区组织或当地医疗组织）
- 数据库的访问权限（可能通过个人或专业组织的联系）
- 使用现有的实验室、办公室、会议室
- 现有的设备，如电脑和复印机

将这些可获得的资源作为研究资源部分，在预算提案中突出阐述。

除了提供资金来支付直接花销，一些资助机构也允许研究人员申请间接成本或间接费用，用于设备和管理成本（F&A）预算。这些预算可用于维护研究设备、采购图书和管理研究，如伦理审查和依从性报告等。一些基金可能不允许拨款中包含任何间接费用；另一些基金可能允许间接费用占中预算的10%—20%或更多；联邦拨款可能允许更高的间接费用占比。准备预算时，一定要仔细阅读资助机构的指南，查看是否对直接费用或间接费用有作详细要求。

资金一般不限于一个来源，如一个学生研究项目的接受到的资助低于实际所需的经费。在这种情况下，研究者需要在资助申请中注明项目哪些地方需要额外的资助，哪些地方需要其他来源的资助。提交提案时，研究者也应该明确所需的最小资助，并做好部分补充资助被拒绝的准备。例如，如果一个项目的直接成本将达到800美元，而研究资助只有250美元，研究者就需要好好管理自己的时间、精力和金钱。

25.5　拨款管理

资助机构会给研究人员送去一份资助信或其他通知，用于告知资助金额、开始/结束时间和对研究者的要求。接受资助的研究者通常有义务向其机构（如果是内部拨款或授予者属于该机构）或出资单位提交系列报告。拨款项目有特定的报告，包括年度审核和其他特定机构的工作文书。资助期间的指定时间点可能需要提交一些相关文档，如：

- 最初接受拨款的相关书面文件
- 中期报告，包括财务报告和研究进展更新
- 研究项目结题的工作文书，包括会计报告和最终的项目成果报告

仔细确保会计记录和研究者记录与机构托管项目的账户报告之间不存在任何差异是至关重要的。与主办机构预算部门密切合作可以防止后果严重的错误。所有主要研究人员和拨款负责人应遵循资金管理的最佳方案，包括：

- 坚持所有的政策、法规和所有基金组织、主办机构和政府的条款
- 记录所有项目相关活动的支出（包括考勤表，如果工资或津贴是预算的一部分）
- 消费前确认每项开销在允许的范围内
- 保存所有的收据、发票
- 保留定期检查所有设备和行为的日志
- 在重新修改预算前与资助机构协商（和其他相关团体）
- 至少每月检查账户，进行必要的对账以确保拨款账户财务记录的收支平衡
- 定期的内部评估会计工作文书、设备日志和其他文档，并为外部审计做好准备

月度、季度或年度的财务报表需提交给主办机构或资助者，季度、半年或年度的技术和绩效报告也需要提交。这些报告通常提供所有的研究活动信息，包括研究成果概述和任何与项目相关报告或出版物的详细信息。

如果项目结题日期临近但是预算并未花完，一些（但不是全部）资助机构将允许推迟截止日期，不增加新的资金拨款的账目。其他机构则可能会收回没有被合理分配的资金。一些基金为目前的研究人员提供续签、延签的机会，以便他们在新方向上拓展项目。

收尾工作文书通常在截止日期后提交。所有拨款相关文件在收尾后必须保留几年，以便赞助者、主办机构或政府机构进行审计。

第四步　数据分析

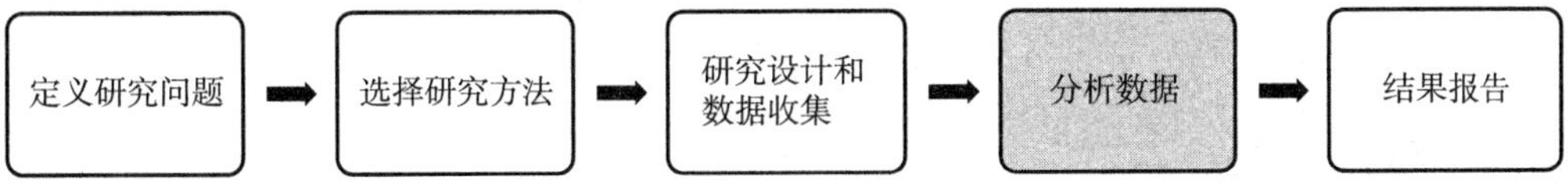
定义研究问题
选择研究方法
研究设计和数据收集
分析数据
结果报告

研究过程的第四步指分析和编译第三步中收集到的数据。一些研究只需要用到描述指标和一些统计比较,但也有研究需要使用更高级的分析方法。

- 数据管理
- 统计描述
- 统计比较
- 回归分析
- 其他分析方法

第二十六章　数据管理

数据录入、数据清理和重新编码是数据分析前的重要准备步骤。

26.1　数据管理

数据管理是指记录并保存数据的完整过程。无论是在系统综述研究中寻找合适的文章时、在病例分析研究中从病人资料中提取数据时、在横断面或病例对照研究中收集信息时、纵向队列研究或实验研究中记录所有临床诊断结果时，都需要进行数据管理。数据管理者必须注意保护数据的机密性和完整性。数据录入数据库或电子表格后，需要重新清理或编码文件才能进行统计分析。

26.2　编码本

数据录入之前，创建一个编码本（详细描述每个变量并记录数据是如何导入数据库）是十分有用的（图表 26-1）。对于定量调查，问卷中封闭式问题可用数字或字母来编码选项。但对于开放式问题和定性调查，则必须使用编码本，因为它对如何编码并录入开放式问题的答案进行了详细的说明。

除了记录每个信息录入电脑文件的步骤，编码本还应包含：

- 每个变量的名称（通常采用字符长度受限的大写字母或大写字母与数字的组合，并避免下划线等符号）
- 变量类型
- 提问措辞
- 调查问卷中选择题对应的所有答案选项
- 数据库中如何录入开放式问题的答案
- 如何处理缺失值

编码本也需要记录如何处理预期出现的数据问题。例如，如果调查对象在单选题中选择了两个选项时该如何处理？如果受访者手写字迹模糊或研究者在数据录入时不确定调查对象的选项或文字时该如何处理？如果出现意料之外的问题，需对编码本进行修订并添加解决该问题的方案，以防在未来的研究中遇到类似的问题。

编码本还应记录数据库中每个变量出现缺失值时的处理办法。如，保留空值、用数字表示（如二分变量用 0 和 1 编码时，键入 9 则表示缺失）、或以“MISSING”标记。统计分析时需要考虑缺失值的处理方式并对数据进行相应的调整。例如，如果缺失值以 999 编码，所有的“999”条目需要在统计分析前删除，否则最终的平均年龄会虚高并且相应的标准差会非常大。

问题编号	变量名	问题	变量类型	变量长度	编码
1	INTDATE	［访谈日期］	日期	8	• 键入格式 DD-MM-YYYY 或YYYY-MM-DD
2	AGE	您的年龄	数值	3	• 键入数值 • 缺失值 = 999
3	SEX	您的性别	文本	1	• 男性 = M • 女性 = F • 其他/不愿意回答 = 9 • 缺失则保持空白
4	WORK	您的工作属于以下哪类	文本	10	• 全职工作 = FULLTIME • 兼职工作 = PARTTIME • 失业但有工作意愿 = UNEMP • 退休 = RETIRED • 学生 = STUDENT • 家庭主妇 = HOME • 其他 = OTHER **→如果选其他回答进入问题4b，否则跳到第5题**
4b	WORK_OTHER	其他职业描述	文本	50	• {根据描述输入文本，仅工作选择其他者填写}
5	STUDENT	您现在是否是在校学生	文本	1	• 是 = Y • 不是 = N • 不知道/缺失/拒绝回答 = D
6	ALC	您饮酒的频率	数值	1	• 从不 = 0 • 低于每月1次 = 1 • 约每月1次 = 2 • 约每月2次 = 3 • 约每周1次 = 4 • 约每周2～3次 = 5 • 约每周4～5次 = 6 • 几乎每天 = 7 • 不知道 = 8 • 拒绝回答/缺失 = 9
7	STD_EVER	是否被诊断患有性传播疾病	数值	1	• 是 = 1 • 不是 = 0 • 不知道 = 7 • 拒绝回答 = 8 • 缺失 = 9

图表 26-1　编码本条目示例

26.3　数据录入

数据通常会录入数据库程序（如 Microsoft Access）。有些数据库设计得十分美观，并能确保每个数据输入的一致性，以及实现调查工具中问题之间的自动跳转。这样确保条目的一致性和文件的完整性。

另一种录入方式是将数据直接输入到电子表格程序(如 Microsoft Excel)。首行录入变量名,每列一个变量。每个个体数据占用一行,第一行数据录入表格第二行。这种数据录入方法的优点在于它不需要创建一个数据输入形式,定义字段和变量名称,也无需对数据输入系统进行额外的编码和测试。缺点则是研究者很容易将数据输错行或输入错误的代码,这为后期数据清理增加了难度。数据库和电子表格文件均可上传到常用统计软件进行分析。

纸质形式完成的调查(通常是至少 10%的人)需要以双录入的形式确认数据录入的准确性。双录入是由两个人把相同的数据(或同一个人录入两次)录入到两个不同的文件,然后比较两个文件中的记录是否一致。特殊的软件程序(如美国疾病控制和预防中心提供的用于数据比较的免费软件 Epi info)允许个人记录存储在双录入文件中,并会对该记录进行检验。这些程序通常提供一致性检验功能。如果一致性不高,需要重新进行双录入以确保最终数据文件的准确性。使用文件比较软件进行双录入,有利于最终建立一个简洁规范的数据文件。这类软件可以识别不一致的条目,并帮助研究人员在查询原始资料后选择最佳回答并录入最终的数据文件。例如,假设一个数据库文件记录参与者的年龄为 32 岁,而另一个数据库则记录该参与者 42 岁,当查询原始资料后确认真实的年龄是 42 岁,那么应在最终文件里录入 42。

26.4 数据清理

数据清理是一个纠正数据文件错误的过程。图 26-2 显示如何纠正一些错误(如额外空格、拼写错误、大小写错等),这样可以使所有的答案符合编码要求。使用纸质问卷收集数据时,需查询原始文件以校正错误条目。例如,SEX 变量中“m”或“N”值可能是“M”的错误录入值,但不能确定 STUDENT 变量的“R”值是“Y”还是“N”。每当不能判断真实值时,最好查询调查对象的原始文件。计算机数据库中出现缺失值也需要查阅原始调查文件来确认,因为电脑文件中信息丢失可能是录入人员的疏忽而造成的。

数据清理也是删除不合理数据的过程。例如,假设一个参与者年龄变量值为 192,我们有理由认为这是一次输入错误,需要核对原始调查文件。但如果调查问卷中年龄值也为 192 或缺乏纸质记录,那么分析时应该排除该参与者,因为该年龄值显然不可能出现。然而,针对成年人的研究中出现 105 岁的个体是合理的。因此不应该删除或忽视该值,但需核对原始调查文件以确认录入是正确的。

数据清理还应删除数据库中重复的条目,确保调查对象记录完整。

	清理前		清理后	
变量	值	频数	值	频数
SEX	F	498	F	498
	M	493	M	497
	m	3		
	N	1		
STUDENT	N	899	N	903
	N	2	Y	89
	R	1	[Missing]	2
	Y	87		
	y	1		
	[Missing]	4		

图表 26-2　数据清理示例

26.5　数据再编码

变量重新编码成新的分类变量可以在数据分析之前或期间进行。当预期的新分类已知时,最好应在分析之前对数据进行重新编码。数据库和统计软件通常提供两种创建派生类变量的方法。一种是基于分类进行重新编码。例如,在 AGE 变量中可以创建一个新的 ADULT 变量,编码为 0 表示 18 岁以下的年轻人,编码为 1 表示 18 岁以上的全部调查对象(图表 26-3)。另一个方法是使用数学运算符计算得到新变量。例如,身高和体重变量可以用于计算一个派生变量——身体质量指数(BMI)(图表 26-4)。其他数学运算符可以用来生成两个日期之间的天数并进行计算。

一些基本操作有助于建立简洁规范的数据文件。在对原始数据文件进行备份前避免作任何重新编码。即使重新编码期间文件损坏,研究人员也可以重新分析备份文件。同时,尽量不要重新编码为相同变量,即不用新编码替换原始值。相反,最好重新编码为不同变量。文件中原变量和新变量同时存在,能够使研究者对比原始值和记录值以确认重新编码正确无误。

原始变量	派生变量	编码举例
AGE	ADULT	
6	0	
29	1	若 AGE < 18 , ADULT = 0
43	1	若 AGE > 17 , ADULT = 1
14	0	若 AGE 缺失 , ADULT = [MISSING]
91	1	
50	1	

图表 26-3 派生变量示例

原始变量	原始变量	派生变量	编码举例
HT_IN	WT_LB	BMI	
66	155	25	
73	253	33.4	
59	112	22.6	BMI=(WT_LB/(HT_IN^2))*703
63	159	28.2	
70	180	25.8	
61	98	18.5	

图表 26-4 派生变量示例

26.6 数据安全

数据安全是使用密码或其他机制保护计算机文件、限制未经授权的访问和使用的过程。当参与者要求隐私保护时,维护个人信息的机密性在法律和道德上都很重要,其中尤为重要的是受保护的健康信息(protected health information,PHI)。根据法律要求,任何个人的既往健康信息或健康状况必须得到保密。保护隐私的方法之一是安全地保存纸质记录(包括签署的知情同意声明)。另一个方法是立即删除可识别的个人信息。一旦研究不再需要使用该记录信息,且研究项目的伦理委员会已批准清除知情同意书和其他文档。

数据保护也需要创建安全的计算机数据文件。一般来说，可识别的个人信息（如姓名或身份证号码）不应放在含有参与者其他信息（如对调查问题的回答或实验室检测的结果）的电子文件里。如果研究需将数据一一对应于每个参与者（这种情况不常发生，除非需对参与者进行多阶段的随访评估），则应使用特定的识别码来标记两个独立的文件。一个应该包含参与者姓名和联系信息，另一个文件应包括所有的研究数据。包含个人识别信息的文件应该与包含所有研究数据的文件分开存储。所有包含敏感信息的文件应该有密码保护，并设置访问权限。数据收集之前向信息技术专家进行相关的保密技术咨询，可以帮助确保参与者的信息安全。

第二十七章　统计描述

合理地使用统计方法有助于理解研究数据。描述性统计可用来描述定量数据的基本特征。

27.1　基于研究方法展开的数据分析

运用统计学方法描述研究期间收集的定量资料,研究者可以讲述一个完整、有吸引力的故事。在大多数研究报告中,尤其是那些统计方法并不复杂的报告,统计分析旨在用最简单的方法,向研究员和目标受众清晰地展示研究结果。大多数研究并不需要使用回归分析等复杂统计方法,强行使用复杂的统计检验对研究并无帮助。

常用研究方法的分析计划如图表 27-1 所示。统计分析首先需要对研究总体进行描述。对于没有对照组的研究(如,病例报告、横断面调查),可使用单变量分析(univariate analysis)描述每个关键变量。统计量如计数(频率)、比例、平均数足以描述研究总体。对于比较两个或两个以上总体的研究,包括病例对照、队列和实验研究,对研究总体进行描述后,需进行双变量分析(bivariable analysis)。而双变量分析使用率比、比值比和其他统计量来检验两个变量之间的关系(一个变量定义为暴露,另一个定义为结局)。多变量分析(multivariable analysis)(同时分析 3 个及以上的变量)在研究中并不常见。

27.2　变量的类型

一个变量具有可以被赋予多个值的特性。例如,人口健康研究的常见变量有年龄、性别、年收入、常用的语言、酒精摄入的频率、胆固醇水平、水痘的患病史和是否使用隐形眼镜等。个体变量值不一定会随着时间的改变而有所变化,但是研究总体中不同个体间一定存在差异。

在大多数统计和数据库程序中,每一行代表一个个体,每一列代表一个变量。例如,代表性别列的数据应填写在相应的行中。

以下是几种变量分类的方式(图表 27-2)

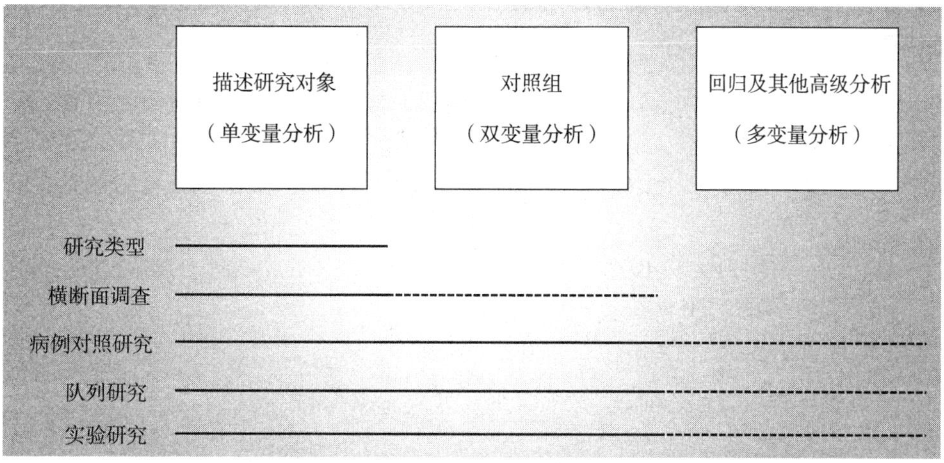

图表 27-1　研究计划

- 定比变量是数值型变量，有相同单位和绝对零点（0 点处表示所要测量的属性是无）。例如，在高度测量中，0 英尺高意味着没有高度。因此，高度的比值是有意义的。6 英尺是 3 英尺的两倍，比值为 2∶1。
- 定距变量也是数值型，有相等单位但没有绝对零点。外部温度 0℃并不意味着没有热量，如果天气转冷，温度会下降到-10℃或更低。温度 40℉并不代表其热度为 20℉的两倍。
- 有序变量，也称为等级变量，依据事物的某一属性由小到大或由好到差排序。例如，调查对象对于某声明的同意程度可编码为：同意为“3”，中立为“2”，反对为“1”；也可以编码同意为“1”和不同意为“3”；或中立编码为“0”，同意为“1”，反对“-1”。无论如何，变量的顺序可以用数值表示。（图表 18-4 为其他排序类型的例子）。
- 名义变量，也称为分类变量，没有固有的等级或顺序。例如，我们没有办法对休闲体育活动或血型进行排序。二项变量是一个亚型分类变量，只有两个可能的答案，通常为“是”和“不是”，这类变量通常也称为二分类变量。
- 定比和定距变量可以进一步细分为连续变量和离散变量。
- 连续变量可以在一定区间内任意取值。例如，虽然身高测量通常采用四舍五入法，但一个人的实际身高可以是 64.5 英寸、73.75 英寸、58.1528 英寸。
- 离散变量通常源于计数，因此其取值不是连续的。例如，一个家庭可以拥有 2 只或 17 只鸡，但不能拥有 2.5 只鸡或 5.25 只鸡。

27.3　测量集中趋势

描述性统计通常描述某变量的平均数。对于数值型变量，平均数通常被称为集中

变量类型	定义	举例
定比	有单位且零点有意义的数值	血压、身高、体重（如果体重由10kg增至20kg，体重变为原来的两倍，20kg与10kg的比值有意义）
定距	有单位但零点无意义的数值	温度（华氏或摄氏）（温度由20度到40度没有翻倍的概念，因为0度不表示没有热量）
等级 /排序	一个排序的数列，数字表示值没有具体意义	从不（1）到经常（5）、强烈反对（1）到强烈同意（5）
名义 /分类	没有固定顺序的类别	工作 、血型
二分类	只有两个可能选项的分类变量	是/否，男/女，病例 /对照

图表 27-2　变量类型

趋势。以下几种方法可被用来描述样本的集中趋势(图表 27-3)。

• 样本均数的计算方法是将某问题所有取值相加后除以回答了这个问题的个体总数。

• 中位数是从小到大排序后位于中间的数值。一个数据集一半的值大于中位数，一半小于中位数。

• 众数是一组数据中出现次数最多的数值。

对于定比和定距变量,常用均数、中位数和众数描述集中趋势。对于有序变量,则常使用中位数和众数。而分类变量则使用众数描述集中趋势。

研究对象某变量取值	集中趋势表示方式	数值	计算
25	均数	39.5	（25+30+30+40+50+62　）/ 6 = 237 / 6 = 39.5
40			
30	中位数	35	25、30、30、40、50、62的中间两个值为 30和40;35 为其中间值
50			
30	众数	30	有两个调查值为 30，此外没有值 出现多于一次
62			

图表 27-3　均数、中位数、众数举例

27.4 极差和四分位数

均数和中位数描述数据的集中趋势,但他们无法表示数据离散程度。例如,一项针对成人的研究显示调查对象的年龄均数为 50 岁,他们的年龄可以都为 50 岁,年龄跨度也可以为 18 到 104 岁。在解释结果时,这些信息十分重要。分散程度的测量也被称为离散,常用于描述样本的变异性和分布。

对于某个变量,测量到的最小的数值称为最小值,最大的值称为最大值。某变量的极差为最大值与最小值之差。例如,如果某研究中最年轻的研究对象 18 岁,最年长者 104 岁,极差为 104-18=86 岁。

中位数将某变量取值分为两个数量相等的部分。四分位数将某数据平分为四个数量相等的部分。与之类似,三分位数将数据集分为三个数量相等的部分,五分位数分成五个相等的部分,十分位数分成十个相等的部分。四分位间距(IQR)表示第 25 百分位数与第 75 百分位数之间的差距,即中间 50%的取值。

27.5 描述分布

对于定比变量和定距变量等数值变量,直方图(histogram)是最好的描述变量分布的方式(图表 27-4)。直方图中,x 轴表示变量的取值,y 轴表示每个取值的频数密度。直方图的每个直条宽度相等。并且直条之间没有间隙。(当某值计数为 0 时直条间存在间隙)

箱式图(boxplot)(也被称为箱线图)适用于定比/定距变量和有序/等级变量(图表 27-5)。箱式图尤其适用于描述偏态分布的资料。箱式图的“触须”一侧较另一侧更偏离中位数时表明数据呈偏态分布。

分类变量不适合绘制直方图或箱线图。描述这类变量需使用直条图(bar chart)或者饼图(pie chart)。直条图 x 轴表示变量的值,y 轴表示每个取值的计数。但直条图的 x 轴可以是数字或者文字。直方图中直条的数字是按数值顺序紧密排列的,而直条图可以以任意顺序排列(图表 27-6)。直条图中的直条可以水平或垂直排列,直条之间存在间隙。饼图呈圆形,每个楔形或分块表示相同变量值所占的百分数。所有的分块百分数总和为 100%。

27.6 正态曲线、方差和标准差

正态分布(normal distribution)或高斯分布(Gaussian distribution)或近似正态分布

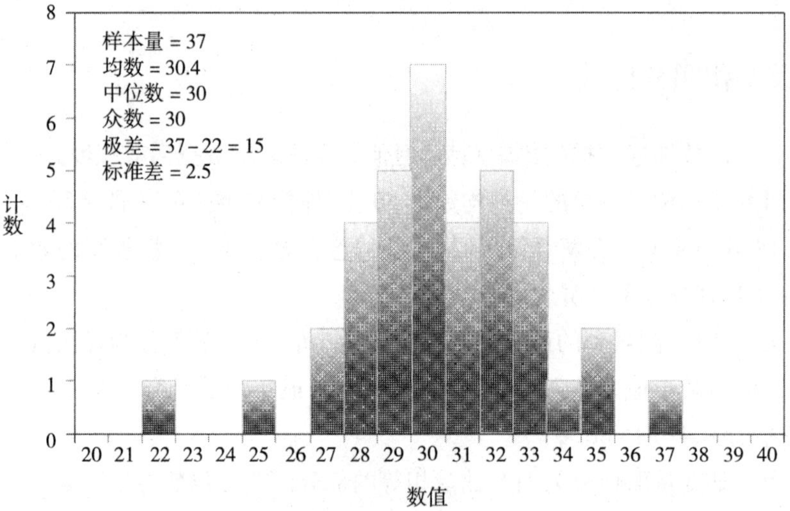

图表 27-4　样本直方图

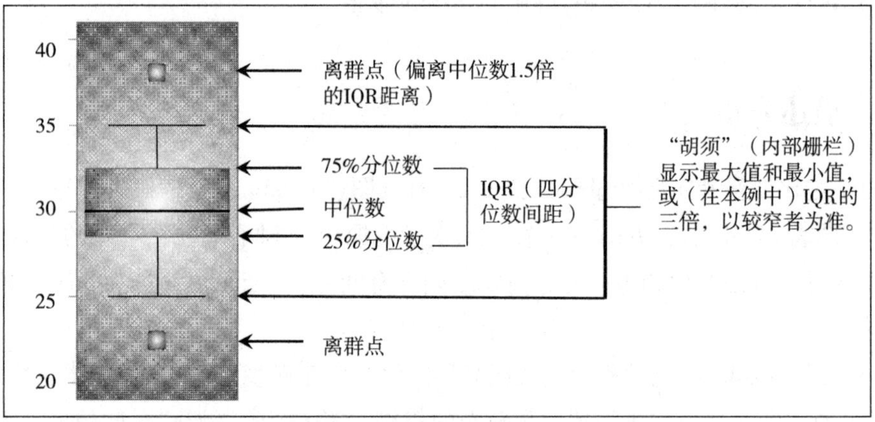

注：该图与图27-4展示的是同组数据

图表 27-5　样本箱线图

通过直方图直观展示呈现钟型曲线，两头低中间高。峰度（kurtosis）用来描述分布的陡峭程度：峰度高（leptokurtic）的曲线更加尖峭，峰态适中的曲线比较平均，峰度低（platykurtic）的曲线则比较平阔。但不是所有的数值型变量呈现完美的正态分布。分布可能呈现偏峰（skewness）的状态（频数分布的高峰位于一侧，尾部向另一侧延伸的分布）。分布也可能呈现双峰分布（bimodal）而不是单峰分布（unimodal）。直方图也可以显示出均匀分布（uniform distribution），每个变量值的频数相当。

对于正态分布或近似正态分布，有三种不同的方式量化分布的宽窄（图表 27-7）。方差（variance）是单个值与样本均数之差的平方和的均数。标准差是方差的平方根。均数的标准误是标准差除以样本量的平方根，以校正数据集的观察例数。

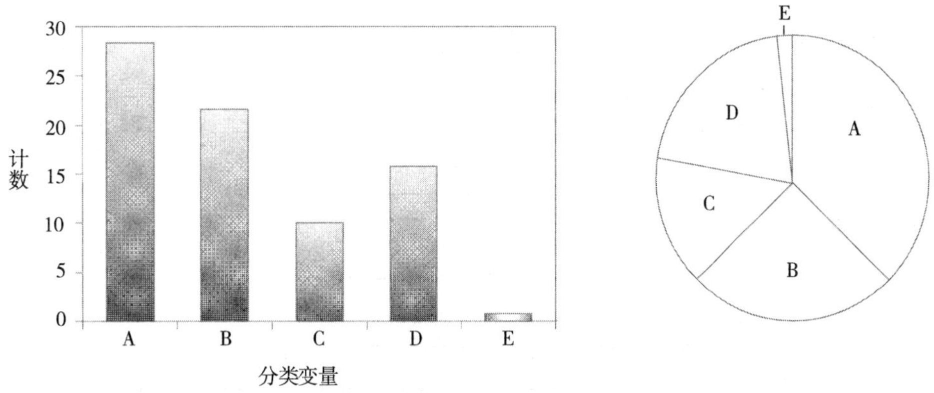

图表 27-6　样本直条图和饼图

标准差是最常用的描述正态分布变量离散程度的指标(图表27-8),当呈现正态分布时:

- 68%的取值落在均数前后一个标准差的范围内
- 95%的取值落在均数前后两个标准差的范围内
- 多于99%的取值落在均数前后三个标准差的范围内

标准差越小意味着大部分数值集中在均数附近。标准差越大意味着分布越离散。Z值表示个体距总体均数多少个标准差。例如:

- 当个体年龄正好是总体年龄的均数时,其值z值为0。
- 当个体年龄比总体均值多一个标准差时,其z值为1。
- 当个体年龄低于总体均值两个标准差时,其z值为-2。

参与者观测值	离散指标	值	等式	计算
25	方差	201.5	每个样本值与样本均数之差的平方和的平均数	$[(25-39.5)^2+(40-39.5)^2+(30-39.5)^2+(50-39.5)^2+(30-39.5)^2+(60-39.5)^2]/(6-1)=201.5$
40				
30				
50	标准差	14.2	方差的平方根	$\sqrt{201.5}=14.1951$
30				
62	标准误	5.8	标准差除以样本量的平方根	$14.2\div\sqrt{6}=5.7951$

图表 27-7　方差、标准差、标准误举例

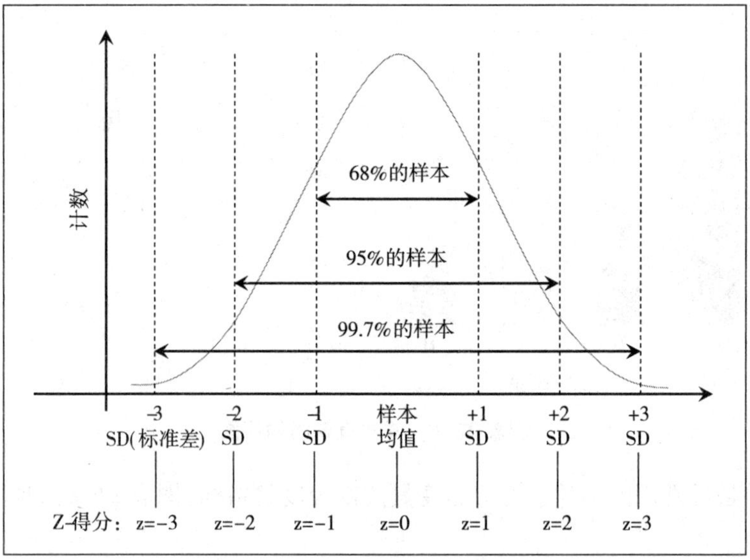

图表 27-8　正态分布的数值变量的标准偏差

27.7　统计描述报告

统计描述(descriptive statistics)的目的是准确地描述变量的指标(图表 27-9)

- 对于定比和定距变量,主要报告均值和标准差。
- 对于有序变量(和非正态分布的定比或定距变量),常报告中位数和四分位间距。
- 对于分类变量,常用取值的比例描述总体。

27.8　置信区间

置信区间(CIs)是指根据研究样本统计量总体参数的估计区间(图表 27-10)。例如,从企业中随机抽样 100 人计算平均年龄为 30 岁,研究者无法推论所有的员工的平均年龄为 30 岁。95%置信区间表示 30 岁的平均年龄与总体平均年龄期望值的接近程度。如果研究总体期望年龄的 95%置信区间为 26—34 岁,研究者有 95%的概率相信全体员工的平均年龄在 26—34 岁之间。

置信区间的宽度与研究的样本量有关,样本量越大,置信区间较窄。如果研究对象即为研究总体,则没必要计算置信区间,因为研究结果即为确切的参数。

95%置信区间常用于参数估计,对应假设检验水平为 $\alpha=0.05$。由样本计算得到的 95%置信区间不包含总体参数的可能性为 5%。99%置信区间($\alpha=0.01$)的宽度更大,

变量类型	集中趋势常用指标	离散趋势常用指标	常用统计图
定比	均数	标准差	直方图
定距	均数	标准差	直方图
顺序/排序	中位数	四分位间距	箱式图
名义/分类	众数	—	直条图，饼图
二分类	众数	—	—

图表 27-9　不同变量类型常用统计描述

统计值	结果及 95% 置信区间	解释
所有参与者的平均年龄（岁）	30（28，32）	根据研究人群的平均年龄（30岁），我们有95%的可能性认为来源人群的平均年龄在28至32岁之间。
所有参与者的发病率（%）	9.0（7.3，10.9）	根据研究人群中患有该病的个体率（9.0%），我们有95%的可能性认为来源人群中疾病的发病率在7.3%至10.9%之间。

图表 27-10　置信区间解释

更容易包括总体参数。然而99%置信区间更难以检验显著性，因为更少的结果会被定义为极端值。相应的，也可以使用90%的置信区间（$\alpha=0.10$）。90%置信区间范围较窄，结果更容易检验出统计学差异，但计算出的90%置信区间比95%置信区间更难包括总体参数。

27.9　统计真实可靠

研究人员有义务准确地描述数据、正确地报告统计检验的结果。否则是学术不端的表现。三种最严重的学术不端行为有：

- 伪造：创建虚假数据，比如在电子表格中虚构问卷内容和实验数据。
- 篡改：歪曲结果，如修改数据以提高统计检验的结果，伪造实验期间收集的图像，或谎报研究的方法使研究设计显得更严谨。

• 剽窃：未得到许可便盗用别人的想法、文字或图片。

学术诚信不仅仅要求研究者不能弄虚作假、伪造、剽窃，还要求尊重统计事实。例如，人们倾向于得出更符合研究期望的统计检验结果，比如具有统计学意义的结果。然而，学术诚信要求研究者遵循既定的统计方法。不合理的统计实践如下：

• 对数据集进行多次不同类型的统计检验，以求得具有统计学意义的检验结果。这种方法是不可取的。研究人员必须选择合适的统计检验方法。

• 事先选择截断值，并把定比变量编码为分类变量，以期获得有统计学意义的结果，这种行为是不恰当的。一般来说，重新编码成新的类别时最好使用四分位数或其他预先选择的分类。

• 在没有正当理由的情况下，不容许忽略异常值（不寻常的值）。例如，出生体重80 磅可推测为错误数据，并在数据分析时予以删除。但由于成年人体重可达80 磅，删除该数据则不合理。

统计分析是为了发现数据集的真实信息，而不是创造性地操作数据只为得到一个理想的结果。

27.10　咨询与协作

理想情况下，研究者应该在研究设计过程中咨询统计专家，以确保：

• 抽样方法和样本大小合适。

• 问卷产生可用的数据。

• 分析计划合理。

研究开始后才咨询专家可能会出现不可弥补错误。如果研究中需详述分析技术，则应与专家合作，并将其纳入共同作者。合作的邀请应尽早进行（见第6 章）。

第二十八章　统计分析

统计分析主要针对参与者的不同属性进行比较，如性别、年龄、暴露或疾病状态及其他特征。统计比较检验包括率比、优势比、t 检验、卡方检验等。

28.1　不同研究方法的统计分析

统计比较先将研究参与者分成两组或两组以上，然后进行统计检验比较组间差异。例如，病例对照研究常使用比较检验以验证病例组（患者）和对照组（非患者）在年龄分布及其他人口学特征上的可比性，然后进一步比较检验以确定病例组和对照组的暴露史是否存在差异。类似的比较检验也可在队列研究中用于比较暴露组与非暴露组的疾病结局有无差异，或在实验研究中比较实验前后研究对象的某一特征是否存在差异。图表 28-1 总结了几种比较检验在常见研究中的运用。

研究计划	第一步	分析的关键
病例对照研究	确认病例组和对照组之间除疾病状态外都是相似的	使用OR值观察病例和对照是否有不同的暴露史
队列研究	确认暴露组和非暴露组之间除暴露病状态外都是相似的	使用RR值观察暴露组和非暴露组是否有不同的患病率
实验性研究	确认分配到干预组和对照组的个体除暴露状态外相似	使用RR值和其他方法观察干预组和对照组是否有不同的结局

图表 28-1　对照组的分析计划

28.2　假设检验

假设检验旨在检验差异性而不是同质性。因此，表述假设问题时通常采用描述差异的语句，如：均数是否具有差异？比例是否具有差异？分布是否具有差异？每个关于统计差异的问题都有两种可能的答案：具有或没有差异。

零假设(H_0)(null hypothesis)描述统计检验中两组或两组以上数据没有差异的预期结果。零即是无意义或空值。零结果(null result)意味着统计学上没有差异。备择假设(H_1)(alternative hypothesis)描述统计检验中两组或两组以上数据存在差异的预期结果(图表 28-2)。例如,检验两组研究对象的平均年龄是否具有差异可做如下假设:

- H_0:两组均数没有统计学差异
- H_1:两组均数具有统计学差异

检验两组分类变量的组间分布可以做出如下假设:

- H_0:两总体分布没有统计学差异
- H_1:两总体分布具有统计学差异

目标	统计问题	零假设(H0)	备择假设(H1)
在病例对照研究中测试病例和对照的平均年龄是否相同	均值是否相同	病例组与对照组年龄的均值没有差别	病例组与对照组年龄的均值有差别
测试从平均年龄为40岁的人群中抽取的参与者的平均年龄是否接近40年。即研究人群是否可被视为源人口的代表	样本的平均年龄是否为40岁	样本的平均年龄是40岁	样本的平均年龄不是40岁
测试一项队列研究中男性和女性参与者对于使用牙线频率等分类问题的回答比例是否相似	男性与女性对分类问题回答比例是否相似	回答的比例并无差别	回答的比例有差别
干预前后,参与者的的得分是否有差别	干预前后,参与者的的得分是否有差别	得分没有区别	得分有区别

图表 28-2　统计检验假设

28.3　拒绝零假设

统计检验并不验证同质性,因此研究者无法得出两组数据相同的结论。相反,研究人员使用统计检验来推断数据间有无差异,而用来描述该统计推断的语句为“拒绝零假设”或“无法拒绝零假设”。

- 拒绝零假设通过否定数据间不存在差异的假设来推断数据间存在差异。
- 未能拒绝零假设意味着没有证据支持数据间存在差异。也可以说,数据足够相似,因此可以认为数据间无差异。但不拒绝零假设不能等同于有理由认为两者相同。

是否拒绝零假设是基于检验结果偶然出现的可能性而作出决断，样本人群间的差异是造成这种偶尔性的原因。由于样本从总体中随机抽样得出，样本的平均年龄通常不完全等于总体的平均年龄。（参见图表 17-1，它展示了从同一总体抽样时样本均数的变化）统计推断可得出样本均数的范围（图表 28-3）。一些样本的平均年龄与总体的平均年龄非常接近，也有样本的平均年龄与总体差距甚远。没有确切的节点可以判断样本均数与总体均数差异的大小，但通常认为距离总体均数最远的 5%样本均数是极端情况。因此，偶然情况下，抽样得来的样本均值为极端均值的可能性为 5%。

同理，如果两个样本来自同一总体，它们的平均年龄也不会完全相同。当检验两组研究对象是否有差异时，统计比较需要校正这种可预料的差异。例如，在病例对照研究中比较病例组和对照组平均年龄是否有差异时，需要调整由于抽样造成的病例组和对照组之间平均年龄的差异。当统计检验结果显示病例组和对照组的平均年龄十分接近时，研究者无法拒绝零假设并判断两样本均数无差别。当病例组和对照组平均年龄的差异极其显著时，统计检验测得两组平均年龄没有差异的可能性极低，研究者因此拒绝零假设并推断病例组和对照组的平均年龄之间存在差异。可将样本中病例组和对照组平均年龄之间的差异视作证据，证明病例组和对照组所代表的总体的平均年龄存在差异。这个结论假设不同总体之间的差异可以反映在从不同总体抽取的样本上。这种统计比较也称为统计推断，因为研究者并未研究总体，而是根据样本来推断总体情况。

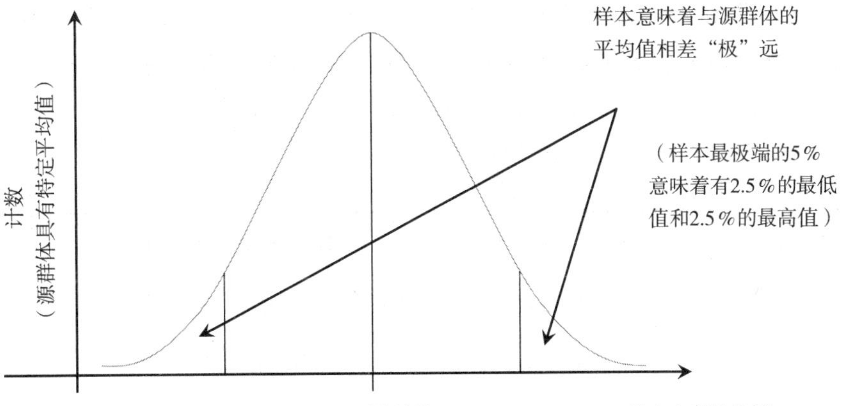

图表 28-3　从较大源人群选取的样本人群年龄均值的分布示例

28.4　解释 *P* 值

P 值（*p-value*）或概率值（probability value），在统计检验中用来判断观察结果有多大可能体现两组之间的真实差异。所有统计检验对 *P* 值的解释都是相似的：*P* 值决定

是否拒绝零假设(H_0)。通常使用 $\alpha=0.05$ 作为显著性水平(significance level)的标准,即在零假设成立的情况下,犯Ⅰ类错误的可能性为5%(图表 28-4)。

H_0	$p<0.05$* **拒绝H_0的结论**	$p\geq 0.05$* **不拒绝H_0的结论**
均值相同	均值有差异	均值没有差异
比例相同	比例有差异	比例没有差异
分布相同	分布有差异	分布没有差异

*假设 $\alpha=0.05$

图表 28-4　*p* 值解释

统计比较中,Ⅰ类错误指拒绝实际成立的零假设。若分析人员选择显著性水平为5%,则有5%的概率发生一类错误。当显著性水平为1%($\alpha=0.01$)时,Ⅰ类错误发生的概率会有所下降,但同时会使其更难以拒绝零假设。当显著性水平为10%($\alpha=0.10$)时,Ⅰ类错误的发生概率会增加,即10次测试中会有1次在总体没有差异时显示出差异,但选择10%的显著性水平,假设检验更容易产生具统计学意义的结果。

基于统计检验的假设,会选择性地报告单侧或双侧P值。尽管大多数备择假设仅描述差异性(如"均值"存在差异),也有一些检验假设会指定差异的方向性(比如"男性的平均年龄比女性更大")(图表 28-5)。如果备择假设指定方向,那么所有的极值(图表 28-3 中所有的阴影区域)将出现在分布的一侧(分布的左侧或右侧),即在指定方向的情况下,将采用单侧 *P* 值(one-sided *p-value*)。而在其他情况下,采用双侧 *P* 值(two-sided *p-value*)判断是否拒绝零假设。

零假设(H_0)	**双侧备择假设(H_a)**	**单侧备择假设例子(H_a)**
均值相同	均值有差异	病例组的均值高于对照组的均值
比例相同	比例有差异	干预组的比例低于对照组
得分相同	得分有差异	平均分数比之前的分数高

图表 28-5　单侧和双侧备择假设例子

28.5　关联性分析

关联性分析是健康领域最常见的统计比较类型,在介绍不同研究方法的章节中都有所解释,如综合性研究中的关联性,病例对照研究中使用的优势比(OR 值)和队列研究中的率比（RR 值）等。

OR 值和 RR 值通常使用 2 乘 2 分析方法比较两个二分类变量的关系。计算 OR 值或 RR 值之前，非二分类的变量需要再编码为二分类变量（通常使用数值编码，如：是=1；否=0）。有时，分类节点十分明确，比如将一个有序变量划分为不同意（强烈不同意或不同意）和同意（同意或强烈同意）两个变量。但有时也可以使用中位数、四分位数或其他节点将总体划分为样本大小相近的组。例如，可以定义生理节点或具有社会学意义的节点，如将 18 岁作为儿童和成年的划分。选中的分界值可能会影响暴露和结局之间的统计学关联，因此分类需有理可循。

2 乘 2 分析的结果一般以图表 28-6 中所示表格的形式展示。计算 OR 值或 RR 值需要指定一组作为参照组。在图示的案例中，女性是男性的参照，腰围小于等于 35 英寸者是腰围大于 35 英寸者的参照，从不吸烟者是曾吸烟者和吸烟者的参照。因为吸烟情况可分为三种变量，需进行两次 OR 值计算。

95%置信区间也可反映检验结果是否具有统计学意义。例如，当病例组和对照组性别分布 OR 值的 95%置信区间包含 OR=1 时，无法判断病例组的男性参与者更多或更少。因此，病例组和对照组的性别分布没有统计学差异。

暴露		病例组的百分比(急性心肌梗死) (n=150)	对照组的百分比(没有急性心肌梗死) (n=250)	OR(95% CI)	解释
性别	女性	39.3%	42.4%	参照组	研究中的病例组和对照组的男性占比差异无统计学意义
	男性	60.7%	57.6%	1.14(0.75, 1.72)	
腰围>35英寸	否	37.3%	51.2%	参照组	病例组比对照组有更大的可能性发生腰围大于35英寸的风险
	是	62.7%	48.8%	1.76(1.16, 2.67)*	
烟草使用	从不吸烟	68.0%	73.8%	参照组	研究中的病例组和对照组的吸烟史差异无统计学意义
	以前吸烟	11.3%	10.8%	1.14(0.58, 2.18)	
	现在吸烟	20.7%	15.6%	1.43(0.84, 2.44)	

*显著性水平 α =0.05

图表 28-6　病例对照研究示例

28.6　解释置信区间

相比于 p 值，置信区间（CIs）可以提供更多的统计学信息。例如，OR 值或 RR 值的置信区间不仅可以反映所比较的两个总体间是否存在差异，还可以展示参数的真实值落在某一区间的可信程度（图表 28-7）。95%置信区间（95% CI）相当于 a= 0.05 的显著性水平。若 OR 值或 RR 值的 95%置信区间不包含 1(即区间值全小于 1 或全大于 1),相当于假设检验 $p < 0.05$。如果置信区间包含 1,那么 $p > 0.05$。

统计量	结果及 95% CI	解释
优势比（OR）	1.7（0.6, 5.3）	根据研究人群的OR值（OR=1.7），我们有95%的可能性认为来源人群的OR值在0.6至5.3之间。由于这个区间包含OR=1，我们认为在暴露和疾病状况之间没有关系。
相对危险度（RR）	1.6（1.1, 2.4）	根据研究人群的RR值（RR=1.6），我们有95%的可能性认为来源人群的RR在1.1至2.4之间。由于这个区间没有包含RR=1，我们认为该暴露会增加疾病发生的风险。

图表 28-7　置信区间解释

假设两个队列研究中发病率的估计值均为 RR = 3.0。其中一项研究的样本量为 200,且 RR 值的 95%置信区间为 1.6 到 5.8,通常写作 RR = 3.4(1.6,5.8)。另一项研究的样本量为 1000,RR=3.0(2.2,4.0)。在第一项研究中,研究者有 95%的信心确定总体的 RR 值在 1.6 到 5.8 之间;同样存在 5%的可能性,总体的 RR 值低于 1.6 或高于 5.8。在第二项研究中,样本量更大,95% CI 更窄,估计值更加精确。因为这两个研究的 95%置信区间都不包括 1,所以两项研究的 $p < 0.05$。这两项研究均显示总体发病率存在差异,然而,大样本研究中估计的差异更加准确。

不同大小的置信区间也可以进行计算。90%的置信区间对应的显著性水平为 $\alpha = 0.10$,99%的置信区间则对应 $\alpha = 0.01$。OR 值的 90%置信区间比 99%置信区间更不容易包括 1。90%置信区间也比 99%置信区间更不容易包括总体 OR 值。90% CI 比 99% CI 更有可能检验出差异性,并倾向于得出暴露与结局之间存在关联的结论(图表 28-8)。

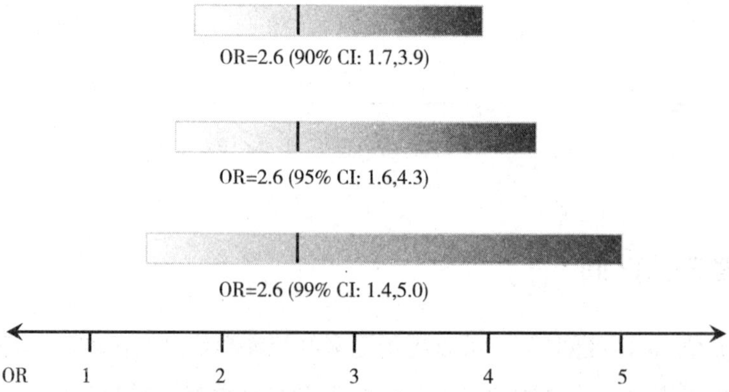

图表 28-8　相同 OR 值的 90%,95%,和 99%置信区间

28.7　选择合适的假设检验

对于比四格表更为复杂的统计比较，分析者需要根据研究目的和分析的变量类型选择一个合适的检验方法。图表 28-9 总结了选择统计检验的步骤。

首先，应该明确要分析的变量类型：

• 若比较男女的平均年龄，关键变量是年龄（定比变量）和性别（二分类变量）。

• 若观察病例组和对照组血型是否相似，关键变量是血型（分类变量）和疾病状态（二分类变量）。

• 若比较年轻和年老人群食用黑巧克力的频率，以 0-5 分表示“从不食用”到“每天食用”，则该研究的关键变量为年龄（二分类）和巧克力食用频率（有序变量）。

• 若分析是否高 HDL 水平人群心率更低，变量 HDL 水平和心率都是连续型变量（定比变量）。

其次，根据变量类型选择适合的检验方法。一些检验还要求变量具有特定分布或其他特征。研究者在分析前必须确保变量满足这些要求，然后才能进行统计推断并解释结果。

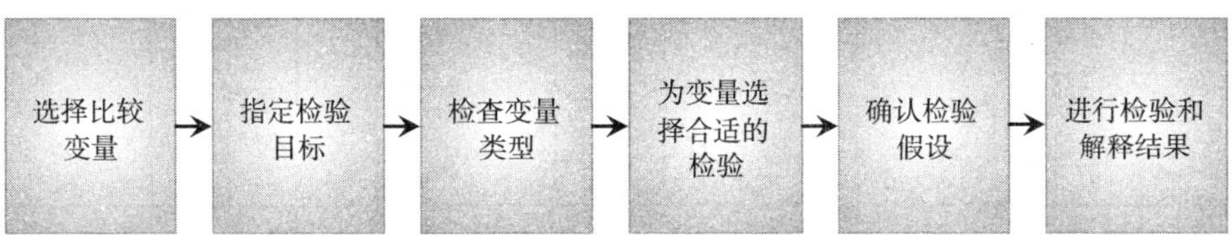

图表 28-9　假设检验步骤

统计检验通常分为参数检验和非参数检验。相比于非参数检验，参数检验可以对数据进行更多的假设。

• 参数检验（parametric tests）通常假定待检验的数据服从正态分布或近似正态分布。参数检验通常也要求待检验数据的方差（观测值在均值周围的分布状况）相等或相近。

• 非参数检验（nonparametric tests）对变量的分布不作要求。

参数检验通常用于符合近似正态分布（钟型）的定比、定距变量的统计推断。参数检验较非参数检验的检验效能更高，因此当待检验数据的样本含量、分布类型、方差齐性均满足参数检验的要求时，优先选择参数检验。

非参数检验通常用于等级变量的统计推断，例如问卷调查中，参与者就某一问题的赞同程度从 1（完全不同意）到 5（完全同意）进行打分。非参数检验同样适用于分类变量，包括二分类变量（如病例组和对照组、男性和女性、儿童和成人），或不符合正态分布的定比、定距变量。

28.8 单样本和特定值的比较

一些统计推断的目的在于比较研究总体的参数和某一给定值之间是否存在差异。例如,假定某校大学生的平均年龄为 21 岁,某一实验研究抽取该校部分大学生作为样本,并将样本平均年龄与总体平均年龄进行比较。

样本的年龄分布如图表 28-10 中 A 框所示,21 岁在样本均数±两个标准差之内,则样本均数与 21 岁相差不远,但并不足以认为差异有统计学意义。也就是说,A 框中的结果并不能拒绝零假设(均数没有差异),该单样本 T 检验的 p 值为 $p>0.05$,结论为样本平均年龄与总体平均年龄没有统计学差异。B 框中 21 岁也落在 95%置信区间中,因此尽管研究样本的均值离 21 岁更远,但假设检验的结果依然是 p>0.05。在 C 框中,样本平均年龄比该校大学生平均年龄大,且 21 岁在样本均值 95%置信区间之外,则假设检验的 p 值为 p<0.05,在这种情况下可以拒绝零假设,结论为样本平均年龄与总体平均年龄之间存在差异,检验结果表明,当前选择的样本可能不能充分代表该校大学生这个总体。

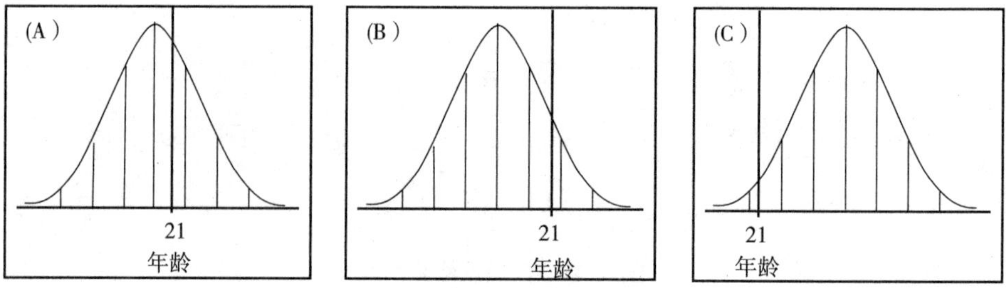

图表 28-10 样本均值与其他值比较(单样本 t 检验)

28.9 独立人群的比较

有时,研究对象被分成相互独立的群体,每个个体只隶属于一个群体。例如,如果一个总体按照年龄进行分组,总体中 18—49 岁的成年人与 50—79 岁的成年人不会有交叉,研究总体中的每一个个体都只能分配到唯一的一组,因此,群体之间是相互独立的。

许多统计检验方法可用来进行独立样本的比较,研究者需根据变量的类型和分布特征选用合适的统计学方法(图表 28-11)。例如,在病例对照研究中,独立样本 t 检验(也称为成组 t 检验)可用来比较病例组和对照组之间年龄均数的差异。Fisher 确切概率法可用来检验类似于队列研究中暴露组男性与非暴露组男性之间的比例是否相同。卡方检验可用于检验实验性研究中实验组和对照组的总体分布是否相似。

检验变量的类型				
	比/置信区间（参数检验）	有序分类变量/等级变量（非参数检验）	二分类变量	名义变量
统计量	均值	中位数	比例	比例
检验样本所来源总体参数与给定值是否相同	单样本T检验	单样本中位数检验	二项式检验	拟合优度的卡方检验
检验两个总体之间的参数是否相同	独立样本T检验	秩和检验	Fisher's精确检验	独立样本卡方检验
三组及以上不同总体参数检验	方差分析	Kruskal-Wallis H test	卡方检验	独立样本卡方检验

图表 28-11　两组或多组间比较的常用检验方法

相关系数可用来检验两变量之间的相关关系。基于不同的变量类型需选择不同的检验方法。Pearson 积差相关系数(r)用来检验定比或定距变量之间相关的密切程度与相关方向。Spearman 秩相关系数(ρ_s)和 Kendall 系数用来检验两有序变量之间的相关性。Φ 系数主要用于检验两个二分类变量之间的关联程度。Cramer V 系数主要用于量化两分类变量或一个二分类变量和一个名义变量之间的关联程度。有些相关性的检验还可对不同类型的变量进行比较。η 或 η^2 用来检验定比或定距变量与名义变量的关联程度。r_{pb} 用来检验定比或定距变量与二分类变量的关联程度。r_{rb} 用来检验等级变量与二分类变量的关联程度。ε^2 用于检验等级变量和名义变量之间的关联程度。

在统计学检验中,将各对比组的变量信息以及相应的检验结果生成一张表是非常有用的。图表 28-12 给出了队列研究中男女性别组不同结局变量的检验结果。表中还给出了其他统计量(test statistic)(如 *F* 值和 *T* 值)和每一个检验的自由度(degrees of freedom,df),自由度与各比较组的样本量有关。在这个例子中,独立样本 t 检验的 *p* 值小于 0.05,因此,男性的平均年龄大于女性,差异具有统计学意义。然而,因为 fisher 精确概率检验的 *p* 值大于 0.05,由此推断男性吸烟所占的比例与女性没有统计学差异。

相较于已发表论文中的表格,图表 28-12 包含了更多的信息,并允许研究者对检验方法运用的正确性和检验结果解释的合理性进行二次检验,同时,有利于帮助作者撰写研究报告中的统计方法部分,一份简明扼要的对照表通常能够为最后的报告做好准备。结果表的范例如图表 28-13 所示。

28.10　配对数据的比较

比较同一个受试者研究前后的结果时,需用到其他的检验方法(如图表 28-14)。在队列研究中,如果我们想了解相对于基线检查的体重数据,受试者 1 年后随访检查的平均体重是否增加,可以运用配对样本 t 检验(matched-paired *t-test*)。如果我们想了解安全驾驶课程能否提高驾驶证的通过率,运用 McNemar 检验法可以分别计算出上课后考试成功、仍然失败或者毫无变化的参与者的个数。McNemar 检验法也能计算出课程对通过率是否具有重大的影响。

图表 28-15 显示配对设计的结果。在这个例子中,参与者在 3 个月训练后体重减轻,配对 t 检验的 p 值小于 0.05,结果有统计学意义。但是,参与者未能提高他们在规定时间内完成 1 英里的能力,McNemar 检验的 p 值大于 0.05,该变量没有统计学差异。

变量	结果	男性(n=200)	女性(n=200)	变量类型	检验方法	P值	解释
年龄	均数(标准差)	43.7 (7.8)	40.1 (8.1)	构成比(正态)	独立样本T检验	<0.01	均值不同
吸烟者	%	12%	10%	二分类(是/否)	Fisher's精确检验	0.52	比例没有差异
地区:	n (%)			名义型	卡方检验	0.86	比例没有差异
北区		90 (45%)	87 (44%)				
中部		50 (25%)	48 (24%)				
南区		60 (30%)	65 (33%)				

图表 28-12 比较研究人群中性别比例差别

变量		男性(n=200)	女性(n=200)	P值
年龄	均值(标准差)	43.7 (7.8)	40.1 (8.1)	< 0.01 *
目前吸烟者	%	12%	10%	0.52
家庭区域	n(%)			
北部		90 (45%)	87 (44%)	0.86
中部		50 (25%)	48 (24%)	
南部		60 (30%)	65 (33%)	

* 统计学差异 α =0.05

图表 28-13 本书图表 27-12 的简化版本

	检验变量的类型			
	比率/区间(参数检验)	有序/等级(非参数检验)	二项	分类
在一个人群中两次测量(如同一人群中的前后测量)或者两个配对组变量间的差异检验	配对(成组,独立)t检验	Wilcoxon(配对)秩和检验或配对符号检验	McNemar's 检验	McNemar's 检验
三组或以上配对组变量间的差异检验	重复测量的方差分析	Friedman 检验	Cochran's Q 检验	Cochran's Q 检验

图表 28-14 比较匹配人群的常用检验方法

变量	报告	测试前	测试后	差异	变量类型	比较检验	P值	说明
样本大小	n	40	40	0	计数	—	—	—
权重	均值（标准差）	178（19）	172（18）	-6（6）	比（正态）	成组*t*检验	<0.01	个体测试前和测试后的平均值有显著差异
10分钟内能跑1英里	n(%)	12(30%)	16(40%)	6个参与者从不能到能，2个参与者从能到不能，其余没有变化	二项	McNemar's 检验	0.29	测试前和测试后能在10分钟内跑1里的参与人数没有差异

图表 28-15　比较锻炼计划参与者前后跑步成绩

第二十九章　回归分析

本章节简要介绍常用高级统计方法，包括线性和 logistic 回归模型。

29.1　回归建模

回归模型（regression model）用于分析自变量（independent variable）[或预测变量（predictor variable）]与因变量（dependent variable）[或结局变量（outcome variable）]之间的关系。当多个自变量包含在模型中时，可以通过控制其他自变量保持不变，研究某一自变量对因变量的影响。回归最常见的两种类型是线性回归和 logistic 回归。这两种回归模型的拟合步骤相似，总结如图表 29-1 所示。

通常，统计软件程序要求分析者：

• 为模型选择合适的参数估计方法，如最小二乘法、广义最小二乘法和最大似然估计模型。

• 选择将变量纳入模型的方法。例如，多元回归模型（simultaneous multiple regression）将所有的预测变量纳入模型，逐步回归模型（stepwise multiple regression）系统地添加或删除预测变量以得到最优模型。向前逐步法一次向模型中加入一个最佳预测变量，直到加入其他变量不再提高模型优度为止。向后逐步法则将模型中的变量逐个移出，直到移除的变量会降低模型优度为止。

• 通过残差检验和拟合优度检验（goodness-of-fit）确认模型是否合适，拟合优度说明模型可以解释原始数据的程度。

研究者可参考统计指南或咨询统计学家，了解以上或其他先进分析工具的具体信息。

29.2　简单线性回归

当结果变量为定比或定距变量时，需使用线性回归模型。简单线性回归模型能够检验预测变量和结果变量之间是否存在线性关系。在简单线性回归中，使用散点图能直观地显示预测变量和结果变量之间的关系，且能拟合出回归直线。

步骤：

1	选取一个结局变量（因变量）。
2	确定所选取结局变量的合适回归类型（如线性或逻辑模型）。
3	选择一个或多个预测（独立）变量。
4	检查变量，以确保满足模型所需的假设（如变量类型或结局和预测变量的分布）。
5	确定哪些预测变量的组合能产生“最佳”模型的选择方法（例如全变量纳入、逐步向后法、逐步向前法）。
6	检查模型潜在的问题。例如残差的自相关检查预测变量之间可能的相互作用（如两个高度相关的预测变量可能发生多重共线性的现象），寻找其他潜在可能需要解决的问题。
7	继续监测这个回归模型的结果，并考虑模型结果是否与理论框架相符（例如将所有必要的协变量都包含在内，以及把所有不合逻辑的均被排除在外）。

图表 29-1　拟合回归模型的步骤

最小二乘法(ordinary linear regression,OLS)通过最小化残差平方和获得拟合最好的直线。利用最小二乘法可简便地求得预测值,并使得预测值与实际数据之间纵向距离的平方和最小。假定用一个回归模型来拟合 X 轴上 BMI 和 Y 轴上的胆固醇水平,当一个人的 BMI 为 24 时,拟合直线预测他的总胆固醇水平为 180。但如果研究对象 BMI 为 24,其真实的胆固醇水平为 195,那么此人的数据点与拟合曲线之间相距 15 个胆固醇单位。这 15 个单位的距离,即从点到线的纵向距离是数据点的残差值。OLS 计算每一点的残差、残差的平方及所有点的残差平方和,最佳拟合回归线的残差平方和最小(简称 SSR)。

图表 29-2 举例如何解释简单线性回归结果。回归模型中,预测变量的系数(统计软件程序常定义为 β 或 beta)是直线的斜率,常数是直线的截距。通过斜率和截距可得出最佳拟合直线的方程,该方程可用于预测不同的自变量值分别对应的因变量值。该模型的 R^2(相关系数的平方)反映回归模型能在多大程度上解释因变量的变异程度。R^2 取值范围为 0 到 1,越接近 1,说明模型拟合越好。

29.3　简单的 logistic 回归分析

Logistic 回归模型(有时称为 Logit 回归模型)适用于因变量为二分变量的资料,用于预测结果发生的概率。Logistic 回归常用于病例对照研究,结果变量通常为疾病状况,并定义病例= 1 和对照= 0。对于其他类型的结果变量,如是/否变量,则令是= 1 和否=0。Logistic 回归模型的自变量可以是分类变量(类别编码为数字)或连续变量。极大似然估计法(maximum likelihood estimation,MLE)用于确定能解释结局变量的最佳

回归模型的结果	β	标准误	*p*-值
预测变量1	3.1	0.4	0.01
常量	0.9	6.4	0.89

回归模型的r^2 = 0.79，代表预测值可以解释结局变化的79%。这个模型的预测效果好。

回归直线的方程：

结局=3.1*预测变量1+0.9

预测变量1	结果期望值
10	30.9
15	47.4
28	87.7

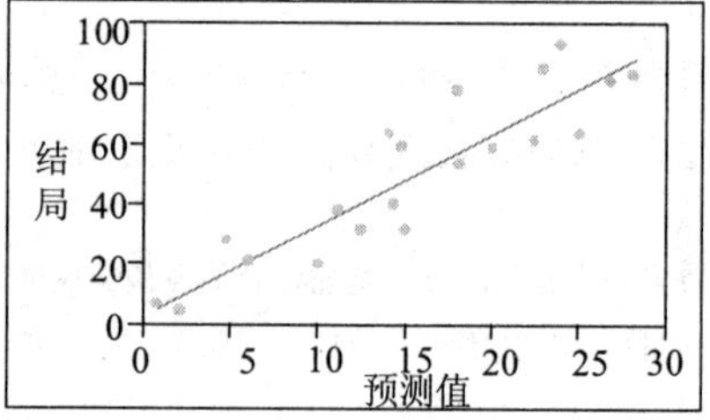

图表 29-2　简单线性回归模型的例子

系数。

Logistic 回归模型中预测变量的β(beta)系数是比值比的自然对数，即 ln(OR)。因此可通过计算 β 系数的指数[exp(β)]得到预测变量与结果变量关系的比值比。各自变量的比值比反映该自变量每改变一个单位，因变量改变的概率。比值比的置信区间可以通过系数值及其标准误差计算得到。

图表 29-3 举例给出简单的 Logistic 回归结果输出。性别(女性= 0，男性=1)的系数β=0.644。比值比的点估计可以根据β的指数计算得出，OR = exp(0.644)= 1.90。95%置信区间可通过 β、标准误差和倍数 1.96 计算得出(因为正态曲线下面积的 95%在均值±1.96 个标准差之内)。由于置信区间(1.28，2.84)不包括 OR = 1，整个范围大于 1，性别具有统计学意义。在该例中，男性患病的概率为女性的 1.9 倍。似然比检验、Wald 统计、Hosmer-Lemeshow 检验和其他拟合优度检验可验证 Logistic 回归模型的拟合优度。

回归模型预测的输出为例

	回归系数	**标准误**	OR(95%CI)	p**值**
性别	0.644	0.204	1.90 （ 1.28 ， 2.84 ）	0.002
常数项	−0.584	0.109		<0.01

性别 OR 估计值= exp（ β ）= exp（0.644）= 1.904

95% 置信区间下限：exp（ β −1.96 × SE）= exp（0.644−1.96 × 0.204）= 1.276

95% 置信区间上限：exp（ β +1.96 × SE）= exp（0.644+1.96 × 0.204）= 2.842

注：求90%置信区间，单侧临界值为1.645；99%置信区间为2.576

图表 29-3　简单的 Logistic 回归模型的例子

29.4　混杂因素和交互效应

多变量统计模型(一次分析三个或多个变量)可以检测变量之间可能存在的相互作用。当第三个变量(也称为外部变量或潜伏变量)可能隐藏或扭曲其他两个变量之间的真正关系时,使用多变量统计模型可能是有用的。第三变量的影响包括混杂因素和交互效应。

混杂因素可能使暴露变量和结果变量之间的关系增强或减弱。例如,假设久坐、少动与首次心脏病发作之间关系的粗比值比(未经调整)表明,最近一次心脏病发作的成年人在过去的一年中缺乏身体活动的概率是无心脏病史的成年人的四倍(OR = 4),然而,年龄可能会混淆这种关联性。跟年轻人相比,老年人身体活动更不活跃,更可能导致心脏病发作。年龄特异性分析表明久坐与心脏病发作的关联性在年轻人中的比值比为2,在老年人中也为2。粗比值比和年龄特异性比值比的差异说明年龄是体力活动与心脏病发作之间的混杂因素,会掩盖体力活动和心脏病之间的真正关联。当第三个变量是一个混杂因素(如年龄)时,调整混杂因素的影响,如计算调整年龄后的比值比,应该在结果中报告出来。在该例中,相较于粗比值比,报告的调整年龄后的比值比 OR = 2 会更准确。

效应修饰因子(有时称为交互作用项)指在多因素疾病的病因研究中,某一因素的存在可以改变疾病危害因素的病因效应。例如,绝经状态可能是妇女健康研究的效应修饰因子。假设绝经前妇女体重的增加与乳腺癌患病率降低有关,但绝经后妇女体重的增加与乳腺癌患病率增加有关。不考虑绝经状态可能会忽视体重对乳腺癌的影响,而体重对于绝经前和绝经后妇女均为重要影响因素。报告体重和乳腺癌之间没有关联会隐藏潜在的重要生物学差异,即患乳腺癌的风险可能与激素水平相关。如果第三个变量是效应修饰因子,并按照不同生物学特性对其进行分组,研究者最好单独报告分层后的结果,如对绝经前和绝经后妇女的分组。直接汇总报告具有不同生物学特性的群体的结果,可能掩盖有意义的差异,所以当有效应修饰因子出现时,不应该只报告未经调整的结果(如粗比值比)。

图表 29-4 总结了识别混杂因素和修饰效应所需的步骤。混杂因素和修饰效应必须是经证实后与暴露(预测)变量和结局变量独立相关的第三变量。其次,计算暴露和结局之间的粗比值比,以及按照第三变量水平分类之后的关联度,如分别报告男性和女性的比值比。

使用 Breslow-Day 检验、对数似然比检验或其他适当的验证方法来比较粗略和特定分层方法的一致性。在进行适当的检验后,解释如下:

- 如果分层后的结果没有差异、但不同于粗关联度,那么第三变量是一个混杂因

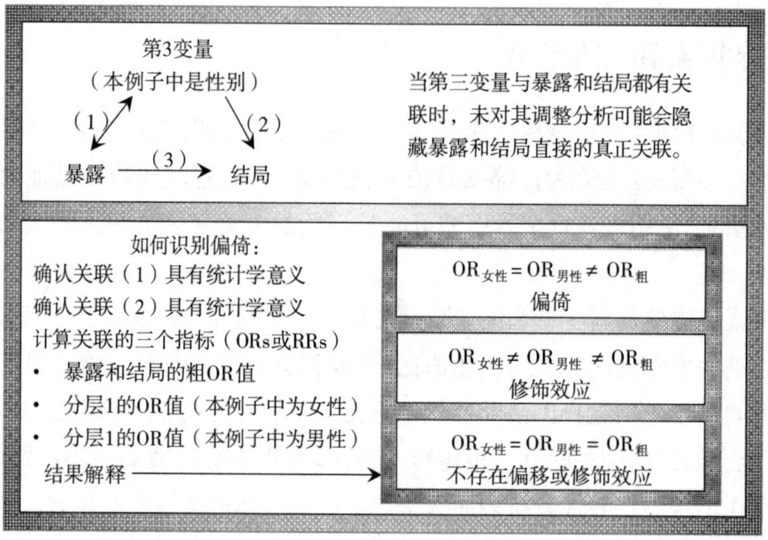

图表 29-4　偏倚和修饰效益

素。需报告调整后的结果，如经 Mantel Haensze 调整后的比值比。

• 如果分层后的关联是彼此不同的，也不同于粗关联，那么第三变量可能是一个效应修饰因子，需报告特定分层后的结果。

• 如果粗比值比和特定分层的比值比没有差异，则不存在混杂因素或效应修饰因子，需报告粗(未经调整)测量的结果。

29.5　多变量均值的比较

在独立人群中可用多种检验来比较均值(图表 29-5)。单因素方差分析(analysis of variance，ANOVA)(方差分析)用于比较几组独立群体中连续型变量的均值有无差异，如比较三个不同家庭患者的平均年龄。双因素方差分析(two-way ANOVA)适用于检验两因素对连续型变量的影响。例如，可通过性别和吸烟状况(从不吸烟者，过去吸烟者，目前吸烟者)来比较平均年龄。这一分析涉及六个比较组：女性从不吸烟者，男性从不吸烟者，女性过去吸烟者，男性过去吸烟者，女性目前吸烟者和男性目前吸烟者。

进行方差分析需满足一定条件。被比较的群体必须是独立的，每个参与者只能分配到其中一个组；因变量必须满足正态分布或近似正态分布；方差分析中纳入的变量没有明显的离群值，可用 Levene's 检验验证不同群体是否符合方差齐性。假设对一个全科诊所和儿科诊所患者的平均年龄进行比较，全科门诊的患者可能有广泛的年龄分布，而儿科门诊的患者年龄分布较为狭窄，在该例中，Levene's 检验会显示出方差不齐(P <

0.05),那么该例不适合使用方差分析。

方差分析的扩展允许进行更加复杂的分析。协方差分析(analysis of covariance, ANCOVA)可在控制混杂变量的基础上比较两组或两组以上均值。多元方差分析(multivariate analysis of variance,MANOVA)可以用于比较多个因变量的均值差异。多元协方差分析(multivariate analysis of covariance,MANCOVA)在控制潜在的混杂因素的条件下,比较多个因变量。

名称	自变量	因变量
单因素的方差分析	一个名义变量	1 个等比/等距变量
双因素方差分析	两个名义变量	1 个等比/等距变量
协方差分析	1个及1个以上名义变量和1个及1个以上等比/等距和/或名义协变量	1 个等比/等距变量
单因素的多元方差分析	一个名义变量	2 个及 2 个以上等比/等距变量
双因素的多元方差分析	两个名义变量	2 个及 2 个以上等比/等距变量
多元协方差分析	1个及1个以上名义变量和1个及1个以上等比/等距和/或名义协变量	2 个及 2 个以上等比/等距变量

图表 29-5 两组或多组间比较均值检验的例子

29.6 哑变量

回归模型中的预测变量可有多种形式,但不包括名义分类变量。名义分类变量没有等级顺序,因而不能排序。然而,哑变量可以将分类变量转换为可纳入回归模型的二元(0 / 1)变量。哑变量也可将定比、定距变量转换成一组派生类别,纳入到 logistic 回归模型中,计算派生分类变量不同水平的比值比。

图表 29-6 举例如何进行重新编码。如果分类变量可按 n 项类别分组,则需设置"n - 1"个哑变量。如图所示,分类变量可分为 4 组(有四种可能的反应),因此需要三个哑变量。如果有 9 组,则需要 8 个哑变量。在一些建模方法中,这"n - 1"个变量均会被纳入到一个回归模型中,即使部分变量在逐步筛选的过程中会被剔除。

哑变量的值是 …				
如果原始问题的回答是 …	B哑变量（B是不是原始问题的回答）	C哑变量（C是不是原始问题的回答）	D哑变量（D是不是原始问题的回答）	基于哑变量的结论
A	0（no）	0	0	答案是A
B	1（yes）	0	0	答案是B
C	0	1	0	答案是C
D	0	0	1	答案是D

图表 29-6　哑变量

29.7　多元回归

在调整可能的混杂因素后,可运用多种分析方法来检验三个或更多的变量之间的关系,(图表 29-7),如线性和 logistic 回归模型。

名称	自变量	因变量
多元线性回归	2个以上等比/等距和/或名义变量	1个等比 /等距变量
多元logistic 回归	2个以上等比/等距和/或名义变量	1个名义变量
判别分析	2个以上等比/等距和/或名义变量	1个名义变量
双复式分析	2个以上等比/等距和/或名义变量	2个以上等 比/等距和 /或名义变量

图表 29-7　检验三个及三个以上变量相关性多元分析的例子

多元线性回归模型(multiple linear regression models)探索几个预测变量对结局变量的影响。多元线性回归模型可纳入连续和分类预测变量,但需要对分类变量进行哑变量化处理。自变量和因变量之间的关系必须是线性的,模型中自变量必须相互独立,且容忍度、方差膨胀因子(variance inflation factor,VIF)和其他的检验结果表明自变量不存在多重共线性。多重共线性(multicollinearity)和自相关(autocorrelation)的存在可能意味着模型结果是不准确的。所有变量的残差必须服从正态分布,可以根据 Kolmogorov Smirnof 检验或其他拟合优度检验得知。(对数变换可将非正态分布的变量转化为服从正态分布的变量。)残差图必须满足误差项方差齐性(而不能证明异方差)。虽然可使用统计软件程序来运行多元回归模型,研究人员仍必须在确认模型有效前仔细检查所有相关输出。

图表 29-8 演示如何解释纳入两连续变量的多重线性回归模型。通过预测变量的

常数和系数(β 值)可得出最佳拟合曲线方程。该方程可用来检测每个预测变量对结果变量的个体效应。为了评估其中一个预测变量的效应,需在控制另一个预测变量效应的基础上确定该预测变量变化 1 个单位所产生的影响。

回归模型结果

	β	SE	P值
预测变量1	0.5	0.1	< 0.01
预测变量2	0.6	0.2	0.01
常量	–6.2	6.2	0.33

线性回归的r^2=0.87，这意味着预测变量解释结局变量值的变化的87%。

线性回归方程：

结果= 0.5 × **变量**1+0.6 × **预测变量**2-6.2

预测变量1	预测变量2	结果期望值
10	30	16.8
11	30	17.3
11	31	17.9

如果预测变量2保持不变，那么预测变量1每增加1个单位将导致结果增加0.5个单位。

如果预测变量1保持不变，预测变量2每增加1个单位，结局变量增加0.6个单位。

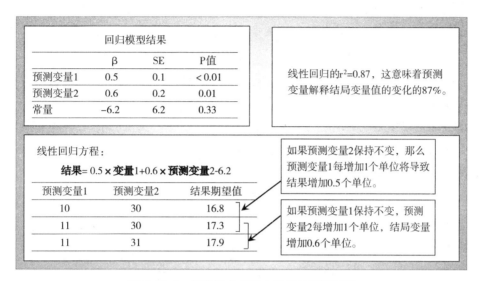

图表 29-8　两连续变量的多元线性模型例子

图表 29-9 演示如何解释互不影响的多种预测变量项。在该例中,"预测变量 2"的值每增加 1 个单位将引起结局变量增加 2 个单位(因为"预测变量 2"的系数值 β = 2.0)。"预测变量 2"的值和结局变量之间的关系在男性和女性间没有差异,虽然相比于女性,男性的结局变量高 18.7 个单位(因为性别回归系数 β=18.7)。

回归模型结果

	β	SE	P值
性别	18.7	2.2	< 0.01
预测变量2	2.0	0.1	< 0.01
常量	-17.9	2.7	< 0.01

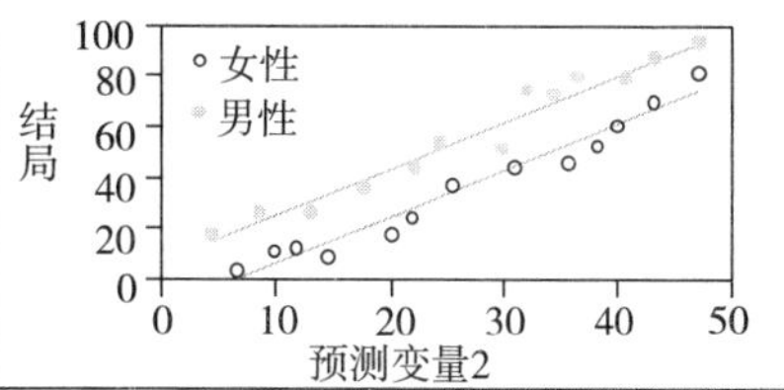

线性回归方程：

结果=18.7 × 性别+0.2 × 预测变量2 - 17.2

性别	预测变量2	结果期望值
0	20	22.1
1	20	40.8
1	21	42.8

如果预测变量2值保持不变，那么男性的结局期望值比女性高18.7个单位。

对于男性来说，预测变量2增加1个单位将影响结果的期望值增加2个单位。

图表 29-9　连续变量和分类变量两者无交互的多元线性回归模型例子

多元线性回归模型中的预测变量可能发生相互作用。例如，男性和女性的最佳拟合回归线有显著不同的斜率时，预示着可能存在相互作用。图表 29-10 说明当预测变量间存在交互作用时如何解释模型。在该例子，“预测变量 2”的值增加 1 个单位将引起女性的结局变量值增加 2.4 个单位，但男性的结局变量值只增加 1.2 个单位。回归模型的方程通过使用一个特殊的交互项来表示这种相互作用。一个分层模型可（也称为多级模型）调整不同层次的暴露。

图表 29-11 展示如何解释多元 Logistic 回归模型。多元 Logistic 回归模型可纳入连续型变量和分类变量，预测变量不需要服从正态分布、线性相关或方差齐性。纳入两个预测变量的模型生成的结果为调整后的两变量比值比。在该例中，在调整食物变量的基础上，性别的 OR 值的 $P=0.23$，这意味着性别对是否患胃肠炎不存在影响。在调整性别变量的基础上，食用高危食品的 $P = 0.01$，OR = 4.2(1.5，11.7)，这表明患胃肠炎的人食用可疑食物的机率是健康人的四倍。

回归模型的结果：

	β	标准误	P值
性别	28	4.1	< 0.01
预测变量	2.4	0.1	< 0.01
性别 × 预测变量2	-1.2	0.1	< 0.01
常量	-20.3	2.8	< 0.01

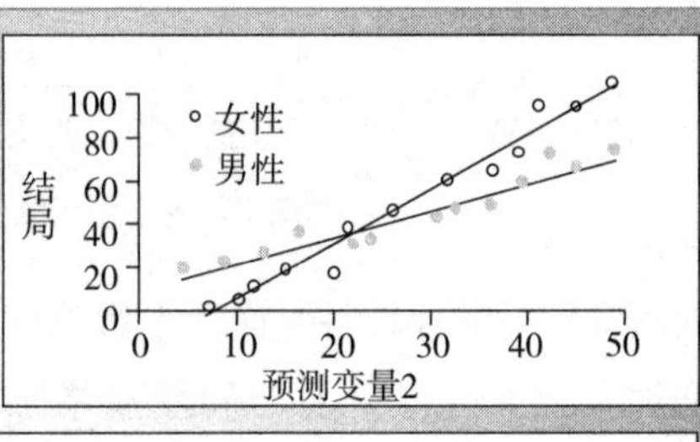

回归直线的方程：

结果=28.0×**性别**+2.4×**预测变量**2-1.2×**性别**×**预测变量**2-20.3

性别值	预测变量2	结果期望值
0（女）	20	27.7
0（女）	21	30.1
1（男）	20	31.7
1（男）	21	32.9

对于女性来说，预测变量2每增加1个单位将影响结果期望值增加2.4个单位。

对于男性来说，预测变量2每增加1个单位将影响结果期望值增加1.2个单位。

图表 29-10　连续变量与分类变量有交互的多元线性回归模型例子

29.8　病因分析

多元回归模型虽然不能证明某种暴露是导致结果的原因，但是可以提供相应的病因假设。路径分析（path analysis）采用回归模型检测变量间的因果关系，并建立递归模型（recursive model），假设所有因果关系都是单向的。结构方程模型（structural equation modeling，SEM）使用最大似然估计与非递归模型（nonrecursive model）的方法，允许使用回归模型预测输出的一个案例：

	β	标准误	OR（95%CI）	*P*-值
性别	0.59	0.49	1.8（0.7，4.7）	0.23
吃-食物	1.44	0.52	4.2（1.5，11.7）	0.01
常量	-0.82	0.37		0.03

性别的OR值 = exp(β) = exp(0.59) = 1.8
95%CI下限值：exp(β - 1.96×SE) = exp(0.59 -1.96×0.49) = 0.7
95%CI上限值：exp(β+1.96×SE) = exp(0.59 +1.96×0.49) = 4.7

吃-食物的OR值 = exp(β) = exp(1.44) = 4.2
95%CI下限值：exp(β-1.96×SE) = exp(1.44 -1.96×0.52) = 1.5
95%CI上限值：exp(β+1.96×SE) = exp(1.44 +1.96×0.52) = 11.7

控制吃-食物这一变量（参与者吃某种特定的食物，是一个二分类是/否变量），病例性别间的比值比无差异：OR=1.8（0.7，4.7）

模型的决定系数=0.14，说明预测变量仅能解释结局变量差异的14%。

控制性别这一变量，那些吃可疑食物的研究对象比那些不吃可疑食物的研究对象成为病例的风险更高，且具有统计学意义：OR=4.2（1.5，11.7）

图表 29-11　多元 logistic 回归模型的例子

路径图进行更复杂的因果模式研究。

时间性	疾病发生前是否有此类暴露？
关联强度	暴露和结局之间是否存在强关联（如RR值和OR值指标）？
剂量反应关系/生物梯度	与暴露水平较低的人相比，暴露水平较高的人是否有更高的风险？
终止效应	停止暴露会降低结果的风险吗？
特异性	暴露和结局是否比一般概念定义狭隘？
理论合理性	该暴露导致结局的发生是否有合理的生理学机制解释？
连贯性	在其他研究和其他人群中是否同样观察到类似的潜在因果关联？
一致性	暴露和结局之间的因果关系是否有一致性？
辩证思考	是否有原因导致假阳性关联？
实验性	是否有符合伦理学要求的实验研究证实该因果关联的存在？

图表 29-12　病因标准

两个或多个变量之间的统计关联并不能证明因果关系是存在的，相关不等于存在因果关系。然而，根据 Bradford Hill 的标准，回归模型的结果可作为因果关系的一个定量考虑部分（图表 29-12）。证明某暴露是导致结局的原因并不要求其满足所有的因果关系标准，但如果满足的标准越多，该暴露与结局之间存在因果关系的可能性就越大。大多数研究人员在推断因果关系时都非常谨慎，得出因果关系的结论时必须有根有据。

29.9 生存分析

生存分析(survival analysis)检验的是个体在人群研究中从一个最初的时间点(如研究的开始日期或者特定病症的诊断日期)到死亡或其他结局如从医院出院等明确定义事件出现持续时间的分布。一些生存度量法是基于累积概率,即特定观测周期结束时某一事件发生的可能性,其他则基于条件概率,即假定先验事件已经发生的情况下某事件发生的概率。例如,累积生存研究可能会调查出生在 20 世纪初的人活到 95 岁的比例是多少,而条件生存研究可能会确定 90 岁再活 5 年的比例。常见的生存度量法包括:

- 中位生存时间
- 注册或诊断后的累计生存时间
- 记录条件生存率和累积生存率的寿命表
- 显示研究人群累计生存率的 Kaplan-Meier 图(图表 29-13)
- 对数秩检验,用于确定某一人群中的生存率是否大于其他人群的生存率
- Cox 比例风险回归,评估两人群在任意时间点上发生某事件的危险比

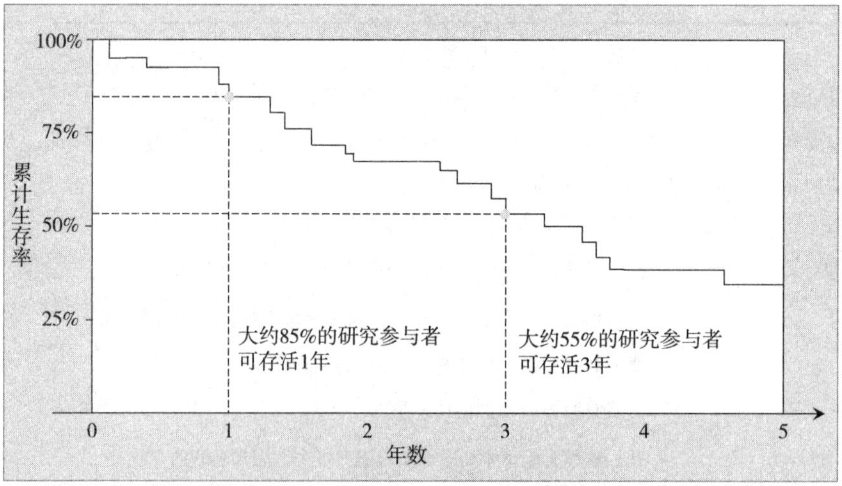

图表 29-13 Kaplan-Meier 图示例

29.10 提示

只有极少数研究需要使用回归分析或本章中描述的其他高级统计方法。大多数统计软件操作简便,但仍需用户选择适当的统计检验方法并解释输出结果的含义。研究

者在不清楚统计检验的适用条件及如何解释结果的情况下不应随便使用这些检验方法。高级统计检验只有在适用于研究问题时才被运用。在确定某种检验方法之前，需要参考专业统计文献或咨询有经验的统计学家。专家协商法有助于处理缺失数据及选择合适的敏感性检验，以使研究结果更加稳健。

第三十章　补充分析工具

本章简单介绍了一些用于健康研究的高级定量分析技术。

30.1　GIS 和空间分析

如果在研究中收集有全球定位系统（GPS）坐标或其他地理数据，则可使用特定的软件程序进行空间分析。GIS（地理信息系统）常被用于地理信息数据分析，可定位事件的地理位置、探寻事件的空间分布、寻找疾病集群模式（使用某一统计量如 Moran's *I* 系数，用于计算空间自相关性，即某地点与其各相邻地点相似程度的度量）以及评估多种社会和物理环境特征与健康状况之间的潜在关联。可参考医学或健康地理信息获得空间分析帮助。

30.2　数学建模

数学建模用于探索理论人群和现实生活中人群之间的关系。例如，流行病学中的 SIR 模型是一类感染传播模型，描述人群中的易感者（S）可能被感染（I），随后获得免疫，最终康复（R）的模式。SIR 模型是分室模型（compartmental model），在该模型假设中，人群中所有个体均以易感、感染（有传染性）或康复三种状态之一存在，但随时间推移，这些个体可在不同的隔间之间移动。可通过创建额外的隔间如通过年龄组、暴露组来分开 S、I、R 室以增加模型的复杂度。常微分方程（ODE）或其他类型的方程可用于描述随着时间推移房室之间的变动情况。例如，可用一个方程描述感染率，即个体从 S 移动到 I 的率；用另一个方程描述个体从一个年龄分室移动到较大年龄分室的率。为了让模型更符合实际情况，通常基于实地研究数据来计算各分室间人群成员的分布和不同分室之间的流动率。有些模型是确定性模型（deterministic models），每次输入内容相同，该模型运行的结果也相同。有些是随机模型（stochastic models），根据参数概率分布的不同，模型每次运行的结果不同，可以数百次重复运行该模型，以获得结局的分布情况。敏感性分析（sensitivity analysis）用于评估统计方法和模型结果的稳定性，有助于确保模型的合理性和有效性。

30.3　基于主体的建模

基于主体的建模(Agent-based modeling)也称为基于主体的模拟(agent-based simulation)或基于个体的模型(individual-based modeling),使用电脑模拟人群中各个个体(主体)的行为和活动。在确定一组与模型中的主体行为以及如何相互影响的相关的假设后,将这些假设写入模型代码,然后使用专门的软件来运行该模型。基于主体的模型在理解复杂数据的同时,也可以协助开发和测试新理论。

30.4　机器学习

机器学习(Machine learning)是一种由人工智能(AI)衍生而来的数据分析方法。随着计算机运行和重新运行多轮分析,计算机"学习"到更多关于数据模式的知识。机器学习可用来创建和评价神经网络、决策树和许多其他新兴应用。例如,机器学习可以协助自然语言处理(natural language processing),该处理通过对定性数据和社会媒体数据进行分析,以研究人们在现实生活中如何说话和书写。

机器学习算法中的迭代过程常用于预测性分析。解释模型和因果模型试图通过检查变量之间的关联强度来解释观察到的关联。预测模型的目的不同:它们的目的是确定预测能力最好的变量。在建模中,判别力(discrimination)是模型区分独立组的能力。例如,判别分析(或判别函数分析)和规范分析根据某一研究对象的各种特征值判别其类型归属问题。倾向评分匹配(propensity score matching)是使用非实验数据或观测数据进行干预效应分析的一类统计方法。

30.5　成本—效果分析、质量调整寿命年和伤残调整寿命年

健康研究中会用到多种多样的卫生经济学方法。例如,成本—效果分析(CEA)对比一项干预的健康收益与该项干预造成的财政支出。健康收益往往以质量调整寿命年(QALY)进行量化,一个 QALY 等价于完全健康状态的一年。疾病和残疾造成不完全健康状态。早亡(死亡年龄小于人群预期寿命)会将该个体的质量调整寿命年减至 0。健康干预(预防活动、筛选试验、临床手术、康复治疗以及一些其他的方法)可以恢复在缺乏干预的情况下由于疾病而丢失的质量调整寿命年,也可预防由于死亡丢失的质量调整寿命年。每个质量调整寿命年的平均成本可以用来评估一项干预的成本效果。

伤残调整寿命年(DALY)是一种类似 QALY 的指标,经常用于疾病负担研究和健康影响评估。DALY 将急性感染、慢性非传染性疾病、心理健康问题、身体缺陷产生的

损伤等定义为健康受损情况。DALYs 是寿命损失年(YLL)和伤残生存年(YLD)的总和,其中计算 YLDs 需要基于残疾权重的。其他衡量生活质量(QOL)和健康相关生活质量(HRQOL)的指标也可以用于经济分析。应参考卫生经济学、卫生服务研究和相关学科的专业知识来评估这些方法。

第五部分

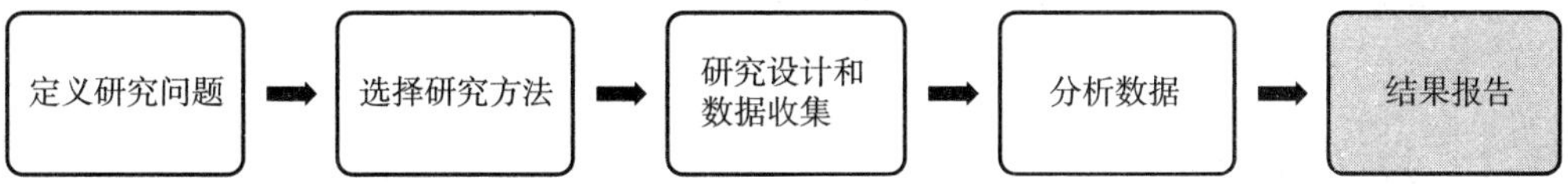
定义研究问题
选择研究方法
研究设计和
数据收集
分析数据
结果报告

研究程序的第五步也即最后一步是写研究报告和通过展示和发表来传播结果。这一部分提供了写作、修正、展示和发表结果的技巧。

- 海报和展示
- 文章结构
- 引用
- 批评性的编辑
- 写作成功的策略
- 手稿提交、审查和出版过程

第三十一章　大会展板和展示

研究结果通常会以口头报告或展板的形式在学术或专业会议上首次公开。

31.1　会议的目的

大多数专业学术会议主要的好处在于可以建立新的人际关系网络：认识在同一个兴趣领域的其他研究工作者；和以前的同学和同事取得联系；创造和发展对未来研究可能有帮助的专业联系。会议同时也是交流思想的场所：受到同领域其他研究者成果的启发；了解学科内新的方法和技术；与他人分享当前的研究并获取专家的建议。在将论文提交给期刊之前，通过展板展示或者口头展示的形式展现当前研究有助于收获反馈意见。

对成果进行展示有助于作者了解研究的优缺点，并在后续工作中进行改进。

31.2　会议的安排

有些会议是由专业组织每年举办的，能吸引成千上万的与会者。而有些会议是专业领域的学者举办的小型集会。不过大多数会议都是由各种形式的小会议所组成的，如下：

- 全体会议：所有与会者均出席，通常以专题演讲为主。
- 并行会议：多个小组在同一时间不同的报告厅进行口头汇报。
- 展板会议：与会者在述评展板的同时可以进行相互交流。
- 展览会：与会者可以参加由合作伙伴、组织供应商或其他赞助商承办的信息陈列展览。
- 商务会议：由主办组织的人员主持。

展示者通常需准备口头报告或者展板展示。相比于展板展示，口头报告通常显得更加重要，部分原因是口头报告的名额比展板展示要少许多。口头报告（oral presentations）通常要求报告人做一次演讲，并参与由听众和专家组成员展开的问答（Q&A）环节。这种相互交流有助于在文章发表前改进文稿，因此若无人指出研究中的不足，一些报告人可能会感到失望。然而口头报告对公共演讲经验不足的人来说是非常有压力的。

展板会议(Poster sessions)通常不要求展示者做正式的演讲。相反,展板展示的目的是促进一对一交流或小组对话。展板可以贴在房间的墙壁或展示在长排画架上,参会者可以自行浏览展板,如果他们对某项目感兴趣,并想要了解更多信息的话可以和展示者互动。相较并行会议中的问答环节,这些相对私人的谈话更能促进思想交流。展板的另一个好处是在会议结束后的几个月内,它们仍能够在学术或办公场所的走廊展示。然而,相比口头报告,展板往往需要更长时间准备,而且还存在打印昂贵、运输麻烦等问题。

31.3 提交摘要

研究人员如果想要参加会议,通常需要提交一份摘要。组委会及其他评审员将进行以下工作:

- 评价提交的摘要。
- 确定邀请出席的研究者。
- 选择口头报告组人员和展板展示组人员。

经组委会选择通过的摘要通常会印在公告中,与会者可以决定参加哪个会议,搜寻哪些展板。一份优秀的卫生研究摘要包括关键方法和研究结果,同时还应传达出恰当且明确的卫生信息。如果会议侧重于临床实践,那么摘要应强调如何改善患者护理。如果会议侧重于研究理论和方法,那么摘要应强调研究所使用方法的新颖性和该方法对其他研究课题的适用性。如果会议侧重于卫生政策,那么摘要应该有一个明确的政策含义。

在提交摘要时,申请人可能会被问及他们的首选展示方式。那些表示愿意做口头报告或展板的人,他们的摘要被接收的可能性会提高。

由于摘要往往在会议前几个月就要提交,会议通常禁止与会者在会议之前将研究摘要发表在期刊上,这种要求很常见。因此,理想的时间安排是首先得出一个能写入摘要的初步结果,并准备好用于会议展示的最终结果,然后利用会议的反馈意见来完善提交出版的最后定稿。

在一些分支学科中,将文献长度的研究报告以会议论文(conference papers)形式发表在会议论文集中是很常见的。在这些领域,会议论文等同于同行评审的期刊文献。然而,在绝大多数健康学科,会议论文只提供文章摘要,而摘要因其不完整性而不被视作正式的科学文献。当会议的摘要得到发表后,研究人员应考虑进一步完善会议展示内容,撰写论文准备出版。

提交摘要意味着被选为展示者后必定参会的承诺。主办机构可能会(也可能不会)记录中途退出者和缺席者名单,并且不允许他们参加未来举办的会议。会议指导细则上通常会明确说明主办方对于申请人的其他要求。绝大多数会议要求展示者交纳一笔登记费(通常几百美元),并自行承担所有旅费。一些学校和企业可能会给他们的研究人员报销该项部分或全部的支出,但如果资金不到位的话,研究人员将自行承担这些费用。

31.4 准备展板

会议参与者会被有视觉吸引力且内容均衡的展板所吸引。研究人员准备的展板必须兼顾展板的内容和美观程度(图表 31-1)。应该合理使用展板使其内容集中。在文本,图像和“留白区域”(不包括文字或图像的区域)之间做到平衡得当,配色方面做到引人注目。

海报展板可以通过专业的图形设计软件或演示软件程序(如微软的 PowerPoint)来设计。可调整幻灯片或页面的大小使尺寸符合会议的要求。图表 31-2 所示为展板的布局示例,互联网上有很多其他展板设计的样例。在印刷前请人核查展板的设计和内容会提高展板的质量。印刷展板之前,研究人员应该思考如下问题:

- 印刷成本(成本随展板的尺寸,颜色的种类,纸张或织物的类型,以及任何特殊选择,如层压或安装要求的变化会有较大不同)
- 印刷所需时间
- 展板的运输是否需要用到特殊的运输箱

内容	• 组织内容，使其集中传递同一个核心信息。 • 取一个概括性的标题。 • 纳入所有共同作者的名字，简要介绍作者信息，且列出至少一位作者的联系方式。 • 不要在展板上列出有关会议的信息（如会议名称、日期或地点）。 • 可考虑省略摘要，用以节省空间。 • 明确陈述主要的目标、具体目标或假设，以及本项研究的重要性。 • 使用结构化格式，包括介绍/背景、方法、结果以及结论/讨论（如果有所引用，用小字号做出参考列表）。 • 简洁，尽可能使用短句和项目符号列表。 • 图像、图表、流程图、图片和地图比文字更能有效地传达信息。
设计	• 向会议组织者确定提供的展区版面及尺寸和形状（水平或垂直的），以方便制作展板。 • 决定打印一个大型展板（首选）还是相互连接的较小面板。 • 按照逻辑流程，将内容组织成三列或四列或者其他结构。 • 使用框、颜色、线条等将信息分组。 • 选择一个视觉舒适的调色板。 • 确保背景（通常为亮色）和内容（通常为暗色）之间有足够的对比度。 • 使用大号且一致的字体，确保后退几步仍能轻松辨认。 • 简化图形，并确保在较远的地方都能看到（可能需要添加标题或者直接注明的一行字而非使用关键词）。 • 使用高分辨率图像（照片经放大后会变得模糊）。

图表 31-1 展板内容和设计方案

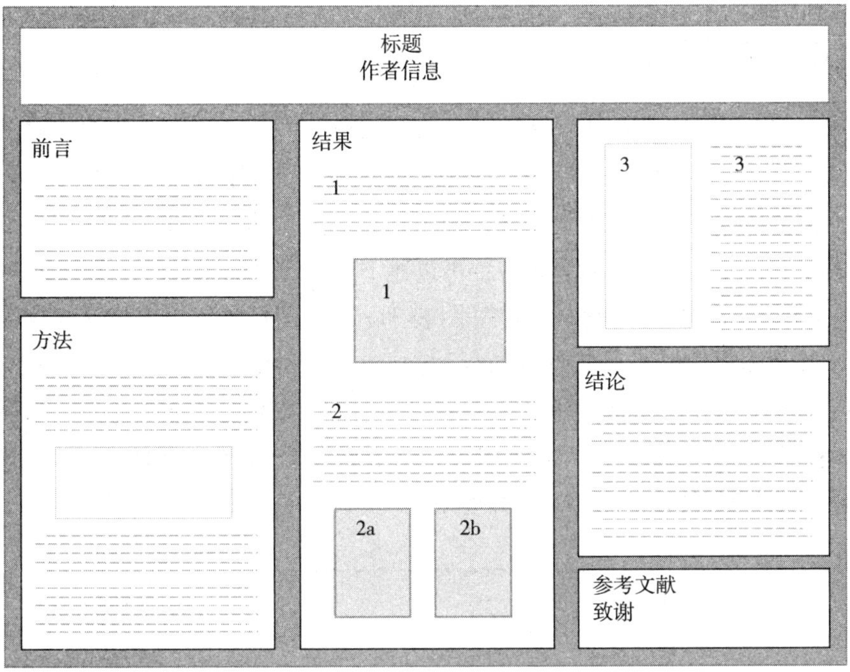

图表 31-2　展板布局示例

31.5　展板展示

大多数会议上,展板展示人须在指定时间放置展板。虽然一些会议主办方会提供所有可能的必备品,但情况并非总是如此。展板展示可能用到各种所需装备,因此应该准备好装订夹(用于将展板固定在画架的硬板上),图钉(用于将展板固定到软木板上)和胶带(用于将展板贴于墙壁)。展示人还需要在指定的时间取下展板。过早或过晚地取下展板都会被认为有失礼节,因为其他人可能正在等待为下一场会议布置展板。

一些会议设置展板展示时段,并规定展示者站在他们的展板旁和与会者互动一两个小时。这有助于展示者与参会者进行一对一的交流。展示者需要适当的问候每个停下来观看展板的参会者,但不与闲逛的与会者互动也并不失礼。如果展示者过于专注于与某一个人互动,可能会忽视其他也带有疑问或者想法的人,或者相反,只注意到无意义的玩笑话,展示者将失去扩展交际圈的机会。

一些演示者会准备一份宣传材料,要么是一张完整展板页面大小的打印件,要么是一张标注重点的说明。大多数展示者会带有名片以供分发。

31.6 准备口头报告

一般口头报告大约用时 15 分钟。因为在开始时需要一两分钟时间进行自我介绍，而在结束时还需要一两分钟时间回答问题，因此实际报告时间大概为 10—12 分钟。健康科学会议上的大多数发言者会准备一份由计算机制作的幻灯片来指导演讲，并给观众提供视觉信息。大多数演示者每分钟可讲述 1—2 张幻灯片，因此，一场 10—12 分钟的演讲上可能会用到 12—20 张幻灯片（图表 31-3）。幻灯片不应该过多使用文字，而应尽量多地用图像代替文字表达演讲的关键信息。演示中，统计结果的图表应简单易读。须标明所有引用的图像图表的原作者，且须经授权才能在公共场合展示该图表。幻灯片中提及的任何参考文献可在相关幻灯片的底部以小字体的形式列出。图表 31-4 提供了演示幻灯片的内容和设计要求。

内容	幻灯片数量
演讲题目与作者姓名和联系方式	1
研究目标	1-2
背景	2-4
方法	2-4
结论	4-8
优点和不足	1
未来研究方向	0-1
结论	1
致谢和/或提问	0-1
总计	12-20

图表 31-3　一场 10-12 分钟演讲的幻灯片布局示例

准备幻灯片只是准备口头展示的第一步。图表 31-5 列出了练习演讲的注意事项，包括内容，表述及演示相关的事项。展示者可以对一场报告进行录制，反复观看，并找出需要改进之处，同时向同事和导师寻求反馈。没有人能够准备好在展示中可能遇到的每一件事情，包括情绪紧张，但不断的练习可以增加口头展示成功的可能性。

在会议举办前的几周，展示者需确认参展时应配制的设备（如一台电脑，一架 LCD 投影仪）。

- 有些会议希望演示者自带笔记本电脑。
- 有些会议要求演示者在会议之前将演示文稿上传到网站。

内容	• 在适当范围内，尽量多的使用图、表格、照片及其他图像代替文字表达。 • 使用关键词和短语，而不是完整的句子。 • 幻灯片数量应与预定的演示时间相匹配（每分钟约1-2张幻灯片，不包括提问预留时间）。 • 每张幻灯片中的文本不超过六行。 • 一张幻灯片的所有项目符号短语使用语气一致的样式（例如，全部以单词“to”开头或全部以一个“-ing”单词开头）。 • 所有单词拼写正确，所有短语语法正确。 • 每张幻灯片的内容准确无误。 • 每张幻灯片都是前后相关的。 • 幻灯片按逻辑顺序排列。 • 引用文献、参考资料及图片来源均应标示。
设计	• 背景简单且不造成视觉干扰。 • 所有表格和图形均应易于理解。 • 文本及图表（可能需要简化图像和放大各分组的字体）使用一致、易读、足够大的字体。 • 使用框、颜色、线条等将信息分组。 • 背景和文本之间有足够的对比度（浅色背景上配深色字体或深色背景配浅色字体）。在不同的照明条件下，有足够的对比度。 • 始终使用一致且看着舒服的配色。 • 幻灯片不应混乱。 • 避免使用不必要的效果，如声音、动画组件和幻灯片转换。

表 31-4　幻灯片内容与设计

内容	开场白	练习确切的开场语句，确保能吸引观众的注意。
	信息	熟记每张幻灯片的内容，不依赖参考笔记描述每个幻灯片。
	句式	使用相对简短精确且带有主动语态动词的句子。
	衔接	练习两个幻灯片之间的衔接。
	结束语	对关键结论进行精确表达。
表述	语速	语音缓和温顺。
	音量	尽量大点声。
	音调	语调有起伏。
	发音清晰	演讲时要清晰有力。
	发音准确	反复确认术语及专有名词的准确读音。
	语塞段	尽量避免出现“嗯，……啊，……你也知道”这一类的停顿。
表现	投入	面带微笑，并且注视观众。
	姿势	站姿端正，坐姿挺直。
	表达	切忌机械诵读幻灯片或重复手稿内容。
	动作	不要烦躁不安或者做其他干扰手势动作。
	科技手段	习惯于使用高阶幻灯片工具（用鼠标、键盘及/或遥控器），如条件允许可使用激光笔；尽可能在使用这些工具时面对听众。

图表 31-5　展示之前需做的练习

- 有些要求演示者通过电子邮件将其文件发送给会议主持人。
- 有些要求演示者将文件放在 U 盘中。

无论会议如何要求，展示者都应对演示文稿进行备份。

31.7 做口头报告

图表31-6简要概括了演示当天的主要任务。会议组织者经常建议演讲者：

- 在会议开始前至少15分钟到达演示室（并不是个人演示时间前的15分钟）。
- 找主持人签到。
- 调试计算机和投影机，确认幻灯片能够放映。

报告人必须考虑到其他报告者，严格遵守指定的时间限制。

大多数会议在个人汇报或全体汇报结束后，会留出给观众提问的时间。如果麦克风无法正常工作，那么应答者应在回答问题之前复述并确认问题。适当的礼仪通常是：

- 精简回答。
- 感谢为改进工作提出建议的人。
- 在突出研究项目的优势的同时，承认它的不足。
- 尊重每个人。

在会议结束时，关于研究的一对一或小组对话可以继续。展示者应备有名片以方便与对研究感兴趣的人开展进一步的交流。会议后，展示者可通过电子邮件表示对继续通信和未来合作的期望。

时间	任务	
在会议开始前15分钟	主持人	如果有主持人或主席，找他/她签到。
	提问&回答环节	询问主持人提问&回答环节在个人展示结束后还是在所有人的展示结束后。
	时间	确认展示的时长，询问主持人是否有计时工作人员给予提示，如果没有，安排一个同事坐在第一排充当计时人员。
	电脑	如果使用电脑和/或投影仪，确认设备都正常，展示文件应传至电脑且能正常播放。
	激光笔	如果使用激光笔/遥控器，需确认其能正常使用。
	话筒	如果需用到话筒，要提前检测能不能使用。
	水	携带一瓶水，并放置于在展示过程中能轻易接触到的位置。
	合作展示人	在会议上与其他展示人打招呼。
在本次会议其他展示人的报告时间	聆听	仔细听其他人的演讲，在此期间不要专注于自己的笔记或者展示准备。
	联系	在聆听过程中找到各个研究报告中的联系，尤其是当问答环节在所有人的展示结束后进行时。
在演讲期间	放松	坚信认真练习必将会有一个完美的演讲。
	镇定	警惕出现展示焦虑的行为，如给演讲添加无意义的停顿，摇晃身体等。
	控制时间	不要超时。
在演讲之后	致谢	感谢主持人、计时员、机器支持人员及其他展示人。
	私人物品	检查私人物件，确保没有遗漏。
	交流	在会议室停留至少几分钟，以防任何人有问题；一旦下一场会议的展示者开始设置其演讲，立即移至走廊进行讨论。

图表31-6 演示当天的注意事项

第三十二章　文章结构

研究论文通常包含以下几个部分:摘要、前言、方法、结果和讨论。

32.1　写作核查清单

研究论文每个部分包含的常见信息如图表 32-1 所示。不同类型的研究报告有不同的写作要求,因而有好几种写作模式。一些最广泛使用的模式,如 STROBE,CONSORT,COREQ 和 PRISMA 等,如图表 32-2 所示。图表 32-3 展示了一份长度为 18 个段落,有关于观察性与实验性研究论文的大纲样例。在正式写作之前先为文章列大纲,列到段落级别,这有助于作者了解手稿的进展,并确保不会忽略关键信息。

32.2　摘要

摘要是一篇文章的总结,长度为一个段落。它最重要的功能是对该篇文章进行推广,吸引潜在读者的注意。即使研究人员可获得文章的全文,但如果摘要没能引起他们的注意,他们也不会阅读。摘要必须以引人注目的方式传达论文的关键信息,应囊括研究对象,地点和时间特征以及研究的关键信息如暴露,疾病及研究人群。大多数期刊将摘要限制为 150 到 250 个词,撰写一份完善的摘要是个巨大的挑战。

一个结构化摘要(structured abstract)使用副标题,如研究目标,方法,结果,结论等来突出显示内容。非结构化摘要(unstructured abstract)也会遵循相同的大纲,但不列出段落副标题。大多数期刊的作者指示(Author instruction)会明确指出偏向于结构化或非结构化的摘要。许多作者认为在完成文章的其他部分,且明确了中心内容、关键词和结论的情况下,完成摘要将会变得更加容易。也有作者认为先写摘要更有帮助,可以指导他们在整篇文章的完成过程中呈现重要信息。

大多数研究数据库和互联网搜索引擎只允许访问摘要。为了最大限度地发挥计算机搜索的优势,构建一个摘要应包括多种可能被搜索的条目,以使来自计算机搜索的点击量能达到最大化。例如,虽然 MeSH 医学主题词表会将术语“hypertension”和“high blood pressure”视作同义词,但摘要的数据库可能不会。如果一篇关于高血压的文章摘

章节	内容
摘要/概要	• 用关键词概括文章主要内容。
前言/背景	• 提供必要的研究背景。 • 陈述研究的目标（或对于实验研究需验证的假设）。
方法	• 确定研究设计方案（包括随机化方法）。 • 描述源人群（包括选择方法和纳入标准和纳入方法，如果适用）、日期。 • 定义关键暴露、关键结果和其他变量。 • 解释如何收集数据。 • 描述如何计算样本量。 • 讨论伦理方面的考虑（如由哪个研究伦理委员会批准此项目、是否提供强制参与以及知情同意书的内容）。 • 描述用于分析的统计方法。
结果	• 描述研究人群，包括样本量（使用流程图显示研究每个阶段的个体参与者的数量）。 • 报告相关结果（可能的情况下使用表格和图）。
讨论	• 概括主要的结果以及结果与研究目标（或者研究假设）的关系。 • 讨论研究的局限性。 • 简要概括主要结果，并阐述他们是如何实现研究的目标。 • 描述研究结果对实践政策/或未来研究变化的关键意义。
排版	• 按照目标期刊的要求提供如每个作者的贡献，排除那些不符合标准的作者，研究的资金来源和可能的利益冲突等信息。 • 参考文献。

图表 32-1　文献报告的关键内容

研究方法	清单	
病例系列研究	CARE	个案报告
	STARD	诊断准确性规范报告
	TRIPOD	个体预后或诊断建议的多变量预测模型的详细报告
横断面调查 病例对照研究 队列研究	STROBE	流行病中观察性研究的规范报告
实验性研究	CONSORT	随机对照临床试验的规范报告
	SPIRIT	干预性试验方案的规范性条目
	SQUIRE	质量改进报告书写标准
	CHEERS	卫生经济学评价报告标准共识
	TREND	非随机对照试验研究报告规范
定性研究	COREQ	定性研究统一报告标准
系统综述	PRISMA	系统综述和Meta分析优先报告的条目（用于干预评价）
Meta分析	MOOSE	流行病学观察性研究的meta分析规范报告

图表 32-2　常见规范报告的指南

要仅包括“hypertension”，那么仅搜索“high blood pressure”就很可能找不到这篇文章。一篇更为完善的摘要的关键词应该将“hypertension”和“high blood pressure”都囊括在内。同样，如果一个研究的特定国家与一个更大的区域相关，那么这份研究的摘要最好能包括国家名和区域名。例如，一个关于黎巴嫩的研究摘要最好将包括如“中东”、“地

段落	部分	段落
1	摘要	概要
2	引言	提供背景
3		说明研究的重要性
4		主要研究的问题和 3个具体目的
5	方法	抽样和纳入
6		调查工具
7		伦理学
8		统计方法
9	结果	研究对象的描述（表 1）
10		重要发现 #1（表/图2）
11		重要发现 #2（表/图3）
12		重要发现 #3（表/图4）
13	讨论	主要研究问题的答复
14		重要发现 #1的述评
15		重要发现 #2的述评
16		重要发现 #3的述评
17		研究的优缺点
18		意义和结论
	结文	参考文献
		表/图

图表 32-3　一篇包含 18 个段落文章的大纲样例

中海东部”（世界卫生组织关于北非和中东周围区域的命名）等地区术语纳入其目的或结论语句。

32.3　引言

引言部分（或背景部分）提供关键信息以帮助读者了解文章的方法和结果。该部分通常包括重要的定义、研究设计的基础理论和下文关于研究的主要暴露、疾病和研究对象信息，包括研究地点的详细资料。该部分还可以包括一段证明新研究的重要性、意义和新颖性的内容。通常以整体目的和具体的目标或本文将解决的问题结束引言部分。

引言部分的长度和讨论部分的长度一样，均取决于期刊要求。一些期刊希望文章的引言部分用一到两个段落概括，而讨论部分则尽可能长些。而在其他期刊中，引言部分可能长达好几页，但讨论部分相对较短。例如，一个长的引言部分可能包括与之前一些研究的比较以及本研究的新颖性，但这种内容往往出现在讨论部分。

32.4 方法

方法部分首先应明确要使用的研究设计。如果在文章的引言部分里没有出现研究对象、研究地点和时间信息以及对主要暴露的定义、结局和其他变量等信息的话。那么就应该在方法部分对其进行描述。例如,一个病例对照研究应详细说明病例的定义;对于一个实验研究,应该详细描述干预和控制措施。对于某一些研究,提供措辞准确、顺序合理的问卷内容以及详细的仪器测量步骤,是很重要的。

在研究初期,应描述用于识别、招募参与者的方法,并列出纳入和排除标准。收集数据的方法也应该被描述,包括采访技巧和相关的实验室方法、体格检查清单和测量方法。对于二次研究,方法部分应注明谁收集了最初的数据、如何收集数据以及如何获取数据文件进行二次研究。

方法部分必须描述如何编码、清理和分析数据以及缺失数据如何进行处理。在本节中通常列出所使用的各种统计方法,并且还包括关于不常用的统计方法的解释信息。研究设计如果包括实验室分析和其他评估方法,在文章的方法部分应详细描述这些步骤,并适当地提供关键方法的参考文献。

方法部分应提供关于伦理方面的信息,如是否提供诱因、知情同意的记录方式、是否咨询社会团体以及哪一个研究伦理委员会审查该项目。伦理问题也可能包括在文章的结束部分,这取决于杂志的偏好。

一篇论文的方法部分通常在数据收集之前就可以完成,因为大多数的方法在数据收集开始之前就已经被确定了。

32.5 结果

结果部分首先应描述研究对象,包括样本的大小和研究对象的人口学特征。其次要提供定性或定量分析的结果,最好使用表和图来表示。大部分研究不需要多元统计或其他类型的高级分析。除非作者完全理解何时使用检验方法,并知道如何解释所用的检验方法,不然文章的结果部分就不应该包括这些统计检验的结果。

结果部分一个常见的写作策略是将结果段落与研究的具体目标匹配。例如,如果有三个具体的目标,那么结果部分就可以展开为四个段落:一段描述研究对象的特征,剩下三段分别对应三个目标(图表 32-4)。另一个方法是用一个段落来解释一个表格或者图形。第一个表通常描述研究对象的基本特征,剩下的图表要与具体目标或假设相匹配。

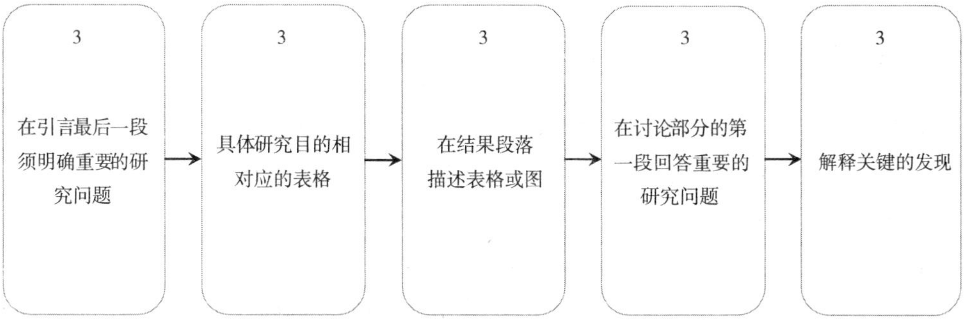

图表 32-4　科学论文论述中的“遵循 3S”方法

32.6　讨论

讨论部分的开头通常对这个研究的重大发现进行简要总结。这些重要发现应与引言部分最后一段中罗列的目的、目标或假设一致。理想情况下，讨论部分的第一句话就能解释文章所提出的问题。接下来的段落应该将此研究与以前的研究进行对比，并对引用次数较多的现有文献进行深入讨论。

每一篇论文至少要有一个段落，对这项研究优点与局限性进行分析。描述局限性的段落应明确潜在的偏差或其他会导致研究结果不准确、无效，或样本不具代表性的问题。讨论部分有时还需阐述在研究的设计、实施和分析的过程中要采取的某些步骤，这些步骤通常用来减少遇到严重问题的可能性。可解决的问题在该段落之前就应该被阐明，优点与局限性分析是用来描述无法避免的问题，并对这些问题可能造成的结果偏差进行真实评估。

讨论的最后一段应说明研究的结论和影响。所有结论必须直接来自研究结果。例如，报告前列腺癌新疗法的实验结果的文章应该得出关于癌症治疗的结论；或者一个关于运动损伤的危险因素的研究应该得出与该研究的结果紧密相关的运动损伤预防的结论。该结论应直接源于该研究的结果，而不应涵盖疾病的筛查、诊断或其他疗法。

文章结论因学科和期刊而异，但它们都可能涵盖对于新的预防、诊断、治疗实践和政策的建议；对于本文新结论的概要；及对未来研究的呼吁。一般来说，关于需要进一步研究这一专题的建议是可以做出的最薄弱的结论。结论最好是能提供一个针对改善临床或公共卫生政策和实践的具体关键信息。特别是当建议的行动能够以较低成本在目标人群中取得较高效益的时候。

32.7 结文

某些期刊列出了在结论和引用文献之间应该补充的信息,内容包括:

- 作者所属机构信息以及联系方式(如果没有在标题页上列出的话)
- 每一位作者对论文的具体贡献
- 对协助研究但不符合作者标准的人的感谢
- 有关研究的一些伦理问题,如参与者给予的知情同意声明书,以及审查和批准该项目的委员会的名称和位置。
- 所有资金来源列表
- 披露可能存在的利益冲突,包括个人财务利益冲突,以及研究者是否被有利益关联的公司所雇用

一些期刊仅在论文的最终发表版本中提供这些信息。但在审批时,这些期刊要求提交的稿件中删除这些信息。因为需进行匿名送审,而这些信息可能揭示作者的身份或背景。每本期刊的作者指南将指出应补充提供哪些信息。

32.8 表和图

许多健康科学期刊限制了每一篇文章的图表数量,文章通常最多只能含有四张图或表。这就意味着文章的图表必须突出本项研究中最重要的部分。不能简单地用一两个句子列出统计结果时,应该用表格组织、呈现。当视觉化呈现结果比用文字或数字更有效时,应尽量使用统计图、地图、照片和其他图像。所有使用的图像都应该是有意义的,而不仅仅是装饰。在文本中重复图像已提到的信息是没有必要的,但我们需要对文中每个图表作出标注。即,诸如"表 1 显示……"的短语或如"(表 2)"的符号,以指示读者参看表格或图形。

图表应该提供足够的信息,以便读者在没有文本说明的情况下也可以理解图表(图表 32-5)。

- 表格的标题应对其内容进行一个简短但完整的描述。
- 每一行和每一列应当具有各自的标签,并且在适当的地方提供单位和样本量大小(参与者的数量通常用 n 表示)。
- 在统计结果中,通常包括置信区间,P 值和其他形容离散程度的度量,例如平均数的标准差或标准误或中位数的四分位间距等。
- 在表下面(或在标题后面)的注释应该解释星号(*)和其他符号(如 f、§)的意思,这些符号普遍用于标注统计意义和其他需要注意的项目。

• 文稿中的所有表格应该使用一致的字体、间距和小数位数。注意：不要在小数点后面保留过多的位数。（即，有效位数）

特征		**病例** n=102	**对照人群** n=237	$\chi2$ p- value
性别	女	54 (53%)	138 (58%)	0.37
	男	48 (47%)	99 (42%)	
家庭地区	北	33 (32%)	62 (26%)	
	中部	33 (32%)	89 (38%)	0.47
	南	36 (35%)	86 (36%)	
是否为目前吸烟者	是	18 (18 %)	31 (13%)	0.28
	否	84 (82%)	206 (87%)	

图表 32-5　在病例对照研究中描述参与者特征的表样例

一个图表应该在标题、图形和图例中提供足够的信息，使读者在不阅读相关部分的情况下能够理解该图。表 32-6 展示了一些可能使图更容易或是更难理解的特点，包括选择适当大小的图形、使用适当的比例和轴标签，以及包含所呈现数据的其他相关信息。

作者在文章中也可使用高分辨率的照片、地图、流程图和其他图像。研究参与者的照片通常在没有当事人的书面许可的情况下是不允许被出版使用的，即使在用黑色线条覆盖了眼睛或其他特征的情况下也不行。正在考虑撰写病例报告或病例研究并记录患者疾病进展的临床医生，在拍第一张照片之前应该确保获得使用这些图像的书面许可。

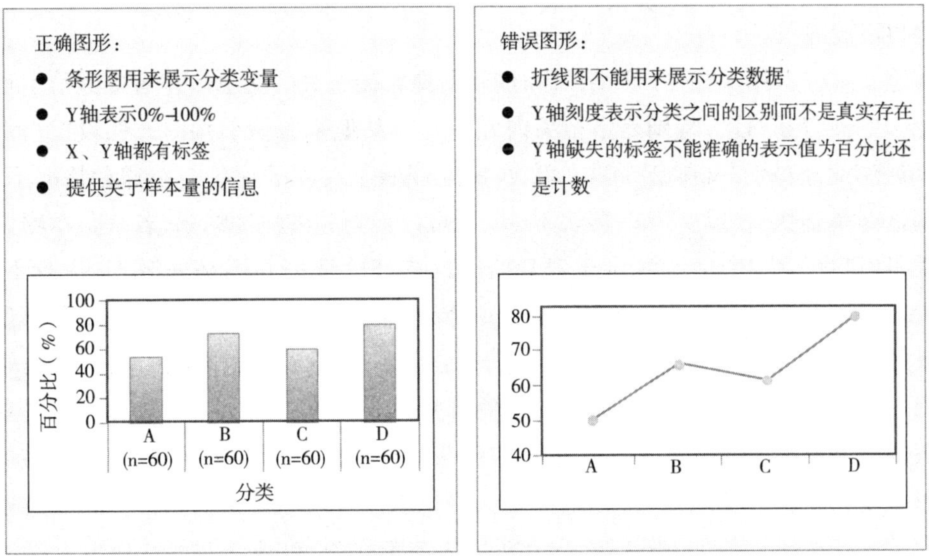

图表 32-6　正确图形与错误图形示例

第三十三章　引　用

研究性论文的引用须包含准确的参考文献信息。这些引用文献应提供文章所用方法的相关信息，或支持文章的结果或结论。

33.1　对文献的引用

每一篇科学论文的作者都需要解释他们的研究与以前的研究有怎样的关联性。文稿的引言部分通常提供了研究背景以解释研究的重要性。讨论部分通常将此研究结果与先前研究进行广泛比较。一篇典型公共卫生科学领域的文章通常会引用到 25 至 30 篇在同行评议期刊上发表的文章。尽管有些文章只引用少数几篇其他文章，而有些，特别是综述性文章，可能引用数百篇。

读者可以通过搜索电子数据库，并查看相关文章的参考文献来寻找文章（第 3 章提供了如何找到相关文章的更多信息）。大多数被引用的文章都应该对该项新研究的重要性、有效性以及结论提供支持性的证据。引用参考文献也可以用来回顾其他可用的方法，以确定新发现与以前的研究在哪些领域相矛盾，并为该项研究对政策和实践影响提供不同视角。

论文最好引用那些与研究结果和重要发现直接相关的文章。作者应谨慎引用其他论文的前言和讨论，特别是当相关内容中有对其他来源做引用时。假设“文献 1”在其讨论部分对于“文献 2”和“文献 3”的发现做了有趣的评价。在这种情况下，最好的选择是查找“文献 2”和“文献 3”，以便可以检查其方法和结果，若其与本项研究相关，即可进行引用。此时，由于对新研究的支持性证据并不是来源于“文献 1”本身，那么就不需要对“文献 1”进行引用。或者假设“文献 4”在一句话的结尾引用了 8 篇文章作为证据，用来论证一个特定的暴露是一个特定疾病的危险因素。在这种情况下，最好的选择是寻找一篇与该关联相关的综述性文章。大多数综述性文章的结果部分是对选定文章主体部分的概述和综合。这类文章将阐明是否有对于该项暴露影响的共识，或是否有 8 项研究发现了一个显著的风险关联，但另外 80 项发现没有该关联。相比较于“文献 4”或一个冗长的参考列表，综述文章能提供更有帮助和精简的引文。

引用文章是对其作者的认可，除非在极少数情况下需要指出先前研究的具体缺陷。因此全文阅读每篇引用文章并确保其方法和结论的正确性是很重要的（在批评作品时仔细阅读全文更加重要）。不要相信摘要的可靠性，因为摘要可能不正确或不完全地总结研究的方法和结果。例如，摘要可以省略关键信息，如，研究的样本数太小，参与率太低，或者使用好几十年前的数据集，或者他们可能只报告与以前的研究最相符的或与他们的结果差异最明显的统计数据。此外，摘要并不能展示文章的所有内容。因此在引用任何文章之前，务必阅读并理解全文。（如果某篇文章中错误的勘误已发表，请务必阅读该文稿的更新版本。）

期刊文章是科学文章证据支持的首选来源，尽管书籍，书籍章节和科学报告（例如由政府机构和国际组织出版的一类）也是可接受的正式来源。图表 33-1 总结了正式报告的特点。对于资料页，网站或其他非正式来源，只有当没有更可靠和永久的信息来源时，才应对其进行引用（图表 33-2）。

正式的科学报告 ……

- 发表在经同行审查的期刊（或有时是同行审查的报告或书籍），而不是在网站、报纸或大众杂志
- 描述研究设计，并解释此项设计对研究目标的适用性
- 解释如何选择研究人群，并证明样本量足够大
- 解释如何定义和测量暴露、结局
- 使用容易理解的表和图描述和分析目前的方法和结果
- 基于研究数据得出合理的结论
- 讨论这项研究的局限性
- 将新研究与以前的研究作比较
- 遵循标准大纲和其他科学写作惯例

图表 33-1　正式科学报告的特征

33.2　用自己的话撰写

几乎没有科学文章直接从另一处逐字逐句引用。避免直接引用另一篇已发表作品有很多原因，其中最重要的一个原因是，从别处借用的短语和句子往往使文章的写作风格不连贯一致。有些人直接使用引文，是因为他们认为引文的表达近乎完美，以至于无法用不同的词语表达同样的思想。这种思想是错误的，用自己的写作风格传达同样的想法通常会使文章更为流畅，因为它会让整个文章保持表达上的一致性。

同义转述的另一个好处是它有助于作者理解被引用的文章。因为准确转述需要一定的理解水平，而直接引用则不需要，所以引用一篇没有完全理解的文章绝不是一个好

主意。

同义转述不代表不需要引用它的原始参考文献；它仅仅意味着不需要使用引用符号。当一段话被直接引用时，需加上引用符号（或采用左缩进，这取决于引用的长度和期刊的排版偏好）。另外，必须提供文本引用（in-text citation）。当需转述其他作者的想法或发现时，由于该语句不是由复制而来，因此无须使用引用符号，但是仍需提供原始信息源的文本引用的出处。图表 33-3 解释了引用和转述的区别。

来源	正式或非正式的？	是否被引用？	备注
网站或资料页	非正式	很少	网站和资料页可能有助于非正式研究的起点。仅当其信息来自一个受信任的组织，且没有正式的文章或报告提供相同信息，才能在正式文稿中引用。
报纸或流行杂志	非正式	很少	仅当没有正式的科学论文或报告提供相同信息时，才应参考流行媒体信息。
统计数据库	正式	是	仅当提供的信息是关于何时何地怎么样收集信息，才能使用统计数据库和报告。
官方报告	正式	是	可信组织的正式出版的报告才能被引用（出版年份和/其他书目信息）。
书或书的章节	正式	是	虽然大多数科学交流通过期刊而不是书籍产生，但是科学性书籍仍然是正式文稿的可接受来源；一般教科书不是适当的来源，但一些科技含量高的教科书仍适合引用。
摘要	正式	不	引用全文（并确保引用之前阅读了全文）。
文章	正式	是	同行评议期刊的文章是正式手稿的首选参考文献。

图表 33-2　可引用资源

直接引用（几乎不常见）	转述（经常使用）	参考（需要引用或释义）
一项在加拿大妇女中检查卵巢癌的危险因素的病例对照研究发现“第一次全期妊娠的年龄与卵巢癌的风险无关。”[1]	一项加拿大妇女的病例对照研究发现卵巢癌与参与者在他们的第一次全期妊娠时的年龄之间没有关联。[1]	1. Risch HA，Marrett LD，Jain M，Howe GR.Differences in risk factors for epithelial ovarian cancer by histologic type: results of a case-control study. Am J Epidemiol 1996; 144: 363 -72.
作者承认“由于我们没有调整吸烟吸入深度和吸烟年龄，相比男性吸RR，女性RR可能被我们的结果低估了。”[2]	研究的作者指出，由于他们没有对吸烟行为做统计学调整，如吸入深度，因此与男性吸烟者相比，他们可能低估了女性吸烟者肺癌风险增加的程度。[2]	2. Zang EA，Wynder EL. Differences in lung cancer risk between men and women: examination of the evidence. J Natl Cancer Inst 1996; 88: 183-92.
调查人员指出“霍乱通常被认为是一种介水传染病，但在这次爆发中，现有证据表明，作为膳食部分的食物是最可能的感染媒介。”[3]	研究者得出结论，霍乱爆发的最可能原因是飞机上的乘客食用的食物。[3]	3. Sutton RG. An outbreak of cholera in Australia due to food served in flight on an international aircraft. J Hyg(London)1974; 72: 441-51.

图表 33-3　引用和转述的示例

33.3　常识和专业知识

如果需在一篇科学性文献中参考任何专业知识(例如统计数据或特定领域或实验室研究的结果),那么必须引用这些专业知识。然而,有些类型的信息则不需要引用。常识(也称为通识)指的是该学科领域内相关人员都知道的知识。在科学写作中,常识并不是指大众人群所普遍知道的知识。例如,卫生专业人员通常知道流感是由病毒引起的,且德国位于欧洲。这是学科内公认的常识。如果你对关于流感的论文或在德国进行的研究进行快速检索,就会发现这些信息在文章中通常无须引用。相反地,特定年份因流感需要临床护理的德国人比例,以及在德国对流感的研究结果,都是专业知识,这些细节的来源需要被引用。当然,如果怀疑有些信息是否为常识,那么对其进行引用是更稳妥的做法。另外,任何有争议的事实应当得到一个或多个可靠来源的支持。

33.4　避免剽窃

当某人的语言、思维、图像或创造性输出被复制在一份新的文档中且未经署名时,通常这种行为将被视作剽窃。剽窃的形式包括:

- 在未使用引用符号,也不提供文本引用的情况下,精确复制另一人的文字;
- 使用“词典剽窃”,为了避免使用引用符号而用同义词替换原文中的词;
- 在不提供引用的情况下转述一项特定的理论或观察;
- 未经许可和承认使用图像,等等。

对原始作品的抄袭,剥夺了该项材料的创作者应得的认可,而且可能导致剽窃者因为没有做的工作而获取名誉。

抄袭剽窃是对学术诚信的严重亵渎,它可能对职业生涯造成破坏性的长期影响。例如,涉及抄袭的文章必须被撤回,而且期刊会发布一份撤回通知,从接收的科学文献中删除该文章,并将永久地记录这个学术不端行为。对学生来说,剽窃可能导致被学校开除。对于员工来说,剽窃可能导致失去工作。其他剽窃和其他形式的学术不端行为的后果,如重复出版或对数据进行加工或伪造,在出版伦理委员会的网站上都有详细介绍。

我们可以培养几种习惯来确保剽窃不会意外发生。一个十分有效的做法是绝不剪切或粘贴来自网站、文章或任何其他来源的内容到文章的草稿中。这些单词,短语或甚至整个句子或段落,极易被无意地写入文稿中——但是“无意的剽窃”仍然是剽窃,这种行为仍然会被惩罚。当浏览网站和其他电子背景材料时,应当花点时间对信息进行转述,而不是在回顾时再转述剪切或粘贴处理的内容。

另一个良好的习惯是记录下参考内容的来源。例如,如果一篇文章介绍了一个理论来解释研究的新发现。我们在简要记录理论的同时,应在旁边列一个括号,写上作者和年份,然后添加该文章的完整信息。这样一来,在进行写作需要引用到该理论时,可以轻松确认其来源。

文献的数量	1个参考文献	2个参考文献	3个参考文献
第一作者的姓氏及出版年份	... [Ruiz， 2014].	... [Ruiz， 2014; Yamamoto ， 200l].	... [Ivanov ， 2008;Ruiz， 2014;Yamamoto ， 200l].
作者（们）和出版年份	... [Ruiz， 2014].	... (Ruiz & Sanchez ， 2014; Yamamoto et al.， 2001).	... (Ivanov ， 2008;Ruiz & Sanchez ， 2014;Yamamotoet al. ， 2001).
括号中的数字	... [1].	... [1， 2].	... [1-3].
（方括号）	... .[1]	... .[1， 2]	... .[1-3]
括号中的数字	... (1).	... (1， 2).	... (1-3).
（圆括号）	... .(1)	... .(1， 2)	... .(1-3)
上标数字	... .[1]	... .[1，2]	... .[1-3]

图表 33-4　引用格式

33.5　引用格式

在健康学科中,大多数期刊要求文章对于每一个引用作出两种注释:

- 文本引用:在文章正文部分中对所引资料做简要的标记。
- 文档末尾的参考文献列表:提供所引文献的详细信息。

被列为引文的文章需要完整的参考文献信息。参考文献中的每个条目在文章中至少被引用一次。

健康学科内并没有一个全学科通用的引用格式。最常见的两种引文格式是 APA 格式和 AMA 格式。许多社会科学与护理期刊使用 APA(美国心理协会)格式。许多医学和公共卫生期刊使用 AMA(美国医药协会)格式,也被称为温哥华格式、ICMJE(国际医学期刊编辑委员会)格式和 NLM(国家医学图书馆)格式。要求使用 AMA 引文格式的期刊通常提供本杂志风格(或特有样式)的引用指南。而其他期刊则会要求其他格式风格,例如 MLA(现代语言协会)格式,Turabian 格式或 Chicago 格式。参考手册和格式指南涵盖了所有广泛使用的样式,大多数期刊在其网站上提供了作者指南,阐明了杂志的风格偏好。查阅近期在目标期刊上发表的文章来源了解期刊首选风格。在准备出版或编写不太正式的报告文稿时,整个文件中应当使用一致的引用和参考样式。

在论文中的引用是关于被引用作品的缩写,其完整的参考位于文章结尾的参考列表中。文本内引用格式的示例如图表 33-4 所示。(一些期刊在编辑和排版过程中会将括号引用数字转换为上标数字,所以须仔细查看作者指南,以确定提交的样式符合期刊偏好)。

文章末尾的参考文献列表需按照第一作者姓氏的字母顺序或按照文章正文中引用作品的顺序列出引用的文章。参考文献在每个参考列表中仅出现一次。在 AMA 风格中，第一篇被引用的文章在文中的其他地方被引用时，都称为参考文献[1]。在 APA 风格中，每当引用文章时，其作者的名字都会被列在文本引用中。当一篇具有三个、四个或五个作者的文章被引用多次时，文章会在第一个文本引用处列出所有作者，而在后续文本引用中将只列出第一作者的姓氏以及“et al.”。（拉丁语 et alia 的缩写，其意思为“以及其他人”）

在准备提交稿件至期刊时，须对照期刊的风格规范对文稿进行仔细检查。使用 AMA 样式或其变式的期刊通常的格式是：首先使用姓氏和首字母缩写列出引文作者（后面没有句号），然后是标题（大写字母仅用于专有名词）、期刊名称的缩写（使用 Index Medicus 中指定的正式的期刊缩写）、出版年份、卷和页码。这些部分可以用句号或分号或逗号分隔开。但是，期刊可能会对这些部分进行微小的调整。有些期刊期望所有作者被列出，无论有多少；一些期刊对于有六个或更多作者的引文采用缩写形式，如仅列出前三个作者，后面加“et al.”。一些期刊要求缩写引文所在期刊的名称；其他期刊则要求其列出完整的期刊名称。一些期刊要求列出期刊号；而大多数则不需要。一些期刊需要列出引文所在的页码（如 202—209），另一些则使用稍短的省略版本（例如 202—9）。有些期刊会要求参考文献列表的某些部分使用斜体或粗体。

作者需要注意引用的所有条目必须保持风格一致。糟糕的参考文献列表可能会导致审稿人担心作者在数据收集和分析中会同样粗心。参考文献列表值得花时间来编写、检查以及重新检查，直至形成一份无可挑剔的参考文献列表。

第三十四章　批判性修改

一旦拟定了完整的手稿，就需要对其进行修改和完善。

34.1　文章架构

文章的撰写不仅仅是把事实写在纸上。每一份科研报告都应该遵循一个关键的原则，就是文章的“故事线”需要被每一节、每一段，甚至每句话所体现。论文应该有一个结构良好的“情节”，即提出一个研究问题，给出一系列令人信服的信息，然后回答这个问题。

故事线最好能用一句话总结。事实上，一些期刊要求摘要的字数控制在35字以内。论文的摘要应用一段足够吸引人的话来概述文章的故事。整篇论文须具有明确的主要情节以传达凝练的信息(图表34-1)。对论文进行重新修改的第一步是确保重点信息被清晰地表达。

健康学科论文的引言部分应该阐明论文将探讨和回答的核心问题。在一些学科中，通常以“在本文中，我/我们会展示……”作为文章开头，然后揭示文章的论点。不过大多数公共卫生论文采取不同的方法。如，在引言部分中提出一个问题，直到文章后部才揭示答案。

方法和结果部分提供解决问题的证据。这些部分说明研究人员做了什么，观察了什么，并且证明这些观察是有效的，全面的，合理的，无偏见的。

讨论部分应该将“故事”的所有部分结合在一起，简洁地重述解决问题的方案。就像在许多虚构的神秘小说结尾，侦探揭示罪犯身份，并简洁地解释是如何推断而得的。类似的方法也被用于科学文章写作中。

有些文章涉及许多相关研究结果却没有明确文章的关键信息，使得文章初稿晦涩难懂。当作者确定了一个写作思路，删除所有跟核心主题无关的句子和段落，然后按照思路重写文章，这样就能在很大程度上改进文章。还有一些令文章读起来很糟糕的原因是：文章有两个或多个故事写作思路，然而任何一个故事线都没有得到完整的展现。一篇文章只能讲述一个故事，而不是几个故事。有时候最好将两个相关但又有区别的主题写成两篇组织良好并且有说服力的文章，而不是试图将所有的结果都整合到一份松散的论文中。

- 本文是否有一个明确的“故事线路”？是否可以一句话总结“故事情节”？
- 论文标题是否反映了研究的关键信息？
- 摘要是否总结了故事的关键部分？
- 开篇段落是否引人入胜？
- 引言是否公开地提出主要研究问题？
- 方法部分是否解释了研究是如何设计来回答主要研究问题？
- 结果部分是否提供了回答研究问题所需的必要证据？
- 讨论部分是否公开地回答了主要的研究问题？
- 故事是否还需要添加其他部分，以使它更完整且令人信服？是否需要解决逻辑上的任何缺陷？
- 论文是否存在对于故事核心而言冗余或过于边缘化部分？删除这些部分是否可以使故事情节更为紧凑？
- 结果是否完全支持结论？

图表 34-1　文章是否讲述令人信服的“故事”？

34.2　文章结构和内容

确保文章的故事情节清晰，下一步是检查论文的结构和内容（图表 34-2）。作者应合理组织文章框架。每个段落必须有一个清晰的主题，而这个主题必须是讲述文章的故事情节中不可或缺的一个部分。论文必须准确、完整、简明地描述研究者的行为和他们观察到的信息。

- 文章是否经过良好地组织？内容是否集中？
- 每一段是否都有一个主题？段落中的每句话是否贴合该段落的主题？
- 段落顺序是否符合情节线路？
- 引言是否提供了所有必要的背景信息？（例如，研究对象、地点和时间等细节？）
- 引言是否使研究项目看起来非常必要？引言是否说明了研究的新颖性？
- 方法部分是否用足够的细节描述？
- 是否展示了研究中用到的所有统计分析方法？每种统计分析方法是否必须？
- 表和图是否经过良好地设计？
- 是否使用图表展现所有统计结果？
- 讨论部分是否提供了关键结果的简要总结，并且将研究新的发现与之前的研究结果进行对比？
- 讨论部分是否避免了结果部分的冗余？（避免在讨论部分重复统计结果）
- 讨论部分是否充分解释了研究潜在的限制？
- 讨论部分是否有引用文献支持观点？是否应该添加额外的参考文献以进一步加强文章的关键信息？
- 被列出的所有参考文献是否都是重要且必要的？参考文献列表中是否存在多余的条目？
- 是否对文章进行了复核，以确保文章内容不存在剽窃或未经正确引用的情况？
- 论文的每一部分是否真实？（例如，论文是否报告实际使用的方法，而不是一个理想化的版本？是否报告最合适的统计结果而不是碰巧产生的具有统计学意义的结果？）
- 文章字数是否符合目标期刊的要求？

图表 34-2　检查文章的结构和内容

文章终稿不得超过目标期刊的字数限制。健康学科报告的字数通常限制在3000或3500字(不包括摘要、参考文献、表格和图)。短报告则限制为1500或2000字,或者只有800或1000字,只允许一个表或图。在撰写论文之前明确这些限制可以适当地集中叙述,使得文章精巧化。

34.3 格式与正确性

最后的检查中,注意每个单词、句子、段落和部分,检查其格式与正确性(图表34-3):

- 用词必须谨慎。
- 句子必须简明且清楚。
- 表达必须一致,且必须与目标杂志的格式相匹配。
- 语法和拼写必须正确。

• 是否正确使用词语?(例如,“associated”、“correlated”和“caused”这样的术语是否正确使用,“incidence”和“prevalence”是否正确使用?)
• 是否需要避免行话?是否需要为所有关键术语提供定义?
• 首次使用缩写时,是否进行了解释?
• 写作风格应基于事实而不是表达情感。
• 文章是否始终使用第三人称语气,或在特殊的情况下,始终使用第一人称(“我”或“我们”)?写作风格是否符合目标期刊?
• 所有主语(名词或代词)是否与他们的相关动词相符合?(例如,因为“data”是复数,所以使用“data are ...”,而不是“data is ...”?)是否遵循所有其他语法规则?
• 是否尽可能使用主动动词而不是被动动词?
• 动词时态是否一致?(对于大多数论文,使用过去时态而不是现在时,因为数据是在过去收集的。)
• 每句话是否表达清楚?短语是否应尽可能简洁?
• 所有单词拼写正确吗?(每份报告应该始终按照相应国家的拼写惯例。)
• 所有标点符号使用是否正确?(例如,是否有额外的或缺失的逗号?)
• 文章是否符合目标期刊的标准?

图表34-3 检查文章格式

第三十五章　成功写作的策略

本章提供了一些关于成功完成写作的建议。

35.1　写作过程

当研究人员准备撰写项目的最终报告时,项目大部分工作已经完成。在确立并完善研究问题、选择研究方法、拟写研究方案、收集并分析数据后,项目接近尾声。但是撰写一份研究报告,以向未直接参与项目的人阐明研究结果,是十分困难的。在写作过程中,作者很容易拖延,甚至会在某些情况下,放弃写作。

很少有撰稿人能一次性完成一篇完整的论文。大多数作家会经历这样一个循环周期,在高写作动力,高生产效率的状态后会经历一段低兴趣甚至毫无写作兴趣的时期。图表 35-1 说明了在写作过程之中撰稿人们写作效率的变化情况。每个阶段的持续时间因作者和论文的不同而变化,但在以下这三个关键时刻,大多数作家都需要保持写作的动力:

首先,撰稿人必须克服起步的障碍

第二,撰稿人必须找到方法来延长高效率的时期,这段时期经常发生在写作项目的开始。

最后,大多数撰稿人在写作过程中会产生疲倦甚至厌倦心理。在这些时候,他们必须找到动机坚持并完成写作。

35.2　写作开始

在明确研究问题、研究设计及收集和分析数据之后,研究人员应该有足够的信息来回答研究问题并解释调查结果。此时,开始写作进程的唯一方法是开始动笔。遵循科学论文其特有的固定格式,开始写作的一个简单方法是:

- 在文档开头写上文章标题及所有作者的名称
- 添加摘要、引言、方法、讨论、结论、致谢和参考文献的标题
- 在致谢部分填写要感谢的人的姓名

- 复制、粘贴在分析过程中创建并将包括在最后报告中的表格和图
- 研究方案中复制、粘贴一些与研究所使用的方法相关的内容

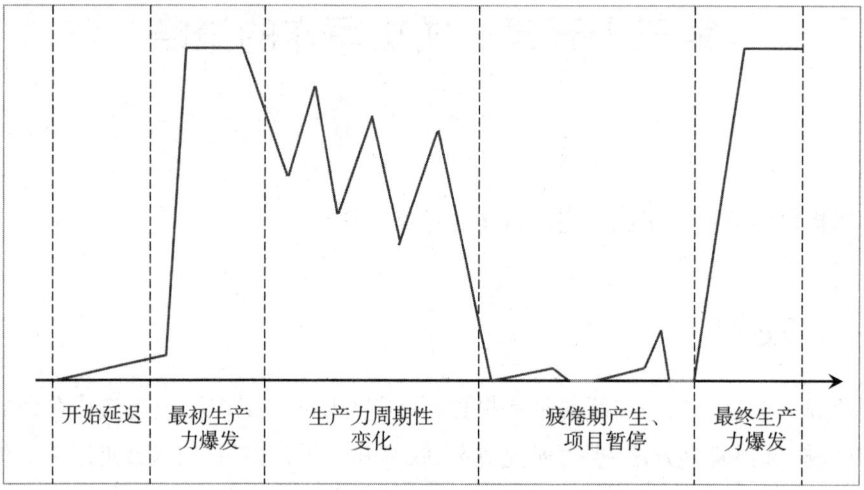

图表 35-1　写作过程中生产力变化情况

然后开始补充细节内容。可以从目标期刊中找到一篇范文，并将其作为模板来创建一个详细的大纲，明确文章每一段的具体内容。例如，统计方法和伦理考虑段落的标题可以放置在方法段落的最后部分。然后依照模板文章，简要列出这些段落所涵盖的内容。（注意不要剽窃模板文章中的任何观点或措辞。）然后用一两句话概述每个关键信息：包括知情同意，伦理委员会审查，统计测试的显著性水平，等等。

论文的内容不需要以任何特定的顺序完成。但是许多科学论文作者发现，从方法部分开始最容易，其次分别为结果、引言、讨论、摘要部分，不过这种难易顺序因人而异。许多作者喜欢跳跃性地写作，在文章各处不时地添加几个句子。有些作者则认为根据项目的进度，按照顺序写作更有帮助（图表 35-2）。他们在确认研究问题及研究方法后，起草引言部分；在制定研究设计后起草方法部分；在进行数据分析后起草结论部分。最后撰写论文的讨论部分并校订先前的部分，以确保论文故事的连续性。总之，当开始写一篇论文时，一个好的计划是首先将论文所有准备部分写为文字，然后继续写作。

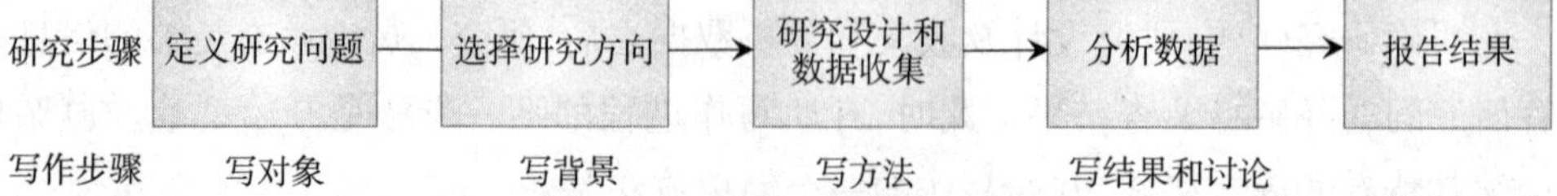

图表 35-2　写作的整个研究过程

如果最开始的障碍是没有清楚认识到如何写好一篇论文，那么尝试口语、视觉或运动的方法可能会助力于提高写作效率。

对于一些研究人员来说，梳理思路的最好办法是寻求时机与合作者、同事和朋友分享他们的研究，回答这些听众提出的问题是描述和解释项目的珍贵的练习机会。尝试遵循“电梯法则”，在30秒内讲述从项目中学到的主要内容。也可以尝试大声讲述论文内容，并进行录音；然后，誊写录音内容，以此作为写作的第一步。将口语语言编辑成更正式的书面语言可能比一开始就使用正式语言进行写作要更容易些。

擅长视觉处理的研究人员可能会发现，制作一张海报或创建幻灯片演示文稿对写作很有帮助。制作海报或演示文稿有助于理清研究目标、方法、结果和结论的流程与关系。在研讨会或会议上介绍所研究的项目是接收反馈的一个好方法，有助于改进后续论文。另一个好处是视觉处理的结果可能成为论文里的图形。

有些研究人员可能发现，利用步行时间思考文章故事线有利于写作的进行。可以考虑使用一张站立式桌子或步行桌（带有跑步机的桌子），来提高写作体验。

35.3　保持动力

大多数作家在写作过程中会经历厌倦期。有许多方法可以帮助作家重获动力。

有时改变习惯或写作地点是有帮助的，如在新的地方或另一个时间写作。然而，更好的做法是培养一个写作习惯，每天在同时同地写作。即使没有心情时也坚持每天写作，这意味着每天朝着项目完成的进度进行。消除写作的干扰，包括影响写作的音乐、视频、电脑游戏和电子邮件。确保写作空间有支撑椅和其他条件，确保写作舒适。

如果作者每天写一小部分草稿，论文就可以很快地完成。按每个工作日100字计算，作者能在6周内完成3000字的初稿。如果再花费两周时间进行校订，仅需2个月即可完成论文的写作并进行提交。按每天完成一个段落来计算（或在每天写作时间里制作一个表格或图形），作者将在大约一个月内产出一篇完整的论文。因为公共卫生学科中的大多数期刊文章遵循相同的大纲，所以在写作前，作者就可能准确地知道草稿需要哪些段落。这些段落可以按任意顺序编写。当卡在一个特定的段落时，可以选择跳跃到另一个段落撰写论文。为了最大限度地提高写作效率，每天结束时要计划好第二天撰写哪些段落。

一般来说，设置一个时间表对完成论文是有益的。时间表可以包括一个事件时间表，以庆祝在撰写论文过程中的成功。如果他们实现自己的写作目标，作家可以选择奖励自己。在执行那些自己设定的最后期限时，请求别人的帮忙监督可能会很有用。监督者可以要求特定的输出水平，合作者也可以担任这一角色。一些写作小组在提高小组成员写作效率上做得非常出色（谨慎那些所谓的支持小组，他们不仅没有激励成员变得更加有创造力，而且还为不写作提供借口）。如果师生关系已经确定，导师也有责任帮助学生撰写文章。

35.4 克服作者的心理阻碍

作者的心理阻碍是作者在写作中经常会遇到的持续斗争。这会产生一个难以打破的负面思维循环。导致写作障碍的潜在问题往往是害怕被评判和害怕失败。承认这些忧虑是恢复写作动力的重要一步。但作者也需要重新行动起来以促进成功,他们需要停止回避写作的行为。图表 35-3 列出各种类型的写作障碍和问题的实际原因。当有抱负的作者把写作当成第一优先事项时,心理阻碍是可以被克服的。

逃避写作的理由	解决办法
"我不知道如何写一篇学术性的文章。"	学习如何写文章最好的方法是开始写作。在这个过程中，一个写作支持小组、合著者和（或）导师能够帮助你。
"我没有时间写文章。"	几乎每个人每天可以抽出15-30分钟的时间来写作。不要用"忙"作为逃避写作的借口。
"只有在截止日期的压力下我才能写好文章。"	事实上大部分人在有压力的情况下没有办法将工作做到最好。
"我不知道如何开始。"或"我不知道下一步怎么做。"	合作者和导师会很乐意为这一情况提出建议。
"这个项目不是很有趣，所以它发表不了。"	如果主题足够有趣，值得设计一个研究并收集数据，那么它也值得进行展示和发表。与导师一起探讨传播研究结果的合适方法。
"这个研究项目有很多的缺点。"	每项研究都有缺陷，但很少有致命的缺陷。向导师询问如何解决这项研究的缺陷。在文章的讨论部分列出研究的优缺点，然后继续完成文章的其他部分。
"这个研究没有办法对世界作出改变。"	大部分研究只对某一个领域做出微小贡献，但做出贡献唯一的方法就是发表文章。
"我被某一章节绊住了，必要完成这部分的工作才能开始其他工作。"	重复书写或者改写相同的章节是浪费时间。应首先完成文章的其他部分或者向合作者或导师寻求帮助。
"在开始写作之前，我需要阅读更多的文献和做更多的统计学检验。"	总是有更多的文章和检验需要阅读和完成，但这些都不是拖延写作的理由。
"我不想让我的教授或主管失望或者被他们批评。"	指导人想让这篇文章尽可能的完美。作为合作者，他们有义务作出修订建议。在将文章呈现给指导人之前，可以邀请写作支持小组的成员或者信任的朋友对文章进行评价。拖延只会增加焦虑。
"如果被拒稿，我会觉得很尴尬。"	关于一篇论文的评论并不是作者的批评。很多论文在被发表之前都会有过拒稿经历。应尽快寻找下一个合适的期刊，并按要求对稿件进行修改。拖延只会延长审查过程并降低接收、发表的可能性。
"如果文章发表，有人会发现其中的错误，这很尴尬"	合作者、审稿专家以及编辑不会让有明显错误的或写得很差的文章发表。没有文章是完美的，在某些情况下作者所需要做的就是停止修改，完成文章。
"我不是一个好的作者"或"我不擅长用英文写作"	在初稿完成的情况下，可以让合作者、同事和朋友帮忙润色文章。

图表 35-3　写作困难与解决办法

没有任何一篇文章是完美的。在一篇文章完成的时候，研究设计和实施的过程可能存在一些不完美而且无法修正的地方，这些缺陷是常见且意料之中的。作者不能补救或隐藏这些问题，但他们可以确保：

- 充分说明实际所使用的方法
- 进行所有适当的分析
- 诚实地说明研究的局限性并解释为解决这些问题做了什么努力
- 使用一组有帮助的引用文献来支持结果
- 给文章润色
- 让同事、导师和他人提供文章的反馈意见

大多数人总是能找到其他更加愿意做的事，而不是写文章。让其他活动挤占写作时间是很容易的。但是那些想要传播自己工作成果的研究者必须强迫自己停止规划其他工作任务，一心完成文章。当作者做到以下几点时，很容易成为一名高产的作者：

- 培养一个规律的写作习惯
- 为一份完整文章的推进设置最后期限
- 识别并克服自己避免写作的借口
- 拥有支持自己写作计划的导师、合作者和其他人
- 专注于自己想叙述的故事和研究所面向的人群

图表 35-4 总结了开始写作计划、保持积极性以及确保文章完成的多种方法策略。

专注于故事	1. 确定文章的“新颖点”和“情节”
	2. 确定项目结果所支持的最重要的政策实践，撰写文章解释并号召的行动
	3. 尝试使用“电梯法则”。能够在30秒内讲述整个项目，并以此为出发点写文章。
	4. 用图形讲述项目故事。
	5. 在完成整篇文章之前，写一句总结或者一段摘要概括故事情节。
	6. 完成一张海报，用来讲述项目的故事。
	7. 做一份幻灯片，用来讲述项目的故事，按顺序展示项目的不同部分。
	8. 着重于项目的新颖点、证据以及解决方法向，别人讲述项目的完整故事。谈论，然后撰写。
	9. 记录自己讲述故事的过程，转录成文字，然后用正式书面语编辑转录副本。
组织文章	10. 按照目标期刊上最近的文章的格式为新文章创造一个大纲。
	11. 使用一个文字清单（如CONSORT 或STROBE）来创建大纲。
	12. 从目标到方法、结果，最后到结论“遵循3s”方法创建一个大纲（见图表32–4）。
	13. 先列出每个部分中的段落，然后列出每个段落的句子。
有稳定的写作过程	14. 根据研究的整个过程书写文章。
	15. 设定每天要满足书写的时间。
	16. 设定每天要完成书写量。
	17. 为文章的每个部分设定最后期限，当自己满足这些截止日期奖励自己。
	18. 在特定的一天完成简单的内容，而不是一定要按照从第一段到最后一段顺序书写文章。为了保持写作的动力，在每个写作时段快要结束时确定下一个写作时段完成哪一部分。

续表

向其他人学习	19. 阅读别人的论文。注意他们如何设计论点，提出证据以及支持结论。
	20. 寻求指导。
	21. 加入一个写作互相支持小组。
	22. 欢迎合作者、同事、项目主管、会议参与者、审稿人、编辑等对文章提出反馈意见。
坚持不懈	23. 培养固定的写作习惯。定期在相同时间和地点进行写作。
	24. 当遇到瓶颈时尝试一些新的东西。尝试在一个新的场所写作或采用不同的写作策略。
	25. 散步，然后写作。当身体亢奋时，离开电脑去构思你的想法，然后返回电脑面前将想法打成手稿。
	26. 写作时排除干扰。关掉视频、音乐、手机和互联网。
	27. 识别写作动力衰退的时间，并采取行动延长写作生产力旺盛的时期。
	28. 停止避免写作的行为。停止规划、阅读和分析，直接开始写作。
	29. 正视对写作和出版的恐惧。全力以赴做到最好。没有文章是完美的。
	30. 记住自己为什么写这篇论文。例如出版可能实现个人目标、满足教育需求、促进专业上的进步、促进健康作出积极贡献。

图表 35-4　健康研究领域成功写作的 30 个策略

第三十六章　发表文章的理由

在同行评审期刊上发表研究成果可以取得许多学术收获和个人收获。

36.1　科学的对话

在同行评审的期刊上发表文章是科学家们彼此公开交流的方式。将稿件提交到杂志进行审查是一系列学术交流活动的第一步。最初的意见交换发生在作者、编辑和审阅者之间。当文章发布后，随着其他研究人员阅读、讨论、引用该文章并将其应用于工作，这种学术交流得以继续进行下去。对有经验的作者来说，在新的文章中，去引用那些曾引用过他们自己发表的论文的文章是很常见的。引用网络图可以有力地揭示研究小组之间的“书面”交流。拥有一份被其他人引用过的文章是参与过特定研究问题的永久记录。

在学术会议上介绍研究结果对于科学交流来说是很有益处的，但是会议上的演示文稿却并不会成为学术交流的永久记录。会议摘要因其不完整性，一般不会被论文所引用（在会议文集中发表的完整的会议论文除外）。会议摘要通常被认为是对正在进行的研究的预览，而不是类似已经出版文章的“最终产品”。

如果一项研究的结果没有发表，那么从现实意义上来说，这个研究就好像从未被做过一样。这些研究成果因未被正式记录，故不能成为科学对话的一部分。尽管研究人员也可能从未发表研究结果的项目中获取知识，但是未完稿的论文不能进一步丰富科学知识或改进临床、公共卫生实践和政策。

36.2　批判性反馈

同行审查是研究者接受论文的专业性、建设性反馈的一次机会。审稿人通常非常善于识别论文中的缺陷，并要求作者仔细思考问题并解决问题。针对审核人和编辑提出的建议，作者必须：

- 理解和尊重不同的观点
- 平衡关于如何改进文章的互相矛盾的建议

- 重写论文中使审稿人感到困惑的部分
- 不因负面评论而灰心丧气,并继续推进写作

所有这些技巧都能锻炼作者成为更好的研究人员和更好的卫生专业人员,而不仅仅是更好的作家。接收文章的反馈意见既可以改进后续研究的设计和实施,又可以获得关于如何应对不同的患者、客户和社区的新见解。权衡不同的观点,并制定出相应的改进措施,对初级研究者和各领域的领导者来说都是宝贵的技能。对研究人员来说,学会解释一个步骤或决策有助于在任意工作场所里更好地沟通;增强韧性、培养同理心以应对不友善的言辞和审稿人的拒稿,有益于个人成长及专业技能的提高。

批判性反馈最有价值的部分是它推进了科学发展。审稿人通过找出文章的缺陷、提出相应解决措施、促进作者更好地讲述他们的故事,来帮助研究人员完善文章的撰写。但是会议后,作者通常很难获取由期刊提供的详细反馈意见。虽然论文可能受到批评甚至被拒稿,但同行审查过程可以锻炼科学家并确保发表论文的质量。

36.3 尊重参与者和合作者

当参与者将时间投入到一个项目中时,研究者有责任来确保他们的时间不被浪费。履行这一责任并尊重这些志愿者所作贡献的一种方式是广泛分享研究结果。如果一个项目有显著的统计学意义,那么该发现应成为科学文献的一部分。如果一个设计良好的研究不能推翻零假设,那么这些结果也应该被公布。研究结果的完整记录丰富了学科知识,避免其他科学家在冗余项目上浪费时间和资源。即使发布一个没有统计学意义结果的研究通常比发布一个强关联的研究更具挑战性,但不具有统计学意义的论文仍然是相当有意义的。

一个研究项目的完成也代表了对合作者和导师的尊重。在论文的致谢部分中提及次要贡献者是公开致谢的一种很好的方式。对于主要贡献者而言,作为共同作者发表文章常常是对他所做贡献的唯一"补偿"。如果研究项目未能以论文的形式公开发表,项目的主要贡献者可能会公开拒绝承认参与该项目,同时他们也不愿意将该项目添加在他们的简历上。相反,在权威杂志上发表文章是整个研究团队共享的成就,是团队内相互尊重,齐心协力完成项目的结果。

36.4 个人利益

出版文章可以丰富作者的简历。一篇发表的文章能够证明研究者是学术界的一分子,代表了该研究者能够顺利完成项目,并有能力处理批判式回馈。论文是研究者学术成果的永久记录,因为在研究者的职业生涯中,该文章都能够在摘要数据库被检索到,

发表文章的收益往往体现在更好的工作机会和晋升方面。虽然学术期刊并没有为文章作者的写作付费,但事实上作者不必支付出版费用就已经是一件令人开心的事情。论文发表虽然不能给人带来名声和财富,但是它是研究者经过长时间的阅读、计划、收集数据、运行统计、实验室分析及写作所形成的结晶,同时也是作者的专业技能和对个人、社区健康促进所作贡献的证明。

对于那些寻求建立的重点投资型研究项目而言,出版物能给他们提供获取专业意见和得到认可的机会。当一篇报告发表时,研究不一定就此结束。研究过程是一个循环,其中分析数据和发表文章又能反映出新的研究问题(图表 36-1),文章发表是这个周期的一个重要步骤。下一个目标是不再发布相同的结果(因为这违反了职业准则,并且可能导致这两篇论文被撤稿),而是将研究扩展到一个新的相关方向。例如,第一个论文中未涉及的数据集的某些方面可能值得探讨,同时文献中一些新的不足也值得研究。已发表的论文提出的尚未解决的问题能够激励其他研究者对其进行深入的研究。

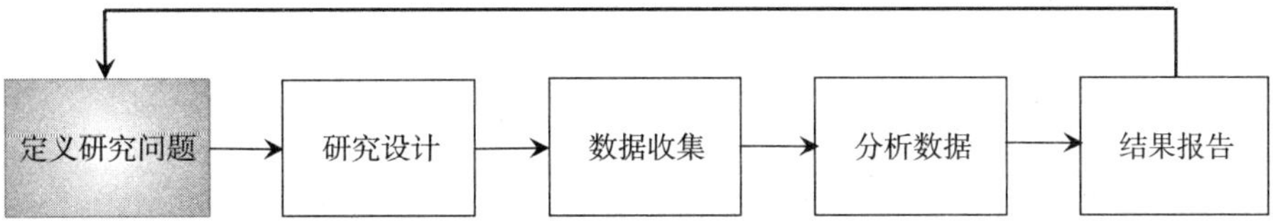

图表 36-1　研究周期

第三十七章　选择目标期刊

一个设计合理和实施规范的公共卫生研究项目的成果需要发表在合适的期刊上。

37.1　选择一个目标期刊

研究者需要确认一个或多个适合文章发表的期刊。他们应在撰写的早期过程中选择目标期刊(target journal),从而能够更容易地按照期刊的受众斟酌文章的信息。仔细研读目标期刊上发表的最新文章能够提供以下方面的指导：

- 可以参照的最合适的大纲
- 如何划分引言和讨论部分
- 方法部分需要包括哪些子部分
- 合适表达和写作风格
- 需要包括的技术细节的信息量
- 参考文献和引用文献的格式

选择目标期刊需要考虑很多因素,包括：

- 期刊的目标和范围
- 期刊的受众
- 期刊的影响因子和其他指标
- 发表可能需要的费用
- 是否能在线访问

37.2　目标、范围和受众

在寻找潜在目标期刊时,最重要的考虑因素是研究主题与期刊的目标、范围和受众是否匹配。一些期刊关注的范围非常广泛,而有的期刊则非常狭窄,只关注一个专业的分支;一些是发表世界各地研究的国际期刊,而有的期刊则有非常具体的地区关注重点,只发布与该地理区域有关的文章。

通常可以很直接地确定文章是否与期刊的领域或地区匹配。例如,一个关注阿根廷肝病的杂志就不会对关于蒙古的骨质疏松症的文章感兴趣,但它会审查关于布宜诺斯艾利斯地区(阿根廷的最大城市)的肝硬化情况的文章;一个关注东南亚营养问题的杂志不会审查瑞典视觉障碍的手稿,但它会审查一份关于柬埔寨碘缺乏症的文章。了解综合性期刊所关注的研究领域有些困难;一些权威的综合性期刊只发表预期对临床实践有显著和即刻影响的文章,然而一些医学,护理,公共卫生和其他健康科学领域的综合性期刊会考虑与该期刊的目标相关的任何主题的文章。

考虑文章的主要受众也很重要。例如,如果文章内容是针对在特定地区工作的临床医生,那么一家由地区专业协会赞助并且可以向所有的组织成员提供文章副本的杂志可能是投稿的最佳选择。在这样一家期刊中发表文章能确保文章传达至合适的读者群。另一方面,如果研究的结论与国际相关,那么向拥有全球读者群的杂志投稿可能更为合适。然而,互联网的发展使得区域和国际期刊的区别不再那么明显,几乎世界上任何一个地方的图书馆和研究人员都能够获得相对不出名的出版物的副本。

选择目标期刊的其中一种方法是查看论文的参考文献列表。在参考文献中最常引用的期刊可能是合适的目标期刊。摘要数据库和图书馆藏品还可以提供一些灵感,帮助你了解哪些期刊可能对新稿件感兴趣。

37.3 影响因子和索引

选择目标期刊时的次要考虑因素是期刊的影响因子、排名或声誉。汤森路透(Thomson Reuter)影响因子(impact factor)是基于期刊中的典型文章在出版后的第一年或二年内被引用的次数。但是我们需要谨慎对待一些低质量期刊的网站上的虚假影响因子和其他误导性指标。几个最著名的期刊(如科学、自然、美国医学会杂志、柳叶刀和新英格兰医学杂志)的影响因子为 10 或更大,但是大多数健康科学期刊的影响因子接近 1 或 2。专业期刊的影响因子可能会小于 1,但它们在专业领域内仍然十分重要。影响因子通常列在期刊网站上,许多大学会订阅由汤森路透出版的年度期刊引文报告(Journal Citation Reports)。同样需要考虑的是在哪些摘要数据库中能索引到该期刊。一些研究者优先考虑在 Medline 或其他学科索引中的期刊,因为良好的索引会增加文章被阅读和引用的可能性。

37.4 期刊特点

在确定潜在的期刊之后,查看期刊的作者指南可以发现一些可能与选择目标期刊相关的细节。对于综述而言,确认目标期刊是否会接收是十分必要的。对于病例报告而言,小的病例系列、对先前论文的更新,或者一份简短的报告可能会更有吸引力。一些期刊不仅会为简短报告留出一个特殊的版块，并且会在作者指南中突出这些信息。如果一个大型研究的综合报告超过了3000或3500字的最大限制标准，或者超过四个图表的最大限制，那么作者需要将文章投至一个对字数限制比较灵活的杂志。在这种情况下，对字数限制无要求的在线期刊可能是最好的选择。

一些期刊会提供他们从论文提交到初审的平均用时和从文章提交到出版的平均用时，以及他们整体接收率等有关信息。许多低接收率的高质量期刊只有几天的周转时间，因为它们很少把手稿送出去外审。具有较高接收率的专业期刊可能有几个月的周转时间，因为它们会有三个或更多的外部评审来审查每一份手稿。

另一个需要考虑的因素是提交的方法。有些作者更喜欢在线跟踪系统因为这样能够监控稿件的状态。大多数期刊已建立了网上投稿系统，这允许作者在网站中上传稿件并追踪论文的审核进展。然而还有一些期刊只接收电子邮件投稿。

一些作者更关注文章会在网上发布还是刊印在册。一些研究者对于在线发表文章却不留下纸质出版的期刊会很警惕，尤其对于那些新兴且未经证实的期刊。虽然绝大多数的印刷出版物现在也提供在线订阅途径（通常是图书馆），但不是所有杂志都这么做。且越来越多的期刊只在网上发表，不发布他们的实刊。在未来的许多年里，虽然大多数的在线期刊可能仍然能在互联网上查到。

37.5 出版费和开放获取

虽然许多期刊能够通过订阅、广告，或者专业社团的支持来支付出版成本，但是越来越多的期刊采取各种机制来要求作者支付部分或全部出版成本。

作者在提交作品前应仔细检查期刊的版权规则。一些期刊要求作者支付少量的投稿费（submission fee），并且只有收到付款他们才会审查文章，而有些杂志会收取少量或较高的出版费。当版费按文章数计算时，则称该费用为手续费（processing fee）或者审核费（processing charge）；当版费按文章页数计算时，通常称其为页面版费（page fee）或页面收费（page charge）。决定付费多少的页数由最终准备发表的文章决定，而不是由提交的稿件决定。一些由专业社团运作的期刊，要求论文的作者成为赞助社团的一员。在这种情况下，如果作者不是委员会会员，出版社会要求其支付一份会员费。有些期刊要求开放获取费用（open-access fee），这些期刊的内容在互联网上免费为读者开放，图书馆订阅期刊也不需要花钱。这种由作者或者投资者付费、读者免费获取的方式，有时被称为金色开放存取（gold open access）（而在绿色开放存取（green open-access）模式中，通常是在一年或者更长的限制之后，作者能够在个人网站或机构知识库中自行发布一个版本的出版文章）。当作者或出版商对他人提供有版权的作品时，版权许可的方式有多种多样。知识共享许可证（Creative Commons licenses，CC）是一种常用的选择，而且它指定论文的使用者则必须注明文章归属(用“by”或“cc-by”表示)。如果论文的使用者可以分配论文(则用“SA”表示,share-alike),如果论文只能用于非商业用途(用NC 表示),如果原来的论文没有衍生产品(用 ND 表示)。作者在提交作品前应仔细检查期刊的版权规则。

出版费通常在作者指南或期刊网站上公开,作者在准备投稿时须仔细查看相关信息。一些期刊让作者选择是否愿意支付开放获取费用,这些期刊通常是将大多数文章归为付费类。只有支付开放获取费用后,这些期刊的所有文章才能免费提供给所有人。这种情况下,由机构资助的研究人员可能会选择支付开放获取的费用,因为这些赞助机构要求文章能够被公开获取。不受资助的作者可能会选择免费发布,但是他们的文章将被归为付费类的文章。如果作者来自低收入国家或者项目没有得到合同或赠款的支持,一些收费的期刊允许作者申请部分费用的免除,但是这些申请须在文章受审前完成。当作者不能够或不愿意支付出版费用时,在论文提交前确认是否需要支付费用是十分必要的。

37.6　掠夺性期刊

许多开放获取的期刊受到良好的尊重,并且被看作有强大的同行评议系统。然而,一些开放存取期刊的子刊却以“付钱即发表”方案而闻名。掠夺性开放获取期刊(predatory open-access journals)没有严格的同行评审,并且期刊许多规定和费用并不透明。研究人员在投稿时,应该注意避开这些期刊。

作者必须意识到现在有大量的可疑期刊,这些期刊由出版商发起,并且只要收到付款就会接收文章。在投稿之前,研究者需确认杂志是合法、权威的。注意那些可疑的期刊,他们可能会主动发送约稿邀请函到电子邮箱并且承诺会很快做出接收决定。这些期刊刚刚发行或仅出版少量的文章,并且没有作者指南。由学术图书馆员 Jeffrey Beall 推出的可疑期刊汇编,为我们评估期刊提供了指导帮助。

第三十八章　手稿提交

当作者准备好接受同行评议时，需要将稿件排版好再提交给一家期刊。

38.1　提交时间

对于许多健康科学研究者来说，发表文章非常重要，因为项目的结果如果未被发表，就不能为学科知识的提高作出贡献。从更广泛的科学界来看，未发表论文就好像这个项目从未发生过一样。稿件经修订、润色，并经所有作者签署同意后，需尽快提交稿件。延迟提交只会使研究失去价值，因为健康学科类数据会很快过时并不再具备发表意义。提交并不意味着手稿是完美的，只是说明手稿已经准备好接收外部审议。提交也不是写作的结束，即使期刊已经接收该论文，额外的修订也可能是必要的。尽快提交稿件的另一大原因是：项目刚刚完成时，是头脑最清醒的时候，也是修改稿件最容易的时候。

38.2　期刊选择

当所有的作者都对稿件满意并准备提交给同行评审时，必须选择一家期刊作为首次提交的对象（第 37 章提出了一些选择合适期刊的建议）。在早期的研究或写作过程中，就已经可以确定一个初步的目标期刊，并将其作为写作指导。然而，当稿件完成后，应该再次考虑其他期刊。但是首次投稿时，只能选择一个期刊。

在健康学科中不能将稿件同时提交到两个或多个期刊。虽然一些知名期刊的编辑可能会争取自费的特约作者的论文，但学术期刊体系中，几乎所有的劳动都是自愿的。编辑很少或根本没有收到对于他们付出时间的补偿，评审专家和作者也都是无偿志愿者。如果每一份稿件同时被送到几份期刊上，这将增大编辑和评审系统的压力。因此，大多数期刊需要一份声明来确认稿件只被投给一个期刊。该规则在所有期刊中都成立。稿件提交给一个期刊后，除非被拒稿或者作者自行撤稿，否则不能投给其他期刊。国际出版伦理委员会（Committee on Publication Ethics，COPE）的成员包括数千名生物医学期刊的编辑，国际出版伦理委员会的网站提供了作者的行为规范及违反行为规范的后果的相关信息。

38.3　稿件格式

每一个杂志都会提供作者指南(author guidelines)或者作者要求(instructions for authors),里面详述了该如何排版稿件。写作者应该严格遵守该指南。可以参考图表38-1中不同杂志社的格式偏好。

扉页	扉页上应该仅仅写上标题吗？还是应该包括作者姓名、附属机构、字数、关键词、短语（题目的缩写），是否还有其它相关信息应被列出？
盲法	作者的姓名是否应该从手稿中移除？是否应该掩盖（涂黑）手稿中其它身份识别信息（可能包括对其他研究的引用信息）？
摘要	是否应该整理组织摘要（每个部分使用副标题，比如目的…方法…结果…结论）？如果是，是否有规定的副标题？摘要的字数是否有限制？摘要是否要单独成页？是否需要额外的单句总结或者大纲？是否需要额外陈述这篇文章对于本领域所作的贡献？
关键词	应该提供多少个关键词（将会关联到文章的搜索术语）？必须使用MeSH（医学主题开头）术语吗？它们应该放在手稿的什么位置？
章节	是否看重文章中章节的设置和排版？
致谢和附加材料	对资金来源和私人的帮助的致谢是否应该放置在手稿的结尾？是否需要其它的附加材料？比如对文章做出贡献的合作者的信、伦理委员会的复审细节、潜在的利益冲突的声明或者其他的公开信息。
论文引用格式	在文章中应使用何种引用格式？上标数、括号内计数、在括号或者圆括号里记第一作者的名和出版年份，或者在括号、圆括号里写上一些作者连同出版年份，或者一些其它方式？（第33章提供了不同应用格式的例子。）
参考列表顺序	参考列表的条目应该按照字母排序（第一作者的姓名）还是在手稿中首次出现排序？
参考文献的格式	杂志社要求采用哪种参考文献列表格式？例如，一篇有超过六个作者的文章中应该列出几个作者？应该列出整个杂志社的名称还是只提供杂志社名称的引用缩写？是否应该列出卷号和页码，还是仅仅只列卷号？参考文献是否需要加粗或者是变斜体？用什么格式的标点符号来划分参考文献的不同组成部分？
页面格式	需要哪种边距和行距？需要对行数进行计数吗？
页面编号	页面编号是应该放置在哪？（每一页的底部中心、右上角，还是其他什么地方）
字体	需要使用特定的字体和字体大小吗？（例如，需要用12号的Times New Roman 字体或者11号Rrial字体吗？）
字数和页数限制	字数限制和页数限制是多少？这些限制是仅针对正文还是同时包括摘要、参考文献和表格？
表格和图	图表的数目有限制吗？图和表应该是出现在它们第一次被提及的段落的后面还是应该全部放置在手稿的参考后面？每一份表格或者图应该独立保存，还是表格应该放置在手稿的结尾，但图应该作为单独文件保存？

图表 38-1　作者指南的手稿格式要求

当排版稿件时需要特别注意表格和其他图像的要求。稿件上的表格可以不必和杂志社的排版格式相匹配,但应该简洁明了。大多数期刊会按自己的专用格式重新排版已接收稿件的表格(在健康科学期刊中最受欢迎的格式是单倍行距、小字体、双列格式)。然而,杂志社的格式编辑在出版前很少会重新排版图、图谱或者其他插图。所以在投稿之前,作者需要将文章里的全部图像整理修改好。杂志社可能需要特定的电子稿格式的图像文件,不同的杂志社要求的文件格式可能有差异。大多数杂志会对彩色打印收费,但是灰度图是免费的,所以只在必要的时候才会使用彩打。又或者是,一些杂志社只收彩色打印费,而网页版的彩图免费。这种情况下,作者可以提交彩色图片,但是必须要确认该彩色图片的灰度版本也有很高的识别度。并且,出版前很有可能需要对图片进行调整,因此需确保每一张图在放大缩小后不会失真。

38.4 附信

虽然大多数稿件通过电脑而非邮寄提交,但是在线提交系统也期望作者可以提交一份附信(图表 38-2 总结了附信内容)。附信需要提供项目的简要描述和主要结论,并且应努力说服编辑认同这项工作的重要性、有效性和原创性;信件还应该说明项目的设计是如何与期刊目的及范围相契合的。一旦提交了稿件与附信,杂志的编辑人员可能仅基于文章摘要和附信就决定是否接收文章,所以这两个部分的内容必须要有说服力。

称呼	写给编辑的信以名称“尊敬的___教授”开头。如果不知道姓名,常用“尊敬的编辑”。
基本信息	提供论文标题,如果期刊发表多种类型的文章,请指定论文所属类别(如原创研究、综述、评论或简短报告)。
概要	提供研究设计和主要发现的简短总结。不要将论文摘要原文摘入信中,重新写一份总结强调论文重大发现及其影响。
重要性和适应性	简要阐述论文的重要性、意义、原创性,以及能很好符合期刊的宗旨与范围的原因。
必要声明	一些期刊要求在信函中确认论文没有一稿多投的情况。声明所有共同作者符合ICMJE作者标准,包括同意将论文提交到期刊,公开任何潜在的利益冲突。一些期刊可能会额外要求提供研究项目资助者信息或每一位共同作者的具体贡献。
感谢	感谢编辑们考虑论文审校和出版的可能性。
名字和签名	一些期刊要求所有作者的签名出现在信中。如果有此要求,可以将签名信件扫描到计算机中并上传提交到杂志网站,或者将其传真到杂志办公室。

图表 38-2 附信内容范例

38.5 网上提交

准备好稿件并且按要求编辑完所有的补充信息即可提交稿件。作者可以通过电子邮件或邮政提交稿件和附信,但现在大多数杂志要求的是网上提交。

仅通讯作者(corresponding author)(与杂志进行沟通并在文章发表后回答读者疑问)需花费几分钟在杂志官网上注册一个账户。通讯作者可以是第一作者、项目的导师或最稳定的论文联系人（邮箱和所属单位保持不变）。除了使稿件提交更为便利之外，在线账户允许通讯作者追踪稿件的审稿进程。大多数在线系统会显示编辑部是否审阅文章，文章何时外审，以及何时决定是否接收文章。在线提交通常需要半小时，其快慢取决于杂志官网所要求的信息量和上传步骤的数量。

第一步，多数论文提交网站一开始便询问文章的基本信息，如标题，摘要和关键字。关键字可手动输入或粘贴，或者从期刊提供的列表中选择。一些期刊也会有以下要求：

- 文章类型（如原创研究、系统综述或短篇通讯）
- 字数
- 表格数量
- 图数量（灰度和颜色）
- 伦理道德审批、基金、可能存在的利益冲突申明以及作者的贡献
- 确认文章“一稿一投”

第二步，杂志通常要求提供文章所有共同作者的信息。通讯作者应该提前确认其他作者名字的书写形式。因为 PubMed 和其他几个摘要数据库要求“姓全称，名和中间名缩写”，所以健康科学中大多数作者会选择缩写中间名字。一些期刊还要求提供所有共同作者的工作职位、隶属单位、学位及联系信息。在文章提交之前应收集这些信息，以备不时之需。隶属单位（affiliation）通常是作者的学术单位或工作单位（这也是其工作职责的一部分），一些期刊允许每个作者可有多个隶属关系，而另一些期刊仅允许每个作者列出一个隶属关系。当只能列出一个隶属单位时，许多期刊期望被列出的隶属单位是作者在项目工作时所在的组织，即使这个组织可能不是作者当前所在的机构。而其他期刊则特别要求提交作者的当前地址和隶属单位。

一些期刊可能有其他的要求。例如，期刊可能要求填写三个或更多推荐审稿人的姓名及联系方式。某些期刊要求作者必须填写一个推荐的审稿人列表，而有些期刊将该项作为选择性填写内容。作者的老师通常可以提供有关如何推荐审稿人的指导。推荐审稿人不能是那些可能存在利益冲突的人。例如，某些期刊可能会规定这些推荐的审稿人在五年内没有与论文的任何作者撰写过论文。论文作者不应联系推荐审稿人。如果编辑选择某些人作为审稿人，编辑将直接与审稿人联系。一些期刊还允许通讯作者列出需回避的审稿人，但是编辑也不一定会遵守这些意见。

最后一步是上传稿件。网站会提供有关如何上传各种文件的说明指南。一些期刊要求标题页与稿件的其他部分分开上传，特别是当期刊使用双盲评审时，审稿人和作者都不知道对方的名字（有些期刊采用单盲评审，即审稿人会知道论文作者的名字，而作者不知道审稿人的名字；一些期刊采用开放式评审；有的期刊甚至会在发布的论文旁附上审稿人的评审意见）。大多数杂志要求将表和图放在单独的文件中，图片格式因杂志而异。有的期刊还要求增添附加文件，例如一份由所有作者签名的出版协议，或者一

份内容或格式检查表。

在上传过程中,所有的稿件通常合并为一个 PDF 文档。在完成提交之前,通讯作者应仔细核查所上传文件的完整性,页码、行号、表格和图的可读性。作者还可能有机会看到所上传文章的 HTML 版本并且检查参考文献的准确性。一些系统自动将论文的摘要链接到摘要数据库,以便审阅者可以轻易地访问所引用文章的摘要,并且能将不正确的引用标注出来。一旦稿件及附加文件均正确,系统就会提示作者点击相应链接将文件提交编辑部。通讯作者确认提交,即完成投稿。

第三十九章　审核、重新提交和出版

提交给同行评审期刊的稿件将由外部评审员和编辑进行评估。外部评审员提供如何改进稿件的反馈意见，编辑决定论文是否适合在特定期刊上发表。

39.1　初审

稿件提交后，杂志的编辑将会对稿件进行初步审查，并决定是将稿件发送给外部同行评审还是直接拒稿。尽管不同期刊的组织结构不同，但是新稿件通常由负责该期刊的主编派发给编辑助理进行初审。对于值得审核的稿件，编辑助理会组织安排特别评审员。特别评审员并不属于杂志编辑部，但是鉴于其在论文研究主题或方法上的专业性，通常被邀请作为审稿人。一些期刊几乎将所有的稿件发给审稿人，而另一些期刊则只将少部分稿件送去同行评审。

未经审稿直接拒稿（desk rejection / bench rejection）通常不是由稿件的质量问题造成的。拒稿的原因可能仅仅是论文的主题与期刊当前的方向或范围不相适应。初审的好处之一是被拒稿作者可以迅速地将稿件投往更为合适的期刊。如果文章被直接拒稿，作者应该选择其他更合适的期刊，按照新的目标期刊的写作风格和格式要求修改稿件，并尽快提交到新的期刊。

若文章未经审稿而被直接拒稿，作者会在几天或者几周内得到通知。当文章被选中进行外审时，作者收到稿件的第一次审稿通知通常需要 2—3 个月，或者更长时间。所以作者应尽量避免在论文提交的最初阶段联系编辑部询问稿件状态。在 3—4 个月后，如果在线提交管理系统中还是没有更新论文状态，作者才应向编辑部发送更新请求。

39.2　外审结果

同行评审后发送的决定信中通常包含两位或更多的评审人意见。评审通常为期刊提供两组意见。

- 第一组意见是与论文的质量有关。这些意见旨在与作者分享交流，通常包括作者需解决的具体问题,以加强稿件质量。

• 第二组意见一般仅供编辑参考。除了论文的质量之外,评审还需要评估稿件的新颖性,重要性及与杂志的适合程度。

外部同行评审通常会有三种结局:拒稿、修改后重新提交或接收(图表 39-1)。一篇方法使用恰当且文笔优美的文章可能由于与期刊感兴趣的方向不一致而得到低分,所以有时就算评审给予的都是肯定意见,也可能遭遇拒稿。相反地,在某种程度上质量欠佳的文章可能会因为其原创性和意义而获得高分,但文章可能需返稿修改然后继续提交给该期刊进行下一轮审稿。评论通常是褒贬不一,一些评论意见呈现为批评态度,而另一些则是积极支持作者的观点。这些评审意见可能导致编辑拒绝这篇文章,或者也能说服编辑给作者机会修改文章并重新提交以进行下一步的审稿。

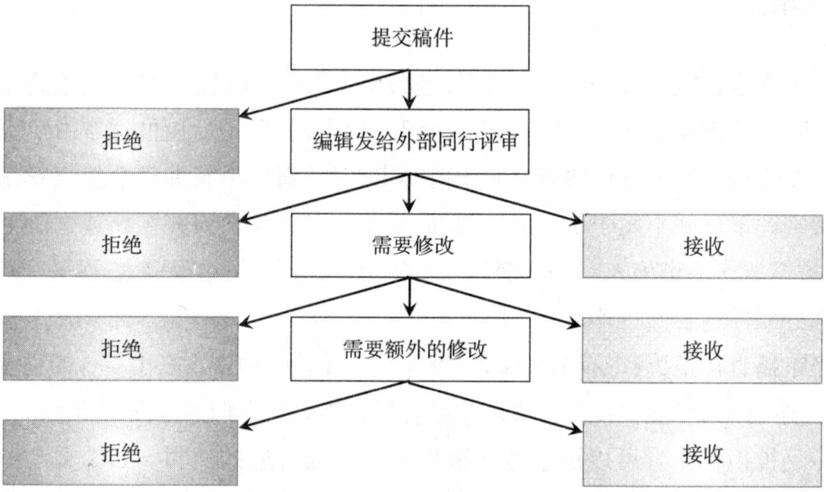

图表 39-1　期刊审核流程

39.3　拒稿

一些文章被拒稿的确是因为文笔欠佳、行文不连贯,或不能很好地引起读者的兴趣。但是,大多数被拒稿的文章行文流畅、内容饱满,并且能抓住广大读者的眼球。多数期刊接收率低,而且习惯性地拒绝高质量稿件。尝试让编辑重新接收被拒的文章几乎是不可能的。作者更应该集中精力修改论文并向其他期刊投稿,而不是对拒稿提出异议。如果论文文笔流畅,研究方法严谨恰当且作者能清晰地将结果与其广泛应用和含义联系起来,那么论文得到发表的可能性很大。

被拒稿并不意味着被所有期刊拒绝,且永远不会得到发表。它仅仅是指该期刊觉得被拒的论文不适合其读者。许多作者认为对一些审稿人的评论进行发泄或者向其他共同作者抱怨编辑的决定有助于对缓解被拒稿的失落。一次或多次拒稿并不意味着文章再无出版的可能。作者可根据评论意见修改完善自己的文章。大多数研究的设计和实施并没有想象中那么糟糕也不存在致命缺陷或对科学文献毫无用处。多数文章经过几周或几个月的修改后都可以找到合适的期刊出版。只要研究人员愿意汲取吸收各个评论意见,每次提交的论文将会越来越好。

通常,在收到拒绝信后应立马着手论文的修改工作。因为在完成数据的收集和分析后,随着时间的推移,记住原始研究的目地、方法和结果将变得愈发困难。应仔细阅读并思考所有审稿人的意见,并进行适当的修改。(下一节描述如何理解审稿人的意见)。切勿在没有接受第一批审稿人提供的建议的情况下就将原稿提交到下一个期刊。进行这些改进的最重要的原因是评审的反馈对论文的提升具有很大的作用。且新杂志可能会将稿件发送给同一评审,而评审会因他们的原始意见被忽略而不悦。有些修订过程可能需要相对较少的时间,但有的文章可能需要对原稿进行大篇幅修改。背景和讨论部分可能需要进一步强调研究的重要性或者引用更多的相关文献;方法部分可能需要更加详细地叙述所使用的技术;结果部分可能需要附加其他的统计结果。除了吸收所有审稿人的评论,论文应该按照新选择投稿期刊的要求更改相应的格式。一旦所有共同作者对论文修改满意,应尽快提交给新杂志。

有些期刊现在提供"拒绝和重新提交"(reject and resubmit)选项,这些选项通常应被视为"修订和重新提交"机会。如果决定信中没有说清楚拒稿是不是最终结果,又或者作者不太清楚是否被要求修改并重新提交稿件,那么通讯作者应联系编辑要求澄清。

39.4　修订和重新提交

当作者被要求修改并重新提交(revise and resubmit,R&R)稿件时,他们通常需要准备两个文件。一个是稿件的修订版本,另一个是对每个评论者意见的答复文件。作者可能会被限定重新提交的截止日期。如果他们错过了截止日期,修订后的稿件可能被视为新的稿件,并发送给新的审稿人,而这可能会大大延长收到最后决定的时间,降低接收的可能性。有些期刊对小修订和重大修订之间做了区分。在重新提交后,小修可能仅经编辑单独审查,而经重大修订的文章可能会发送给原始审阅者或新的审阅者。对于小修,杂志可能会要求作者在很短的时间重新提交稿件,通常只有几个星期,但对于重大修订则可以给予 3 个月或更长的重新提交期限。

审稿人在审查修订后的稿件时会得到一份作者对原稿意见的答复文件。因此,每一个答复都需要仔细构思并显示恭敬。回复审稿人意见的例子如图表 39-2 所示。审稿人的某些建议(通常在他们的评论中标记为"minor")很容易做出答复,例如更正拼写错误、将表格重新格式化或添加引文数量。而其他建议(通常被标记为"major"或

“compulsory”)可能需要花费更多的时间去思考。

对作者而言,回应正面评论和加强文章中自己也觉得不满意的地方是相当容易的。但是回应负面评论则要困难得多。作者如果不同意审稿人的建议且没有被强制要求根据审稿人的意见更改论文,则需要对其自己的观点作出周密、礼貌的解释。

对审稿人意见的回复应与修改后的稿件单独归档。此外,一些期刊要求作者提供额外的文件,突出或标记作者所做的修改。当与修订相关联的所有文档都完成编写时,新的附函、修订的稿件和对审稿人评论的回复就可以上传到期刊的提交网站。附函应感谢编辑们能提供修改和重新提交的机会,感谢审稿人的意见和他们对论文改进的建议,并确认每个审稿人的意见已得到解决和回应。

第二次审查所需的时间因期刊的不同而大有差异,从几天到几个月不等,主要取决于参与的审查方有多少。虽然期刊编辑很少承诺修改后的文稿将会被接受,但事实上论文通常有很大的可能被接收。编辑不会强制要求作者修改文章,除非他们认真考虑想要接收和发布你的文章。有些期刊可能要求第三、第四甚至更多次的修订,每一次修订都能改进文章。这可能令作者感到沮丧,但它也表明编辑打算接收论文。除非你有一个非常好的理由转投稿到另一个期刊,否则最好的选择仍是修改并重新提交论文给任何提供 R&R 机会的期刊。

评论示例	**回复示例**
本文的具体目的应在手稿的前文中清楚 地陈述。	我们已经编辑了引言部分的最后一段以清楚表明该文章的三个具体目标是(1)为了……,(2)为了……和(3)为了……。
关于……的段落描述不清楚。	我们重写了这一段来更好地阐明,并强调……。
您的问卷调查是否包含某个问题……?	我们分析的数据集不包括关于……的变量。但是,即使没有这些信息,我们的分析显示……。
	这是一个非常有用的建议。但是很不幸,我们的问卷调查里并没有包括这一问题。
	我们没有在文章基线调查中提出这个问题,但我们计划在明年的后续研究中提出一个问题。我们觉得这将是一个有趣并值得探索的问题。
	我们提出了这个问题,发现……,我们有将此发现添加到结果部分。我们提出了这个问题,发现……。
样本量似乎太少,不足以支持本研究设计。	在开始研究之前,我们使用……软件来估计我们所需的样本量。预期输入为……和检验功效为80%,估计需要样本大小为……。我们总共招募了……参与者。基于我们的研究结果和我们的数据分析期间的检验功效显示……,我们估计的样本大小具有足够的检验功效。
表3似乎不完整。它也应该报告每行的 …… 检验结果。	我们已经完成所请求的附加分析,并向表3添加了一个新列,其中显示了……测试的结果。我们发现……,这与我们其他统计测试的结果一致。

续表

评论示例	回复示例
研究中使用……检验来分析……，但是……检验会更合适。	我们使用的……检验方法是合适的，其替代……检验并不合适，因为……。
在讨论部分，作者声称……，但是相反是不是有可能……发生了？	我们断言……是基于……的基础上。这种解释得到包括……的最近几个出版物的支持，我们在结论的理由中也添加了其他引用文献。
	这是一个非常有趣的观点。我们认为这两种解释都是可能的，现在讨论部分已包括两种观点。
数据不支持关于……的结论。	我们已移除此结论。我们的结果完全支持的主要结论是……。
文章应该包括一个……的讨论。	谢谢您提出这个有趣的观点。我们在讨论部分添加了……的评论。
	我们同意这是一个有趣的话题，但只有……与我们的具体目标相关。
	我们没有足够的篇幅在文章中讨论……。
文中需要增加一段关于研究的局限性讨论。	我们在讨论部分增加了一个关于局限性的段落。
几个最近出版的文章包括……，……和……已经解决你的研究主题，应引用这些文章。	感谢您告知我们这些文章。两个文章……和……有助于支持我们的发现，文章中已包含这些参考文献。
我认为这项研究并不足以重要到能在国际期刊上发表。它可能更适合一个地区性期刊。	我们在引言中增加了一段，强调了我们的发现的新颖性和意义。我们还在讨论部分增加了一个段落，讨论我们的发现对其他的影响。我们认为我们的论文足够重要，因为……。
在第……页的第……行和第……中有错字。	感谢您发现这些拼写错误。我们已经纠正了这两个错误。

图表 39-2　回应审阅者意见的示例

39.5　接收后

一些初始接收是临时接收(provisional acceptance)，直到作者按照杂志要求对手稿进行微调后才能实现最终接收(final acceptance)。如果文章被临时接收，期刊通常会要求作者在短时间内进行所需的修改，通常时间限制为几天或一周。在期刊收到修改的稿件后，一般将通过电子邮件将最终通知函发送给相应的通讯作者。

一旦文章被正式接收，它可能会被发送给一个文字编辑员，由他去仔细检查文章的语法、拼写问题并且核对文章是否符合期刊风格。(有些期刊备有样式手册，这本手册指定该期刊中发表的文章的首选短语、术语、缩写和拼写)。之后论文将发送给排版专家，由其格式化文档，使之和期刊上其他文章保持一致。然后将页面样本(page proofs)(或校样 galley proofs)发送到相应的作者进行审查，通常是 PDF 文件。作者通常只有 1 至 3 天时间来仔细检查文档、回答编辑的提问并做出最终的修改请求。这时候不会对文章进行任何实质性的修改，因为修改请求仅应限于新问题。例如，格式错误或者校对后的文本含义发生改变。然而，因为这是发现错误并改正的最后一次机会，作者应仔细阅读每一行，检查每张图形的清晰度和简洁性，并检查容易出错的详细信息，例如作者姓名的拼写，通讯作者的联系方式和参考文献的内容。

在作者寄回校样之后，文章发表的时间取决于期刊。一些期刊将在其网站上发布校样的 PDF 文件作为预先访问文章(advance access article)或预印本(preprint)。而有些期刊则会在正式印刷出版之后，在线发布这篇文章。一篇文章可能在文章接收之后几周内或在校样被批准后的许多个月后发表。在文章发表后不久，其摘要将添加到索引的数据库。发表的文章可以在发表后大约一年的时间内被第一次引用。此时，一个完整的研究周期完成。

词 汇 表

摘要(Abstract):对文章、章节或者书籍主要内容的一段总结。

摘要数据库(Abstract database):允许研究人员使用关键词或其他检索词搜索文章的在线摘要数据集。

精度(Accuracy):在测量仪器、诊断测试或其他评估工具中,当响应或测量被证明是正确时建立的条件,也称为有效性。

行动研究(Action research):定性研究,旨在让参与者一起解决问题。

提前获得(Advance access):是指在文章发表于特定期刊之前,期刊网站上能提前搜索到文章稿件。

不良事件(Adverse event):干预实验中出现的不良反应或者研究中出现的不良后果,这些情况必须立即报告给审查委员会(IRB)。

隶属(Affiliation):作者所在的学校或机构名称。

年龄调整(Age adjustment):在比较两个不同年龄分布的群体时,该方法能够提高准确性,类似的方法在统计学上,可用于调整比较群体之间的其他重要差异。

代理建模(Agent-based modeling):使用计算机来模拟群体中各种个体(媒介)的动作和互动的模型,有时也被称为基于媒介的模拟或基于个体的模型。

聚合研究(Aggregate study):一项分析人群水平数据的研究,不包括任何个体水平的数据,也被称为相关研究。

分配偏倚(Allocation bias):非随机分配参与者到实验研究组时,容易出现的偏倚。

成本开支范围(Allowable costs):被批准用于资助的赠款或合同的费用。

阿尔法(Alpha):希腊字母(α),用于与 P 值比较,表示统计结果是否具有显著的统计学意义。

备择假设(Alternative hypothesis):亦称研究假设,在进行统计推断时,我们总是先立一个假设 H_0,称为原假设 H_0。由于样本的抽取是随机的,统计量也是一个随机变量。根据样本值计算统计量的结果,落入接受域则不否定 H_0,落入否定域则拒绝 H_0,即接受与原假设 H_0 相对立的假设 H_1,称 H_1 为 H_0 的备择假设。

AMA 风格(AMA style):由美国医学协会推荐的参考文献引用风格,广泛应用于医学和健康科学期刊,这种风格也被称为温哥华风格。

协方差分析(ANCOVA):把线性回归与方差分析结合起来,检验两个或多个修正均数间有无差别的方法,用以校正某一干扰因素对实验结果的影响,使各试验组的效应得以合理的比较。

注释的参考书目(Annotated bibliography):参考书目至少包括正在审查的文章的完整参考文献和简要摘要。

匿名(Anonymity):在调查问卷的回应或根据数据库记录中,对每一个参与者的身份进行保密处理。

匿名数据集(Anonymized data set):在匿名数据集中,已删除所有可能标识身份信息的数据文件,例如姓名,联系信息,国民身份号码,健康保险信息或面部照片。

方差分析(ANOVA):用于比较三个或更多个独立人群中连续变量的平均值。

人体测量学(Anthropometry):人体测量,如身高、体重、腰围和臀围的测量等。

APA 风格(APA style):美国心理学协会推荐的参考文献的引用格式,被社会科学和护理期刊广泛使用。

归因危险度百分比(AR%):即在队列研究中由于暴露而导致的人群中的事件病例发生的比例。

确定偏倚(Ascertainment bias):当研究样本不足以代表群体时发生的偏差。

同意(Assent):特指儿童(或其他在法律上被认为不具有能力提供自己的同意的个体)表示愿意参与研究。

相关(Association):两个变量之间的关系,这个术语并不表示两者之间是否存在因果关系。

归因危险度(Attributable risk):两个独立人群(通常是队列研究中的暴露组和未暴露组)的发病率之间的绝对差异,也称为超额危险度。

归因风险百分比(Attributable risk percent):即在队列研究中由于暴露而导致的人群中的事件病例的比例。

AUC(Area under ROC curve):ROC 曲线下面积的缩写,AUC 值范围为 0 至 1,其中 1 表示完美测试。

审计(Audit):财务记录的正式审查。

作者指南(Author guidelines):来自杂志的投稿说明,说明稿件在提交之前应转成怎样的格式,也称为作者的指示。

自相关(Autocorrelation):一种模式,其中随时间测量的变量受其过去值的影响,根据 Durbin-Watson 测试或另一检验统计量,或在空间分析中测量一个位置与附近地点的相似程度。

自主权(Autonomy):道德准则,要求只有当事人(或他或她的法定监护人)有权决定是否自愿参加研究。

反向翻译(Back translation):一种翻译方法,其中一个人将问卷从原始语言翻译成新语言,然后第二个人将新语言翻译成原始语言。对比前后两次的问卷,以确保翻译过程中传达了正确的含义,也称为双翻译。

背景部分(Background section):科学报告的第一部分,介绍了基本理论,提供了关键的定义,并阐述了研究目标,也称为介绍部分。

条形图(Bar chart):统计用图,使用长度与其表示的值成比例的长方形条表示分类数据的图。

前后对比研究(Before-and-after study):非随机实验研究,在参与者被干预的前后,分别测量相同的指标,以控制其他变量。

贝尔蒙特报告(Belmont Report):美国国家保护人类受试者生物医学和行为研究委员会于 1979 年出版的一份报告,该报告定义了关于善行,尊重个人和分配正义的关键研究原则。

台架拒绝(Bench rejection):杂志在没有外部同行评议被拒稿,也称为案头拒绝。

善行(Beneficence):一个研究伦理原则,要求研究为社会服务。

贝塔(Beta):希腊字母(β)用于表示统计效能(1-β)或指示回归模型中预测变量的回归系数。

偏倚(Bias):在研究的设计、进行或分析中出现的系统误差,导致研究样本的结果不能准确地反映源群体的真实性,可以通过仔细的研究设计和实施来防止许多类型的偏差。

大数据(Big data):数据集庞大且复杂,所以需要强大的硬件和特殊的统计软件应用程序来进行数据分析。

生物信息学(Bioinformatics):利用计算机技术管理生物信息。

双峰(Bimodal):具有双峰分布特征的数值变量。

二项式检验(Binomial test):一种统计检验,用于比较二项变量表示的比例与选定值。

二分类变量(Binomial variable):只有两个可能结果的分类变量。

双变量分析(Bivariable analysis):用于研究两个变量之间关系的统计分析,如率比、优势比和其他统计比较检验。

盲法(Blinding):一种实验设置,保持研究参与者(有时研究团队的一些成员)不知道自身和/或其他参与者是在主动干预组还是在控制组中的实验设计,也称为掩蔽。

随机区组化(Block randomization):一种统计设计方法,将一组人随机分配给干预组,将其他人随机分配给对照组,随机化发生在组水平而不是个体水平。

布尔运算符(Boolean operators):数学和逻辑搜索操作符,如和、或、否。

箱形图(Boxplot):显示数值变量的中值,四分位距离和离群值的图形描述,也称为盒式图。

Bradford Hill 标准(Bradford Hill criteria):暴露因素和结果之间的因果关系的存在提供支持的一组条件。

头脑风暴(Brainstorming):收集关于研究可能存在的问题,提出想法的过程。

Breslow-Day 测试(Breslow-Day test):用于评估层间优势比同质性的测试(即针对相同数据集内的独立群体分层研究,例如为男性和女性创建单独的 2×2 列联表,或为多个年龄组创建单独的 2×2 列联表)。

图表编号(Callout):出现于文本中,用于引导读者看到图或表之类的内容。

典型相关分析(Canonical analysis):一种统计方法,用于识别在具有两个比率(区间)和(或)名义变量的模型中,最能准确地预测组成员间关系的比率(区间)和(或)名义变量的集合。

延滞效应(Carryover effects):如果研究的两个阶段之间没有足够的空窗期(洗脱期),那么来自实验研究第一阶段的残留效应,可能对交叉设计研究的第二阶段结果产生影响。

病例(Case):研究参与者是具有感染性、寄生虫性疾病、非传染性疾病、神经精神疾病、损伤,残疾或其他所研究疾病的患者。

病例定义(Case definition):在病例对照研究或其他类型的研究中,认为一个人是否患上所研究的疾病,纳入和排除标准列表。

病死率(Case fatality rate):患有特定疾病的人群因该病死亡的比例。

病例报告(Case report):记录病人状况的报告。

病例系列(Case series):记录一组患有相同疾病或具有相同患病经历个体的报告。

病例对照研究(Case-control study):患有疾病(病例组)和无疾病研究对象(对照组)的暴露史的研究。

分类变量(Categorical variable):其变量值是定性的,表现为互不相容的类别或属性,也被称为定性变量或名义变量。

因果关系(Causation):暴露因素直接导致了结果发生,因果关系的存在通常用定量分析和定性分析来确定,定性分析使用 Bradford Hill 标准或其他指南的因果理论来推断。

CBPR:基于社区的分析研究,由院士(研究人员)和社区代表共同确定研究重点,并在社区中进行应用研究。

CEA:成本效益分析。

删失(Censoring):早期离开前瞻性或纵向研究的参与者,删失对生存分析中的人群特征和其他结果评估没有进一步的影响。

集中趋势(Central tendency):数值变量的集中程度,例如平均值或中位数。

保密证书(Certificate of confidentiality):法律文件,能保护敏感主题研究中的参与者免受法院命令和其他法律要求。

卡方拟合优度检验(Chi-square goodness-of-fit test):一种统计检验,用来反映分类变量的概率分布是否符合理论分布。

卡方检验(Chi-square test):用于比较两个或多个率(或构成比)的统计检验。

封闭式的问题(Closed-ended questions):允许有限数量答案的问题。

经授权的收尾(Closeout(of a grant)):所有适用的行政行为和所有要求的工作内容已经过授权。

共同作者(Coauthorship):与一个或多个合作者共同撰写研究报告或论文。

Cochran's Q 统计量(Cochran's Q statistic):在 meta 分析中使用的统计检验,用于分析所包含研究的差异性(统计学差异)。

Cochran's Q 检验(Cochran's Q test):在两个或多个个体匹配的人群中比较二项变量或分类变量值的统计检验。

编码手册(Codebook):为特定研究编写的指南,描述每个变量并说明如何将收集的信息输入计算机数据库。

(定性数据的)编码(Coding(of qualitative data)):在文字记录或其他性质文件中,用一两句话简短地概括了每一项的内容、态度、过程或其他方面。

决定系数(Coefficient of determination,R^2):表示统计量之间的关联有多强,R^2值的范围从 0 到 1,其中 1 表示完全相关。

强迫(Coercion):强迫个人参与研究,这违反了自主和尊重人权的原则。

队列(Cohort):在一段时间内,随访一群具有相似特征的人。

队列研究(Cohort study):一种观察性研究,在一段时间内,持续随访一群具有相似特征的人,并测量疾病的发生率和新发率。

常识(Common knowledge):该学科中研究者所熟知的知识,因此它不需要在研究报告中的引用和参考,也称为一般知识。

共同规则(Common Rule):美国联邦制定的用于保护研究参与者的政策。

比较统计(Comparative statistics):将研究参与者分为两个或更多个组,然后比较这些组特征的分析手段。

房室模型(Compartmental model):这是药学临床试验常用的一种数学模型,用来模拟药物在体内的动力学过程,有一室、二室及三室模型之分。

概念(Concept):通过研究总结出的理论。

概念图(Concept mapping):一种使抽象概念可视化的方法,用于列出想法然后将它们分组以揭示关系,该方法可用于确定研究问题或作为定性数据描述性分析的一部分。

概念框架(Conceptual framework):研究人员使用框和箭头来描述将在研究期间评

估的各种关系的模型。

一致性(Concordance):同意,协同。

具体有效性(Concrete validity):用已有的金标准来检查类似理论的新测试效用时,如果新测试的有效性得到证明,即被称为具体有效性,也称为标准有效性。

同时效度(Concurrent validity):在试点研究中,调查研究有效性表明,参与者现有的测试结果和新的测试结果之间的相关性很强。

条件概率(Conditional probability):事件(B)发生的概率是由于一些先前事件(A)已经发生而发生的,例如,假定某人已经存活到 90 岁(A),那么他存活到 95 岁(B)的概率。

会议论文(Conference papers):在会议过程中出版的长文研究报告。

置信区间(*CI*):基于研究群体中统计量的值,对源群体中的统计量可能值范围的统计估计,具有较狭窄 CI 的统计量的值更可靠。

保密(Confidentiality):对研究人员提供的个人信息的保护。

利益冲突(COI):在研究中,财务关系或其他关系可能会影响研究的设计,分析或报告,并可能引起偏倚。

混杂因素(Confounder):是一种与所研究的暴露和结局均有联系的非处理因素,使暴露因素和结果变量之间的关联偏离真实情况的第三变量。

CONSORT:综合试验报告标准的书面检查表(用于随机对照试验)。

概念(Construct):通过复杂的抽象概括,得到的理论,而不仅仅是观察。

结构效度(Construct validity):当测试测量旨在评估理论结构的有效性时,得到的结构有效性。

建构主义(Constructivism):一个定性的研究范式,研究人员有一个相对主义的观点,认为每个人的现实状况是一个人的生活经验的函数。

内容效度(Content validity):当专家赞同某调查项目收集到了关于该研究领域最相关信息时,即认可调查方式的有效性,故也称为逻辑有效性。

列联表(contingency table):一个由行和列构成的表格,显示各种事件发生组合的计数,也称为交叉表。

连续变量(continuous various):一个数字变量,可以在一个范围内取任何一个值。

合同(contract):被提供研究经费的研究人员与出资人达成的协议文书。

对照组(control):病例对照研究中的参与者,一般是没有检测到有某疾病,或者是在实验研究中没有接收干预的参与者。

对照定义(control definition):对照人群的合格条件的(纳入和排除)标准列表。

对照实验(controlled trial):一些参与者被分到干预组,其中一部分参与者被分到没有干预的对照组的实验研究。

便利人口(convenience population):基于非概率基础来源的人口,一般从易于随访的地点如学校,工作地,组织或社区中选择。

聚合效度(convergent validity):在基础理论中应该是相关的两个指标,并被证明是相关的。

COPE:出版道德委员会,指出在研究项目传播阶段哪些行为是研究不端,并提供指导以避免不端的学术行为。

CORQE:报告定性研究的综合标准。

相关(Correlation):一个统计指标,根据一个变量的值变化的程度,预测另一个变量的值的变化,即使两者的关系不是因果关系,也可以存在相关性。

相关性研究(Correlational study):使用人口水平数据,来寻找两个或更多个组特征之间的关联的研究。

通讯作者(Corresponding author):在论文发表前,先与期刊编辑沟通,并在论文发表后回答读者的提问的共同作者。

成本效益分析(Cost-effectiveness analysis,CEA):一种将干预的健康收益与干预的财务成本进行比较的一种经济性分析。

投稿信(Cover letter):论文投稿时,给编辑的信。

Cox 比例风险回归(Cox proportional hazards regression):用于生存分析的回归模型。估计暴露因素的相对危险度。

CPT codes:当前程序术语代码。

Cramer's V:一个分类变量的统计指标,可以通过其变化衡量另一个分类变量值的变化的程度。

知识共享许可证(Creative Commons license):允许科研论文免费提供给他人使用,而作者保留版权。

标准有效度(Criterion validity):针对同一个理论结构,用标准的、成熟的检验方法与新的检验方法进行比较,来检测新方法的可靠性。

批判理论(Critical theory):一种认为现实取决于社会和历史结构的理论。假设真实性可以通过识别和控制权力结构来发现的定性研究范式。

克隆巴赫 α 系数(Cronbach's alpha):度量调查问卷内部的一致性。

交叉设计(Crossover design):每个参与者作为自己的对照的实验研究设计,一些参与者首先被分配到阳性干预组,然后被分配到对照组,而另外一些参与者首先被分配给对照组,然后被分配给阳性干预组。

横断面研究(Cross-sectional survey):在某一特定时间对某一定范围内的人群,以个人为单位收集和描述人群的特征以及疾病或健康状况,也称为现况研究。

交叉表(Cross tab):一个行列表,用来显示各种事件发生组合的计数频率,也称为列联表。

原始数据(Crude statistic):原始的未经调整的统计数据。

累积概率(Cumulative probability):在一个特定观察期结束时,某事件发生的概率。

阈值(Cutpoint):将一个数值变量重新编码为某一类别的临界值,例如,140 毫米汞柱的收缩压可被定义为确定患不患有高血压的阈值。

伤残调整寿命年(DALY):在疾病研究负担中,过早死亡而损失的生存年和伤残损失生存年的总和。

数据清洗(Data cleaning):修正数据文件中的任何缺失错误或其他错误的过程。

数据管理(Data management):在研究的整个过程中,记录数据。

数据挖掘(Data mining):分析大数据集以确定新模式和新知识的过程。

数据库(Database):使用专用软件程序创建的一个有组织的数据集合。

数据安全(Data security):使用密码和其他机制来保护计算机文件的过程,以限制未经授权的访问和使用。

十分位数(Deciles):将一组数据分成 10 个相同大小的有序部分。

赫尔辛基宣言(Declaration of Helsinki):1964 年由世界医学协会撰写的规定临床医生进行试验研究的道德准则的文件。

自由度(Degrees of freedom):在最终计算中,可以自由取值的统计量个数。

消除识别(De Identification):从数据文件中删除潜在的识别信息,以创建匿名数据集的过程。

交付(Deliverable):用于描述由合同资助的研究项目,产生的有形或无形结果。

德尔菲方法(Delphi method):一个结构化的建立共识的方法。其中专家完成调查问卷,由项目组织者和其小组成员获取了他人的观点后,重新调整和总结自己的观点的过程。

人口统计学(Demography):人口和人口动态的研究,如出生和死亡率统计。

分母(Denominator):一个比率的底数,例如,B 是比率 A/B 的分母。

因变量(Dependent variable):统计模型中的一个代表了正在研究的结局的变量,也称为结果变量。

派生变量(Derived variables):在数据分析中从数据文件现有的变量产生的一个新变量,派生变量可以根据原始变量的类别进行重新编码,也可以由原始变量的数字进行计算得到。

描述性统计(Descriptive statistics):描述定量数据的基本特征的统计方法,如均值和率等。

案头拒绝(Desk rejection):稿件第一次提交的后,没有外部同行审查而直接被期刊编辑拒绝,也称为台架拒绝。

确定性模型(Deterministic model):一种数学模型,当对模型输入相同的数据运行时,结果将是相同的。

诊断准确度(Diagnostic accuracy):诊断测试为真阳性或真阴性的人的百分比。

二分类变量(Dichotomous variable):只有两个可能答案的分类变量,通常是“是”和“否”。

直接年龄调整(Direct age adjustment):一种年龄调整方法,可以在对人口进行比较时使用年龄特定的健康数据。

直接成本(Direct costs):与研究项目相关的具体货币支出。

不和谐(Discordant):意见不一致。

篇章分析(Discourse analysis):使用语言学工具对定性数据进行分析,以评估参与者使用的书面语,口语或非口头语言。

离散变量(Discrete variable):一个不连续的数字变量。

判别分析(Discriminant analysis):一种方法,用于识别比率(区间),和(或)名义变量的集合,这些变量最准确地预测具有名义因变量的模型中的组成员资格,也称为判别功能分析。

判别功能分析(discriminant function analysis):一种方法,用于识别比率或区间的名义变量的集合,这些变量最准确地预测具有名义因变量的模型中的组成员资格,也称为判别分析。

区别效度(Discriminant validity):仪器测量的有效性。当两个指标结构不相关,并且也表现的没有相关性时使用。

区别(Discrimination):统计模型能够分辨组间差异的能力。

讨论部分(Discussion section):一个典型的分四部分科学报告的最后一部分,它将新发现的结论与之前的相关文献进行比较,认识到这项研究的局限性,并总结该研究的意义和结论。

疾病(Disease):一般情况下的疾病,或健康科学研究中,一些特殊的不良健康结果。

离差(Dispersion):度量数值变量的响应的变化性和分布,也叫差量。

分配公平(Distributive justice):研究伦理的原则要求研究的利益和负担是公平的。

双盲(Double-blind):一个实验性研究设计,参与者和评估参与者健康状况的人,都不知道哪些参与者在实验组和对照组。

双记录(Double-entry):一个确保数据文件的准确性的方法,通过使两个人将相同的数据输入到单独的计算机文件中,比较两个文件的一致,并解决任何差异。

双向翻译(Double translation):一种翻译方法,一个人将问卷从原始语言翻译成新语言,然后第二人用调查工具将新语言翻译成原始语言,以确保在翻译中传达正确的含义,也称为回译。

哑变量(Dummy variables):通过将具有 n 个分类响应的变量重新编码为一系列 n-1 个二分(0/1)变量的派生变量。

动态人群(Dynamic population):一个有流动记录的研究人口,也叫做开放人口。

生态学谬误(Ecological fallacy):生态学研究的对象是群体,而忽视了每一个人的变异,个体如果遵循从群体数据中观察到的趋势,就会得到的错误结果。

生态学研究(Ecological study):探讨环境暴露的相关研究。如赤道距离或空气污染程度。

EDPs:暴露、疾病/结局和人口。

修饰效应(Effect modifier):两个或多个自变量相互作用而产生的暴露效应。

效应量(Effect size):统计量的点估计,比如优势比,比率,功效,相关系数或均数差等。

效用(Effectiveness):在现实条件下干预成功的衡量标准。

功效(Efficacy):衡量干预的成功率。计算对照组中经历不利结果的个体比例,如果他们处于干预组中,则可能预期会有有利的结果。

效率(Efficiency):基于有效性和资源考虑的干预成本效益评估。

EHRs: 电子健康档案。

合格标准(Eligibility criteria):一套必须为个人(或系统审查,研究稿件)提供的合格标准,以及一组排除标准,这些标准将不合格个体从研究人群中移除。

主位观点(Emic perspective):在人种学中,一项旨在发展知情者观点的研究。

EMRs:电子病历的首字母缩略词。

排版条目(Endmatter):对资助者的确认、可能发生的利益冲突、作者和贡献者信息的披露,以及一些期刊会在文章正文结尾部分和参考列表之间说明的其他细节。

流行病学(Epidemiology):对人类健康和疾病的分布和影响因素的研究。

认识论(Epistemology):对知识的研究,研究人员如何知道什么是正确的和真实的认知过程。

均衡(Equipoise):只有存在真正的不确定性时,才需要进行实验研究的研究原则。

等效性实验(Equivalence trial):一项试验性研究,旨在表明新的干预措施与某些类型的控制措施一样好。

勘误(Erratum):对一篇文章中的一个小错误进行了修正,有时被称为更正(打印机的错误)。

民族学(Ethnography):对人与文化的系统研究。

客位视角(Etic perspective):在民族学中,一项旨在发展局外人观点的研究。

病因(Etiology):引起疾病或其他健康紊乱的原因。

评估(Evaluation):一个评估过程,其中包括各种用于评价项目(或工程,政策额)的目标、过程、结果的方法。

超额危险度(excess risk):两个独立人群(通常是队列研究中的暴露组和未暴露组)的发病率之间的绝对差异,也称为超额风险。

豁免审查(Exemption from review):机构审查委员会(IRB)决定研究协议不需要完整的 IRB 审查,因为它涉及到的内容。例如,对现有数据的分析、文件、记录或现有的生物学样本,而这些内容与个体之间没有联系。

快速复查(Expedited review):机构审查委员会(IRB)的决定,不需要委员会进行全面审查。因为要求对以前批准的协议进行的更改是可忽略不计的,或是因为新提案不会使参与者面临的风险大于普通日常生活或常规临床检查或手术。

实验性研究(Experimental study):使受试者接收特定暴露的研究,也称为干预研究。

暴露(Exposure),一种可能改变健康状况的干预措施、环境接触、行为或个人特征。

外部拨款(External grants):由研究机构以外的组织资助的拨款。

外部效度(External validity):将内部效度的研究结果推广到其他人群,地点和时间的可能性。

额外变量(Extraneous variable):一个潜在的干扰因子,可能对暴露变量与结局变量之间的关联出现或多或少的影响,也称为第三变量。

设施和管理成本(F&A costs):维护研究环境的相关成本。例如,维护研究基础设施,运营研究设施,采购图书资源以及管理研究功能的成本,伦理审查和合格报告等。

制造(Fabrication):一种涉及伪造数据的研究不端行为,例如在未完成问卷调查或参与实验的人员的电子表格中创建虚构的行数据。

表面效度(Face validity):当内容专家和用户一致认为调查工具易于研究参与者理解和正确完成时,该调查工具的有效性即为表面效度。

因子分析(Factor analysis):一种统计方法,用于鉴别在测量同一构造不同方面间变量的相互关系。

析因分析(Factorial design):一种试验设计,在一次试验中测试几种不同组合的不同干预措施。

伪造(Falsification):研究结果的歪曲。例如修改极端数据值以改善统计测试的结果,操纵实验室工作中收集的照片或其他图像,或故意误报研究的方法,使研究看起来比其严格。

图(Figure):在研究报告中,可视化呈现流程图或其他图像。

FINER:一个提醒,提醒研究人员一个好的研究计划是可行的、有趣的、新颖的、合乎道德的。

第一作者(First author):一般来说,参与撰写稿件最多的人,也被称为主要作者。

Fisher 精确检验(Fisher's exact test):用于比较两个独立群体中二项式变量值的统计测试。

固定效应模型(Fixed effects model):当研究所包含的变量之间几乎没有变化时,一种可以用于 meta 分析的统计模型。

固定人口(Fixed population):一项前瞻性或纵向研究设计,要求所有参与者同时开始研究,不允许任何人后来加入。

专门小组(Focus groups):一种定性数据采集技术。其中约 8 至 10 人的群体花费 1 或 2 小时参加主题讨论。

森林图(Forest plot):一种生动展示的研究结果的图表,包括 meta 分析和从这些结果计算出的合并统计量。

正式来源(Formal sources):在正式研究报告中引用的同行评议的期刊文章和报告。

自由应答问题(Free-response questions):调查或面试问题,允许无限可能的答案,也称为开放式问题。

频率匹配(Frequency matching):一个抽样设计,用于确定病例对照研究中的病例组和对照组或队列研究中暴露和未暴露参与者的具有相似的人口统计特征,也称为组匹配。

Friedman 检验(Friedman test):用于比较两个或多个单独匹配的群体中的总体率的检验方法。

F 检验(F-test):用于比较三个或更多独立群体中总体平均值差异的检验方法,也称为单因素方差分析。

全面审查(Full review):机构审查委员会(IRB)的决定,全体委员会必须讨论研究议定书,以确保满足保护人类科目的要求。

倒漏斗图(Funnel plot):meta 分析研究结果的图形显示,揭示了发表偏倚使相关研究在正式文献中保持了零结果的可能性。

FWA:联邦全面保证,适用于在美国联邦政府注册的机构审查委员会。

长条校样(Galley proofs):在出版前发送给作者审阅的稿件的复制版本,也称为页面证明。

甘特图(Gantt chart):一种条形图,可视化地显示研究时间线,并标记了重要的日历日期和截止日期。

文学差距(Gaps in the literature):一项提出要填补科学知识体系中缺失信息的新研究。

高斯分布(Gaussian distribution):一个有钟形曲线的直方图,中间有一个波峰,也称为正态分布。

基本知识(General knowledge):该学科一般人员所熟知的常识,因此在研究报告中不需要引用参考文献,也称为常识。

普遍性(Generalizability):一项研究的外部有效性。研究结果被认为适用于目标受众。

代笔作者(Ghost authorship):不作为共同作者的贡献者,但为研究项目做出了重大的智力贡献者。

酬庸作者(Gift authorship):没有相应的学科背景而获得作者身份的人的合著者,如在 ICMJE 作者标准中所写的那些。

地理信息系统(GIS):一种基于计算机运算的地理数据集。能够映射事件的位置,识别疾病集群以及测试复杂的空间关联。

黄金开放获取(Gold open access):一种出版模式,其中作者支付费用,使他们的期刊文章免费提供给互联网上的读者。

拟合优度(Goodness-of-fit):真实数据与模型所预测的值的匹配程度的统计测试。

GPS:全球定位系统,它使用卫星收集关于纬度,经度和有些位置高度的数据。

拨款延续(Grant continuation):由资助方提供一笔额外的资金,使研究者可以继续进行研究,同时将研究扩展到其他方向的扩展性拨款,也称为拨款更新。

拨款更新(Grant renewal):是一项由资助方提供一笔额外的资金,使研究者可以继续进行研究,同时将研究扩展到其他的方向的扩展性拨款,也被称为拨款延续。

图表(Graph):能够展示定量数据结果的图解,例如散点图、时间线等。

灰色文献(Gray literature):指那些没有经过同行评审和正式发表,但是结果是有效的研究报告。

绿色开放获取(Green open access):在经过一年或更长的禁用期后,作者可以将文章公布于自己的网站上,或者在机构库中公布他们撰写并在订阅期刊中发表的文章版本。这种出版模式即为绿色开放获取。

扎根理论(Grounded theory):采用归纳推理的方式,来进一步阐释观察到的人类行为一般理论的定性研究。

团体匹配(Group matching):在病例对照研究中,保证病例组与对照组的人口统计学特征一致。在队列研究中,保证暴露组与非暴露组人口统计学特征一致的抽样设计,也被称为频数匹配。

习惯性(Habituation):是指当受试者在填写问卷或者接收访谈时,面对不同问题,即使不能够反应其真实想法,也习惯于说出特定答案(如“同意…,同意.....”)的一类错误。

手工检索(Hand searching):一种文献综述方法。针对特定感兴趣的领域中,查看所选期刊的目录中的每一篇文章。

霍桑效应(Hawthorne effect):是指人们因为知道自己在被观察,而有意识地改善自己的行为的一种偏倚。

风险比(Hazard ratio):两个风险函数的比值。比如比较两个人群中事件(如死亡)发生率在某时间段上的比。

健康信息学(Health informatics):将信息科学和计算机科学中的先进技术应用于健康数据的编制和分析的一门学科。

健康研究(Health research):就是调查那些可能促进或损害人类身体、心理、社会适应度的生物、社会经济、环境等,一系列广泛存在因素的研究。

异质性(heterogeneity):研究对象间差异的大小。

异方差性(heteroscedasticity):是指线性回归模型中变量之间的异质性。当最佳拟合优度的线性回归模型,其残差分布不均匀时,线性回归模型存在异方差性。

分层线性模型(Hierarchical linear model):依据暴露(如普查数据和所属国家)水平程度的高低来进行调整的一种多层回归模型。

健康保险与责任法案(Health Insurance Portability and Accountability Act,HIPAA):在美国实行的一类旨在保护患者的法规。

直方图(Histogram):用来表示比例或区间数据的一类图表。表中的 X 轴表示效应值,Y 轴表示事件发生的频数。

历史性队列研究(Historic cohort study):根据过去某个时间节点的暴露情况来招募志愿者,通常还会测量已经发生的结局(但是要在基线暴露已经建立之后发生)的一种队列研究,也被称为回顾性队列研究(retrospective cohort studies)。

同质性(Homogeneity):研究对象间相似程度的大小。

同方差性(Homoscedasticity):是指线性回归模型中变量间的同质性。当最佳拟合优度的线性回归模型残差分布均匀时,线性回归模型存在同方差性。

特定样式(House style):特定杂志或出版商用来规定拼写、引用样式和其他格式细节的样式表或指南。

HRQOL:生命质量评价。

I^2统计量(I^2 statistic):在一个依据正在合并研究数量的 Q 统计量的荟萃分析中,用来检测研究中异质性程度的统计量。

IACUC:动物管理委员会。

ICD codes:国际疾病与健康问题统计学分类。

国际医学杂志编辑委员会(ICMJE):该委员会提供广泛应用于健康科学领域的文献格式以及来源标准的指导。

影响因子(Impact factor):Thomson Reuter 公司每年公布,由某一杂志中某篇文献在出版后一两年内被引用的次数决定。

发病率(Incidence rate):在一段特定时间内,人群中新发病例人数除以人群中所有暴露人数。

发病率指数(Incidence rate ratio,IRR):在队列研究中,是最常用的测量相关关系的指数,用来比较暴露组与非暴露组的发病率的大小。

独立人群(Independent populations): 在该人群中,任何一个个体都只能属于正在进行比较的其中一个组。例如在病例对照研究中,每个参与者都只能是病例组或对照组的一员,并且对照人群是独立的。

独立变量(Independent variable):在一个统计模型中,用来预测一些结局变量的值的变量,也被称为预测变量(predictor variable)。

独立样本 T 检验(Independent-samples t-test):在两个独立人群之间,比较变量的平均值大小的一类统计学检验方法,也被称为两独立样本 T 检验(2-sample t-test)。

深度访谈法(In-depth interview):一位访谈者在一至两小时内,采用开放式问题对一名关键受访者进行询问,然后进行转录使内容可以被编辑,这种方法就是深层访谈法。

间接年龄调整(Indirect age adjustment):在人群年龄或其他健康数据未知的情况下,可以采用间接年龄调整方法。

间接开销(Indirect costs):与开展一项特定研究的直接开销相对应,是指维持研究机构的一般开销。

个体匹配(Individual matching):在该研究中,每一个病例组中的个体都与对照组中的一个特定个体相匹配,例如一个基因学亲属。该方法也被称为成对匹配(matched-pairs matching)。

推断统计(Inferential statistics):基于研究人群的样本数据来概括整个人群的总体特征,推断必须是基于证据做出。

非正式信息来源(Informal sources):网站、字幕新闻、报纸和其他没有经过同行评审和一般不会被正规文献引用的信息来源。

知情同意书(Informed consent):在审阅研究计划的基本信息后,参加研究的个体做出的自愿决定。

稿约(Instructions for authors):一个杂志的征稿要求,其中会对原稿的格式提出要求,也被称为作者指南(author guidelines)。

意向治疗分析(Intention-to-treat analysis):分析所有参与者的实验数据,即使参与者不完全顺从所设计的干预措施,也要进行分析,也被称为指定治疗分析(treatment-assigned analysis)。

交互项(Interaction term):可能会以加法或乘法的方式改变两个变量之间的关系的

第三变量。

组间相关(Intercorrelation):在一个测量工具里,两个或更多相关测试项目,测量同一概念的不同方面。

内部一致性(Internal consistency):衡量一个测量工具中的测试项目是否能反应同一概念的不同方面,内部相容性能够用 Cronbach's alpha,KR-20 和其他指标来进行评估。

内部资金(Internal grants):由研究者所在的学校或项目负责人提供的研究基金。

内部效度(Internal validity):反映一个研究能否明确检验出它本身所想检验的参数指标。

观察者间一致性(Inter-observer agreement):不同评分者评价研究参与者之间的一致程度,也叫评分者间一致性。

评分者间一致性(Inter-rater agreement):不同评分者间一致程度,也叫观察者间一致性。

内变量(Internal variable):一种数值变量,在内变量中,"0"不代表什么都没有(例如 0℉不代表完全没有热量,因为还可能测量到低于 0℉的温度)。

干预性研究(Intervention study):在研究中,参与者被分配到接收特定暴露的组,也称作实验性研究。

访谈(Interview):研究者口头询问参与者问题并且记录参与者回答的过程。

引言部分(Introduction section):科学报告的第一部分,该部分呈现基础理论、提供关键定义、阐述研究目标,也称作背景部分。

四分位距(interquartile range,IQR):取数据 25%和 75%的中间部分,即取中间 50%的数据。

伦理委员会(Institutional Review Boards,IRBs):研究伦理委员会将承担保护参与研究者权益的责任。

期刊引用报告(Journal Citation Reports):由 Thomson Reuters 主编,每年出版的刊物。该报告基于影响因子和其他度量标准提供同行评审期刊的鉴定性评估。

KAP 调查(KAP survey):一种常见的调查类型。询问参与者的学历、态度(或者信仰、观点)和经验(或者行为)等。

Kaplan-Meier plot:表现受研究人群的累计生存率的时间图。

Kappa 统计量(Kappa statistic):用于一致性检验,在一次研究中,检验两个测量员的结果的一致性。

肯德尔 τ:当一个有序变量改变时,预测另一个有序变量的改变程度的统计测量指标。

关键受访者(Key infromants):在定性研究中,通过目的抽样抽选出的一组特定人群。

关键词(Keyword):在数据库搜索中的一个单词、文献主题词或短语。

KR-20:是 Kuder-Richardson 20 表格的缩写,是一种测量问卷条目内部相关性的方法。

Krukal-Wallis H 检验(Krukal-Wallis H test):在三个以上独立人群中,比较他们的一个有序变量中位数大小的一种统计学检验方法。

峰度(Kurtosis):描述正态分布的起伏程度的一种方法。

最后作者(Last author):一个指导新研究者进行研究或者将名字列在作者名单最后的富有经验的研究者。

领导作者(Lead author):通常是在创作文献时贡献最大的那个人,也被称为第一作者(First author)。

领导研究者(Lead researcher):通常是在项目中做大部分工作的研究者。

尖峰态(Leptokurtic):一种起伏很大的数据分布曲线。

询问信(Letter of inquiry):一封给科研基金审批机构的信。内容为初步的研究计划,目的是使审批者可以初步了解研究计划以便决定是否让受审者提供完整的计划。

合作意向书(Letter of intent):一封写给科研基金审批机构的信,内容包括初步研究计划和提交完整计划意向。

Levene 检验(Levene's test):检验不同组方差一致性的统计学方法。

寿命表(Life table):一种描述人群中条件或累计生存率的精算表。

似然比检验(Likelihood ratio(LR)tests):一种评估检验精确性的概率比。

李克特量表(Likert scale):一种询问受访者偏好的,具有等级条目的量表。例如:有 1—5 五个选项,1 表示极不同意,5 表示非常同意....

逻辑效度(Logical validity):评价研究的调查项目是否能受到领域内专家们的一致认可,是否能很好的概括主要研究内容。也被称为内容效度(content validity)。

Logistic 回归模型(Logistic regression model):当结局变量是二分类变量时使用的一种回归模型,也被称为 logit 回归模型(logit regression models)。

Logit 回归模型(Logistic regression model):当结局变量是二分类变量时使用的一种回归模型,也被称为 Logistic 回归模型。

时序检验(Log-rank test):一种比较两组人群的生存率大小的统计学检验方法。

LOINC codes(Logical Observation Identifiers Names and Codes):逻辑观察标识符名和代码。通常用于实验记录过程中。

纵向队列研究(Longitudinal cohort study):一种在一定时间内,连续追踪一组特定人群的代表成员的研究方法,也被称为定组研究(panel study)。

失访(Loss to follow-up):在一个前瞻性或纵向性研究中,因参与者丢失、搬家、死亡或者停止回馈等原因,不能继续对参与者进行追踪的现象。

阳性似然比(LR+):用来检验诊断性试验是否能够预测疾病的发生(真阳性率与假阳性率之比)。

阴性似然比(LR-):用来检验诊断性试验是否能够预测疾病的消失(真阴性率与假阴性率之比)。

潜伏变量(Lurking variable):一种可以使暴露与结局变量之间关系的显著性增加或减少的潜在混杂因子,也被称为第三变量(third variable)。

M&E: monitoring and evaluation 的缩写,监测与评价。

机器学习(Machine learning):一种从人工智能衍生出来的数据分析方法。计算机通过反复运行多轮数据分析来“学习”一个数据集。

重大修改(Major revision):依据审稿人意见对原稿进行大幅修改,然后重新投递,接收另一轮审稿。

多因素协方差分析(MANCOVA):multivariate analysis of covariance 的缩写。当比较多个独立变量时,可以用来控制潜在混杂因子。

Mann-Whitney U 检验(Mann-Whitney U test):在两个独立人群间,比较有序变量中位数大小的统计学检验方法,也被称为 Wilcoxon 秩和检验(Wilcoxon rank sum test)。

多重方差分析(MANOVA):multivariate analysis of variance 的缩写。当有多个独立变量时,用来检测不同组平均值之间的差异。

Mantel-Haenszel:一种调整测量相关关系的加权方法。

遮掩法(Masking):一种使参与者(有时也包括部分实验操作人员)不知道自己处在阳性干预组还是对照组的实验设计方法,也被称为盲法(blinding)。

配对匹配(Matched-pairs matching):在该研究中,每一个病例组中的个体都与对照组中的一个特定个体相匹配,例如一个基因学亲属。也被称为个体匹配(individual matching)。

配对比值比(Matched-pairs OR):一种特殊的比值比。分子为病例组接收暴露而对照组没有接收的配对组数,分母为病例组没有接收暴露而对照组接收暴露的配对组数。

配对 T 检验(Matched-pairs t-test):在一个人群中检验两次或在一对配对的人群中进行检验的统计学检验方法,检验的内容是比较其中的区间变量或比值变量的值。

匹配(Matching):在病例对照研究中,为每个病例组成员匹配一个以上的,人口统计学特征相似的对照组成员,或者在队列研究中,为每个暴露组成员匹配一个以上的,人口统计学特征相似的未暴露组成员。

最大值(Maximum):在一个数据集中最大的数值。

McNemar's 检验(McNemar's test):一种比较二元变量或名义变量值的统计学检验方法,通常在一个人群中检验两次或针对两组匹配人群进行检验。

平均值(Mean):变量值的平均数。将所有问题的回答的值相加,除以总回答问题人数即可得到。

中位数(Median):将所有数据从小到大依次排列,中间的值即为中位数。

导师制(Mentorship):导师对学生提供职业发展建议和指导的正式或非正式关系。

医学主题词表(MeSH):Medical Subject Headings 的缩写,是在 MEDLINE 上进行搜索的词典。

Meta 分析(Meta-analysis):在一个系统分析中,将结果相似的研究进行合并的分析方法。

方法部分(Methods section):一个科学文献的第二部分,阐述数据收集和处理的具体过程。

最小值(Minimum):在一个数据集中最小的数值。

小修改(Minor revision):依据审稿人意见进行小幅度修改,重新提交文献接收编辑性审阅,然后会被告知文献接收情况的最终结果。

错分偏倚(Misclassification bias):一种由于参与者没有被正确分组的而产生的偏倚,例如在病例对照研究中,本应进入对照组的参与者被错分入病例组中。

混合研究方法(Mixed methods):在一个研究中既使用定量研究方法也使用定性研究方法。

极大似然估计法(MLE): maximum likelihood estimation 的缩写。通常用来在回归模型中,寻找能够解释结果最好的参数估计值。

模式(Mode):回答者对某个问题最常见的回答。

监控(Monitoring):为了确保正在进行的项目按计划进行而采取的不间断评估。

死亡率(Mortality rate):在一特定时间内,人群中因各种原因死亡的人数占总人口的比重。

多重共线性(Multicollinearity):在一个回归模型中,两个以上的变量高度相关。这种冗余意味着其中的一个以上的变量系数高度不准确。

多层统计分析模型(Multilevel model):依据暴露(如普查数据和所属国家)水平的程度高低来进行调整的一种统计学模型。

多重线性回归(Multiple linear regression):用来检验几个比值、区间或名义预测变量与一个比值或区间结局变量间的关系。

多重 logistic 回归(Multiple logistic regression):用来检验几个比值、区间或名义预测变量与一个名义结局变量间的关系。

多变量分析(Multivariable analysis):同时分析 3 个及以上的变量的多重回归分析的方法。

叙说分析(Narrative analysis):一种运用成熟理论来理解个人故事的定性研究分析

方法。

叙事研究(Narrative inquiry):一种检验个人自传、信件、家族故事和其他记录的定性研究方法。用来理解人们如何构建自己的身份和社会关系。

叙述性综述(Narrative review):是指用文献中的证据来支持"图",而不涉及文献的系统搜索的一种第三分析法。

自然实验(Natural experiment):在实验中,独立变量不受实验人员的控制,而受外部力量影响。这种实验称之为自然实验。

自然语言处理(Natural language processing):一种用于分析定性和社交媒体数据的机器学习算法,可以检验现实生活中人们如何说话和写作。

真阴性率(Negative predictive value,NPV):即按照筛检被判断为阴性的人,实际未患病的百分比(与金标准相比)。

NNH:在特定时间内,为了引起 1 例某种不良事件,进行某种干预所需要的人数。

NNT:在特定时间内,为了防止 1 例某种不良结局,进行某种干预所需要的人数。

免费延期(No-cost extension):没有更多的资金注入的情况下,使项目结束时间稍稍延长。

名义变量(Nominal variable):一种分类变量,其效应没有固定的顺序或等级。

非劣性试验(Noninferiority trial):旨在说明一种新的干预措施并不差于其他控制措施的实验性研究。

无害(Nonmaleficence):不造成伤害的某些事物。

非参数检验(Nonparametric test):对总体分布不作要求的统计方法。

非随机抽样偏倚(Non-random-sampling bias):人群总体中每个个体被抽取到样本中的概率不同,所造成的偏倚称之为非随机抽样偏倚。

非递归模型(Nonrecursive model):一种因果分析模型,其因果途径是双向的。

无应答偏倚(Nonresponse bias):同意参加研究的人群与未参与研究的人群特征不同,所造成的系统误差称之为无应答偏倚。

正态分布(Normal distribution):呈钟形曲线,中间有峰的直方图,又称为高斯分布。

零假设(Null hypothesis):当两个以上的正在进行比较的值没有差异时,用来描述统计学检验期望的假设。

分子(Numerator):比值中居于上方的数字,如"A/B"中的"A"

纽伦堡法案(Nuremburg Code):关于实验伦理的准则,成文于 1947 年,关于人类自愿参与实验研究的实验伦理准则。

观察性研究(Observational study):实验对象不需改变个体行为的非实验性研究,相反,干预性研究要求参与者接收某种暴露。

观察偏倚(Observer bias):观察者或实验者基于实验对象的组别,有意或无意地对其进行不同地评估，如对病例对照研究中的病例组和对照组有不同的评估。

可能性（Odds）：某事件可能发生的概率与不发生的概率的比值，如某人有25%的概率患某病，75%的概率不患某病，则其可能性为25%/75%=0.33。

比值比（Odds ratio，OR）：两个比值的比，分母代表参照组，OR值是病例组的暴露比值与对照组的暴露比值之比。

ODE：普通微分方程的英文首字母缩写，该方程可用于描述数学模型中隔室之间的流动。

OLS：普通最小二乘法的英文首字母缩写，该方法通常用于在线性回归中找到最佳拟合直线的方法。

单样本 *t* 检验（One-sample t-test）：用于将定量变量的平均值与所选值进行比较的统计检验。

单侧 *P* 值（One-sided p-value）：在选择假设中，当指定某侧有意义时，用统计学检验测定的 *P* 值。

单因素方差分析（One-way ANOVA）：用于比较三个或三个以上独立样本中比值变量（或区间变量）平均值的统计检验方法，又称为 *F* 检验。

本体论（Ontology）：关于生命、变化过程、存在、现实和真相的本质的研究。

开放获取的费用（Open-access fee）：作者支付给杂志社的费用，以使其文章可被网上读者免费获取。

开放式问题（Open-ended questions）：调查或问卷问题中，允许被调查者自由发挥的问题，又称为自由回应的问题。

开放人群（Open population）：研究人群滚动入组，又称为动态人群。

OR：相对危险度的英文首字母缩写。

口头同意（Oral consent）：参与者仅是口头上同意，虽然有他人见证，但是没有在同意书上签字的一种知情同意方式。

口头汇报（Oral presentations）：在大会上，通常持续15分钟的口头演讲。

有序变量（Ordinal variables）：按照从好到不好，多到少或其他模式排序的效应变量。

独创性（Originality）：一项新的研究项目，其方方面面都是新颖的，并将对健康科学做出独有的贡献。

结局（Outcome）：实验性研究或观察性事件的终点，如队列研究中疾病的发生。

结局变量（Outcome variable）：统计模型中，研究输出或结果变化的变量，又称为独立变量。

离群值（Outlier）：计量资料中与其他数值差异较大，超过期望范围的数值。

间接费用（Overhead）：研究的间接成本，例如维护基础设施和管理合法活动的成本。

匹配过度(Overmatching):病例组和对照组、暴露组和非暴露组在许多特征上过度匹配,所造成的可能的统计偏倚。

版面费(Page charge):一些杂志社根据文章最后版本的页数,要求收取的费用,又称为刊登费。

刊登费(Page fee):一些杂志社根据文章最后版本的页数,要求收取的费用,又称为版面费。

版面校样(Page proofs):稿件的复印版本在出版之前先交给作者审阅,又称为校对版样。

固定群组追踪研究(Panel study):对所选择中人群中有代表性的个体进行一段时间的跟踪,又称为纵向队列研究。

参数检验(Parameteic tests):假定待研究的变量有特定的分布特征,通常要求符合正态分布或近似正态分布的检验方法。

参与观察法(Participant observation):一种现场观察的定性方法。把有经过培训的观察者作为成员被纳入到研究对象中。

因果分析(Path analysis):一种因果分析策略。采用回归模型检验变量之间的因果模式,假设所有因果关系都是单向的递归模型。

PCA:主成分分析的英文首字母缩写。可以提供关于评估工具中哪些项目是冗余或不必要的并可被删除的信息。

皮尔森相关系数(Pearson correlation coefficient):两个定量变量间关联强度的指标。

人时(Person-time):用于计量不同时间段内研究人群不同个体被观察的时间的方式,单位如人年或人月。

现象学(Phenomenology):一种定性研究方法。旨在了解参与者如何理解其个人独特的生活经历并从中找到意义。

Φ 系数(Phi coefficient):用于预测一个二元变量值的变化随另一个二元变量值变化的统计度量。

影像发声法(Photovoice):一种定性研究技巧。参与者拍摄一些他们认为能够代表其所在社区的照片,而后分享他们想要在这些图像中捕获的他们的生活体验的那些方面。

PICOT:患者/人群、干预、比较、结局、时间框的英文首字母缩写。一种有利于提出临床研究问题和设计干预研究方案的框架。

饼状图(Pie chart):圆圈中每个楔形或扇形表示对一个问题持特定答案的参与者人数的百分比,每个切片的百分比值相加必须为 100%。

初步试验(Pilot test):小规模的初步试验,以评估全实验方案的可行性。

安慰剂(Placebo):实验性研究中使用的空白对照,比如在积极的药物治疗中,用糖片作为对照组用药,活性物质注射中用生理盐水作为对照组注射,在积极的治疗过程中对照组用假手术设计使其看似是真实的临床治疗。

剽窃(Plagiarism):没有经过适当授权便使用他人的点子、言论或图像。

平峰曲线(Platykurtic):直方图的分布曲线相对扁平。

点估计(Point estimate):通常与95%置信区间一起展现的研究总体的统计量,这可能会提供关于目标人群统计量的额外信息。

人群(Population):一组或亚组个体、社区或组织,研究通常严格区分目标人群、源人群、样本人群和待研究人群。

人群研究(Population-based study):使用随机抽样方法使样本人群可以代表普通人群的横断面研究、前瞻性的队列研究或其他类型的研究,以简便抽样法或从患者和职业人群中抽样的研究都不是以人群为基础的研究。

人群健康研究(Population health research):以人群为研究单位的健康研究,其研究对象不是检测分子、基因、细胞或其他更小的生物成分。

真阳性率(Positive predictive value,PPV):筛检试验阳性者,真正患有目标疾病(按照金标准患)的可能性。

海报讨论会(Poster sessions):研究人员在专题学术会议或专业大会上的海报展示或讨论。

后实证主义(Post-positivism):一种定性研究的范例,研究人员旨在通过试验,验证关于世界是如何运作的理论,但他们承认人类行为的不可预测性降低了某些实证性实验的有效性。

功效(Power):统计检验能发现总体和样本差异的能力。统计分析的样本量大,检验的功效就会增加

PPTs:人间、空间、时间的英文首字母缩写,三者均是病例定义和描述性研究的重要组成部分。

实证主义(Pragmatism):定性研究的范例,研究人员认为现实是情境性的,可以使用任何研究工具和框架来尝试了解一个特定的问题,从而使问题得到解决。

概要(Précis):一或两句话简要概括研究的主要发现。

精确度(Precision):在调查工具、诊断性实验或其他评估工具中,类似问题的答案一致性较高或重复多次评估产生相同结果。又称为可靠性。

掠夺性开放存取期刊(Predatory open-assess journals):不提供与合法期刊有关的质量编辑和出版服务,而收取作者隐性出版费用的杂志社。

预测效度(Predictive validity):当新测试与相关领域的后续测量相关时,测量仪器

显示的有效性。

预测变量(Predictive variable):统计模型中用来预测某些结局变量的变量,又称为自变量。

预印本(Preprint):在把文章发至杂志的特刊之前,杂志社先把校对好的 PDF 文件传至网上。

预案(Pre-proposal):投资方为了确认研究计划是否符合要求,在获得完整的研究计划之前,要求收到的简要的研究方案。

预先测试(Pretest):小规模的初步研究,用于评估新调查工具效用,又称为预备试验。

患病率(Prevalence rate):研究中具有特定特征(疾病)人口所占的百分比。

患病率比(Prevalence rate ratio,PRR):通过求比值,比较两个独立样本相同变量的流行率,位于分母位置的是参照组。

现况调查(Prevalence study):通过从总体中抽取有代表性的样本,并估计特定时间内人群接收某种暴露的比值的研究,又称为横断面研究。

主要研究者(Primary investigator,PI):在一项研究计划中承担主要责任的研究者,其责任包括:确保实验按照流程进行,预算得到合理管理,在出现任何不良结局时,立即上报研究机构的伦理委员会。主要研究者通常由教授或高级雇员担任。

初步研究(Primary study):从个体收集到的新数据集。

PRISMA:Preferred Reporting Item for Systematic Reviews and Meta-Analyses 的缩写,系统评价和 meta 分析首选报告项目的写作清单。

隐私(Privacy):研究的参与者有权选择自己哪些信息不被披露。

概率抽样(Probability-based sampling):保证总体人群中每个人有相同的概率被选入研究对象的方法。

加工费(Processing charge):某些出版社在接收文章并发表前,对每篇文章收取的费用,但这不一定使文章能够被公开获取。又称为处理费。

处理费(Processing fee):某些出版社在接收文章并发表前,对每篇文章收取的费用,这不一定使文章能够被公开获取,又称为加工费。

程序(Program):一组计划的总称。

项目评估(Program evaluation):通过系统性的收集和总结相关信息来回答关于计划、项目或政策的有效性和效率信息。

项目(Project):特定的、限定时间的(研究)活动。

项目说明(Project narrative):在研究计划或预案中说明的研究目标和方法。

倾向得分匹配(Propensity score matching):调整协变量,预测概率的一种统计技术。

死因构成比(Proportionate mortality rate):死于某种原因的人数占总死亡人数的百

分比。

提案(Proposal):书面请求批准或资助研究项目。

前瞻性队列研究(Prospective cohort study):将研究对象按照有无某种暴露,纳入到队列研究中,并及时随访,发现疾病事件。

前瞻性研究(Prospective study):及时对研究对象进行随访的研究。

受保护的健康信息(Protected health information,PHI):按照法律规定,有关个体健康史和健康状态的信息需要进行保密。

操作手册(Protocol):详细描述研究对象纳入、数据收集、分析全过程的书面研究计划。

临时接收(Provisional acceptnce):来自杂志社的通知,即作者按要求修改原稿并提交的话,文章最后会被接收。

发表偏倚(Publication bias):与结果无意义的文章相比,结果有统计学意义的文章更有可能发表,由此造成的偏倚。

PubMed:美国国家医学图书馆提供的超过 2500 万篇摘要的服务。

目的抽样(Purposive sampling):根据研究对象的特殊情况将其纳入定性研究中的非概率抽样方法。

P 值(p-value):在零假设成立的条件下,出现统计量目前值及更不利于零假设数值的概率。p 值很小则代表“不大可能”犯假阳性错误。

QALY:质量调整寿命年的英文首字母缩写,通常用在卫生经济学中量化人口健康状况的增长。

QOL:生命质量的英文首字母缩写。

Q 统计量(Q statistic):meta 分析中运用的一种统计检验方法,用于检验纳入的研究是否有差异,又称为 Cochran Q 统计量。

定性研究(Qualitative research):一种结构化或半结构化的方法。运用加入观察性参与者、深入访谈、聚焦小组讨论和分析文本数据等方法,以确定主题和模式,并制定新理论。

定量研究(Quantitative research):一种基于调查的结构化方法,用于统计上的假设检验。

四分位数(Quartiles):将数据集划分成四个相同大小的有序部分。

准实验设计(Quasi-experimental designs):用非随机方法将研究对象分配至干预组或对照组的实验性研究。

问卷(Questionnaire):用于收集研究对象信息的一系列问题,又称为研究工具。

R&R:修改和再提交的英文首字母缩写。一般发生于杂志社要求作者按照审稿人意见修改原稿,并再次提交至杂志社以进行新一轮讨论。

随机效应模型(Random effects model):当 meta 分析中纳入的研究变异性(即异质性)很大时,需要用到的统计模型。

随机拨号(Random-digit dialing):通过计算机生成的未经筛选的电话号码列表。

随机化(Randomization):在实验性研究中将参与者随机分配至暴露组与对照组,以达到偏倚最小化。

范围(Range):一组变量中最小值和最大值的范围。

等级变量(Ranked variables):按照最好到最坏、最多到最少或其他方式排序的分类变量,又称为有序变量。

相对危险度(Rate ratio,RR):两个率的比值,分母是参照组(比较组),又称为相对率、危险度比或相对危险度。

比例变量(Ratio variable):在图表上可以被标注的数值型变量。其中数值零表示"无"。

RCR:负责任研究行为的英文首字母缩写。它是研究伦理培训的一个常见组成部分,着重强调合作研究的专业精神。

RCT:随机对照研究的英文首字母缩写,是健康研究中最常见的实验研究设计之一。

实证综合(Realist synthesis):一种定性分析技术,使用系统的流程找到并解释某些项目成功的原因,以及其他项目失败的原因。

REC:研究伦理委员会的英文首字母缩写。

回忆偏差(Recall bias):发生于病例对照研究中,病例组和对照组对既往事件回忆不同所造成的偏移。

重新编码(Recoding):在数据集中使用一个或多个变量生成一个新变量的过程。

调和(Reconciliation):解决研究人员财务记录与托管研究人员补助金(或合同账户),在机构编制报告间的任何差异的过程。

递归模型(Recursive model):指单向因果关系的分析模型。

参考标准(Reference standard):指用于与新的诊断实验做对比的已经存在的"金标准"。

回归模型(Regression model):为研究多个自变量(预测变量)与一个因变量(结局变量)关系建立的统计模型。

拒绝并重投(Reject and resubmit):来自杂志社编辑的拒绝信,要求作者对原稿进行修订,并将修稿后的稿件投在该杂志上。大多数的拒绝信有说明同一稿件的不同版本不被同一杂志所考虑,但是通常的结果类似于"修订和重投"。

可信度(Reliability):同一研究问题回答的一致性或重复多次测量所获得结果的一致性,可以证明一份问卷、诊断实验或其他的评估工具的质量。所以又称精确度。

重复横断面研究(Repeated cross-sectional study):在两个或多个不同时间点内,从同一人群中进行抽样的研究。这与纵向研究不同,因为在纵向研究中,随访的是同一人群。而在重复的横断面研究中,一组新的参与者会进行一轮新的数据收集。

重复测量的方差分析(Repeated-measures ANOVA):指比较两个或多个人群中非连续性变量差异的统计学检验方法。

重复研究(Replication studies):在一个新的人群中进行一项研究,目的是去证实原始研究结果是否存在偶然性。

代表性(Representativeness):研究样本所能代表样本来自人群的程度。

申请须知(Request for applications,RFA):指基金组织公布的告示,目的是从研究者中寻找有意愿开展基金组织感兴趣的研究主题的申请者。

征询方案(Request for proposals,RFP):指基金组织公布的告示,目的是告知研究者,基金组织所感兴趣的关于主题的一些提议。

研究(Research):为了发现某一新问题,系统地、仔细地开展调查的过程。

残差(Residual):回归模型中某自变量所对应的因变量,与最优回归模型上该自变量对应的因变量的垂直距离。

尊重自主(Respect for persons):强调研究者自主研究的基本原则。

结果部分(Results section):是典型科学报告的第三部分,包括主要结果的文字、表格、图等。

撤销(Retraction):由于较大误差或处理不当,从已被接收的科学文献中清除发表过的文章。

回顾性队列研究(Retrospective cohort study):一种队列研究,收集研究对象在过去某些时间点的暴露状况和已经发生的结局信息(但是发生在暴露之后)。故又称历史队列研究。

修订和提交(Revise and resubmit,R&R):作者被邀请编辑一篇文章来回应评审者的评论,然后再把它寄回去进行下一轮的评审。

危险因素(Risk factor):增加个体患病或某结局发生可能性的某暴露因素。

ROC 曲线(ROC curve):受试者工作特征曲线的英文首字母缩写。是一张绘制了诊断测试不同可能截止点的真阳性率与假阳性率的关系图。

RR:相对危险度的英文首字母的缩写。

样本人群(Sample population):是来自与源人群且参与研究的人。

样本量(Sample size):在统计数据中观察者的数量(即样本人群中的个体数)。

样本量的计算(Sample size calculator):在定量研究中,确认参加研究人数的工具,也被称为为样本量估计,因为样本量的大小是基于一些样本人群的特征估计得来的。

抽样框(Sampling frame):一个含有目标群体的集合,潜在的研究参与者就是从这个集合中选出来的。故又称源人群。

二次研究(Secondary study):对现存数据或健康记录的数据分析。

选择偏倚(Selection bias):当选出来的样本不能代表源人群时引起的偏倚。

自行管理的调查(Self-administered surveys):由参与者自行完成的调查问卷,可以使用纸质版或者在网络上完成调查。

SEM:结构方程建模的英文首字母缩写。用最大似然估计回归模型去检验复杂因果关系的分析策略。

半结构式访谈(Semi-structured interview):对已经选择好某个主要信息的主题,以开放性问题的形式进行访谈。记录被访者的回答,并观察肢体语言或其他非语言交流。

资深作者(Senior author):指经验丰富的研究者,资深作者可以指导较为年轻调查员的工作,在科学原稿的作者排名中会被写在最后面。

资深研究者(Senior researcher):指可以指导较为年轻的调查员,工作经验丰富的研究者。

灵敏度(Sensitivity):检测结果正确的判断为患病的概率。

敏感性分析(Sensitivity analysis):统计方法或结果的稳健性测量。

检验水准(Significance level):零假设被拒绝,则可认为统计学结果有统计学意义的 P 值(通常 $P=0.05$)。

有效数字(Significant figures):小数点后数字的数目。

简单线性回归(Simple linear regression):检查一个预测变量与一个结局变量之间是否有线性关系的模型。

简单随机分组(Simple randomization):使用掷硬币、随机数字产生器或其他简单机制将个体随机分配到实验的任意一个暴露组。

同时多元回归(Simultaneous multiple regression):在一个模型中将所有的预测变量都纳入,而不是用逐步的方法一个一个纳入。

单盲(Single-blind):在实验性研究中研究对象不知道他们是在实验组还是对照组。

SIR 模型(SIR model):是描述人群中的易感个体是怎样被感染的,又是怎么由于免疫而康复的感染机制模型。

偏度(Skewness):非对称分布的直方图有一侧距峰值的距离较另一侧远,呈左偏或右偏。

跳过(Skips):在访谈中,因之前一个问题的选择,导致接下来的问题不需要回答而跳过。如,研究对象从来不使用烟草制品,那他们可以跳过关于吸烟习惯的所有问题不回答。

滚雪球(Snowballing):一种文献回顾方法。查找符合的文献中被引用的每一篇文章,目的是去找到相关的新资源同时索引范围不会太宽。

请求建议(Solicited proposal):在资助者联系研究人员,邀请提交提案后,研究人员提交的资金申请。

源人群(Source population):一个含有目标群体的集合,潜在的研究参与者就是从这个集合中选出来的。故又称抽样框。

Spearman 秩相关系数(Spearman rank-order correlation,ρ):根据一个等级变量(或有序变量)的值变化量,去预测另一个等级/有序变量的值的变化。

专业知识(Specific knowledge):特殊研究中的专业知识,如统计、实验室的报告,需要从引文或参考文献中获得的专业知识。

特异性(Specificity):检测结果正确的判断为未患病的概率。

离散性(Spread):一种描述数值变量的变异性和分布的方法,故又称离差。

电子表格(Spreadsheet):一种交互式计算机应用程序,以表的形式组织和存储数据。

标准差(Standard deviation):指测量正态分布宽度的方法,是由方差的算数平方根计算得来。在正态分布中,有68%的数据会落在不低于且不高于均值的一个标准差范围内,有95%的数据会落在不低于或不高于均值的两个标准差内。

标准误差(Standard error):指测量正态分布宽度的方法,由标准差除以样本量的算数平方根获得。

治疗标准(Standard of care):在实验性研究中,用于与新的研究方法作对比的现有的治疗方法(如目前最有效的治疗方法或在开展研究的地方经常使用的方法)。

多元逐步回归(Stepwise multiple regression):指系统地添加或移除预测变量到回归模型,使得建模效果最佳。

随机模型(Stochastic model):一个数学模型,其输入的值会根据概率分布而改变,所以每次运行模型时,结果都是不同的。

分层随机化(Stratified randomization):在实验性研究中,将研究对象随机分配到某一暴露组之前,首先将研究对象分成不同的子集。相较于简单随机方法,这种方法的优势是可以将某一子集的研究对象均匀分配到某一治疗组。

STROBE:流行病学研究报告撰写清单的英文首字母缩略词。

结构式摘要(Structured abstract):一篇包含目的、方法、结果和结论等副标题的摘要。

研究目标(Study goal):针对一系列科学问题开展研究最终实现的目的。研究目标的确定通常需要先思考一系列有关目的和假设的答案。

研究人群(Study population):参与研究的个体。

稿费(Submission fee):指对所有稿件评审前的期刊授权的收费。稿费并不是稿件被接收的保证,即使稿件被拒绝,稿费也不会退回。

优效性试验(Superiority trial):表明一种新的干预比对照好或一样好。

调查工具(Survey instrument):为了系统地获取参与者的信息而设计的一系列问题。故又称调查问卷。

生存分析(Survival analysis):研究人群从起始的时间(如进入研究的时间或被诊断为某个特殊状态的时间)直到一些结局事件的发生,比如死亡、出院或一些其他的结局的统计学评估方法。

SWOT:鉴别优势、劣势、机遇和项目威胁的评估方法。

系统综述(Systematic review):在文献回顾中,使用事先确定和综合查找、筛选的方法识别相关文章。

表(Table):在研究报告中,用格子的形式简明展示主要的研究结果。

讨论协议(Talk-aloud protocol):在定量研究中研究对象被要求描述他们的想法和行动,故又称思考协议。

目标杂志(Target journal):研究者想要去投稿的杂志。

目标人群(Target population):研究结果应该被应用到的人群范围。

第三类研究(Tertiary study):一种回顾和综合现有文献的研究分析方法。包括叙事评论,系统评价和 meta 分析。

三分位数(Tertiles):对一个数据集按顺序平分成三个相等的部分。

检验统计量(Test statistic):指为研究假设算出的值。如 t 检验中的 t 统计量和单因素方差分析中的 F 统计量。

可检验性(Testability):指问卷中的问题具有能测量和检查的能力。

重测信度(Test-retest reliability):在调查工具或其他评估工具中,基础评估和以后每次的重新测量是同一个值。

理论框架(Theoretical framework):在发表的文献中呈现的已经建立的模型,可为新的研究提供组成和概念框架的提示。

思考协议(Think-aloud protocol):在定量研究中研究对象被要求描述他们的想法和行动,故又称讨论协议。

混杂因素(Third variable):指使得暴露因素与结局变量之间的联系增大或减小的混杂因子。

时间序列研究(Time series study):指对研究对象在多个时间点进行测量,研究某变量随时间变化规律。

变革范式(Transformative paradigm):在定性研究框架中,研究者认为,当声明社会公平问题时,真实性可以被改变。

治疗分配分析(Treatment-assigned analysis):对所有研究对象的数据进行分析,即使研究对象不完全遵循设计的研究干预。也被称为意向性治疗。

治疗接收分析(Treatment-received analysis):对那些真正按照研究设计接受了干预的研究对象,进行数据分析。

TREND:随机设计报告评估的透明性的英文首字母的缩写。

2×2 列联表(Two-by-two table):一个展示不同组合事件发生的行×列表。在流行病学分析中,列通常呈现的是疾病状态(是/否),行通常呈现的是暴露状况(是/否)。

两样本 t 检验(Two-sample t-test):一种用于比较两独立样本中连续型变量均数的统计检验法,又称两独立样本 t 检验。

双侧 P 值(Two-sided p-value):在假设检验未明确方向时,用于统计检验的概率值。

双因素方差分析(Two-way ANOVA):在双影响因素下(如性别和吸烟史),比较多组之间连续型变量均值的检验方法。

I 类错误(Type 1 error):当研究人群得出有统计学意义的结果时,而源人群并未真实存在有统计学意义的差异或联系时,I 类错误发生。

Ⅱ类错误(Type 2 error):当研究人群得出无统计学意义的结果时,而在源人群中差异或联系是有统计学意义的时候,Ⅱ类错误发生。

知情同意(Understood consent):在研究开始之前,研究对象理解研究的益处、风险、过程、权利的证据。

平均分布(Uniform distribution):变量的值大致均等地分布在每一项可能结果处的分布。

单峰(Unimodal):只有一个峰值的数值变量。

单因素分析(Univariate analysis):在一个数据集中只涉及一个变量的统计学分析。

非结构式摘要(Unstructured abstract):指没有列出目的、方法、结果和结论等部分的摘要。

有效性(Validity):调查工具,诊断试验或其他的一些评估工具,能够显示正确的答案和测量。又称精确性。

变量(Variable):一个可以被赋多个值的特性。

方差(Variance):指对正态分布宽度的测量,由每个观察值与均数差的平方和除以自由度得到。

方差膨胀因子(Variance inflation factor,VIF):对于回归模型中的自变量是否有错误和自相关性的检验。

生命体征(Vital signs)生理测量如体温和血压等。

重要统计数据(vital statistics):与出生,死亡和其他人口指标有关的人口水平测量的结果。

自愿(Voluntariness):个体听从内心意愿做出的选择。

弱势人群(Vulnerable populations):高危人群,如儿童、囚犯,这些人自主选择参与研究的能力受限。

弃权声明书(Waiver):指机构审查委员会在敏感话题的研究中,不收集参与者签署的同意书,因为他们可能因与敏感话题相联系而受到伤害。

洗脱期(Washout period):在实验性研究中患者不接收任何治疗的时期。

权重(Weighting):用于矫正抽样的统计学方法。在一个样本和源人群中矫正人口学差异,在 meta 分析中矫正样本量的差异,还适用于其他一些情况。

空格(White space):在一页打印内容中空出的区域。

Wilcoxon 秩和检验(Wilcoxon rank sumtest):用于比较两独立有序(或等级变量)样本的中位数的统计学检验方法,故又称 Mann-Whitney U test。

符号秩和检验(Wilcoxon signed-rank test):比较两组以符号编秩资料的统计学检验方法。

文思枯竭(Writer's block):指作家由于担心失败或其他一些障碍而中断写作。

YLD:是健康寿命损失年的缩写,用于疾病负担的测量。

YLL:是死亡寿命损失年的缩写,用于疾病负担的测量。

Z 值(z-Score):某观测值与均数的差占标准差的比重。

译　后　记

作为与 Kathryn H.Jacobsen 教授一同在健康领域深耕的同道，我初览《健康研究方法导论（第二版）》，便萌生出将此书翻译成册，向国内广大健康领域工作者们推广的念头。本书内容全面，案例翔实，分五个部分系统地对健康领域的整个研究过程进行详细介绍。从研究问题的识别和研究方法的选择开始，再到通过数据的收集、分析以准备正式的科学报告，最后到学术演讲和论文出版，本书通过将研究过程分解为可管理的步骤，向读者传达了一种步步为营、科学严谨的研究理念，并鼓励读者作出自己的贡献，不失为一本业内研究者必备的研究手册。

自 2016 年 10 月国务院发布《“健康中国 2030”规划纲要》以来，我国健康领域事业愈加活跃，这同时也意味着我们的科研人员需要吸收更多的相关知识，掌握更先进的科研工具。因此，在健康中国建设的大背景下，我很荣幸能接手这本书的翻译工作，希望能将最原汁原味的内容分享给国内广大的健康领域研究者，为健康中国的建设添砖加瓦，贡献出自己的力量。

本书的翻译是一项对译者自身而言卓有收获的工作。在与 Kathryn H.Jacobsen 教授隔着语种交流的过程中，我和我的团队不断地获得新的启迪，依靠本书进一步完善了我们自身的研究方法论，掌握了许多实用的科研小技巧。相信任何有过论文撰写经历的研究人员，都会经历写作的低潮时期，而作者在本书的第五部分中，特意介绍了许多成功写作的策略，希望书中的这些技巧能够帮助大家更有效率地完成研究工作，早日取得研究成果。

同时，翻译也是一项需要付出时间和耐心的工作。在翻译过程中，许多专有名词只有在查阅相关文献后才能给出正确的解释；而一些错综复杂的句式，又需进行一定的意译才能表达作者真正的想法。另外，图表的制作也是一个重要的问题，要按照原文的格式做出精美的图表同样需要花费相当的时间。在此我要感谢我的学生，他们也参与了本书的一些校对、翻译工作：田晓佳等参加了最初的翻译工作；任战、周佳仪、杨昊岷、索靖东等参与了第二、第三次校对工作；张晓彤、冯欢、夏祎祺、陈非非参与了图表制作与修改工作；陈琪豪等参与了词汇表的校对工作。正是这些学生们的齐心努力，才让本书能够尽快地与读者见面。

翻译的工作能够顺利完成，离不开一路以来同学们所做的努力。同时，我也要在此感谢人民出版社的编辑们对我工作的支持和细心的审校。

作为译者，由于水平和视野有限，翻译不当和错误之处在所难免。欢迎大家斧正，并提出宝贵建议。希望我们所作的工作能对读者有所帮助。祝阅读愉快，学有所成！

马　露

2020 年 8 月

责任编辑:洪　琼

图书在版编目(CIP)数据

健康研究方法导论:第二版/[美]凯瑟琳·雅各布森 著;马露 等 译. —北京:
人民出版社,2020.12
(全球健康学译丛/黎浩、向浩、毛宗福主编)
ISBN 978-7-01-021314-9

Ⅰ.①健…　Ⅱ.①凯…②马…　Ⅲ.①健康-研究方法　Ⅳ.①R161

中国版本图书馆 CIP 数据核字(2019)第 214083 号

原书名:Introduction to Health Research Methods: A Practical Guide
原作者:Kathryn H.Jacobsen
原出版社:Jones & Bartlett Learning
版权登记号:01-2018-2130

健康研究方法导论
JIANKANG YANJIU FANGFA DAOLUN
(第二版)

[美]凯瑟琳·雅各布森　著　马露 等　译

人民出版社 出版发行
(100706　北京市东城区隆福寺街 99 号)

北京汇林印务有限公司印刷　新华书店经销

2020 年 12 月第 1 版　2020 年 12 月北京第 1 次印刷
开本:787 毫米×1092 毫米 1/16　印张:18.5
字数:380 千字

ISBN 978-7-01-021314-9　定价:99.00 元

邮购地址 100706　北京市东城区隆福寺街 99 号
人民东方图书销售中心　电话 (010)65250042　65289539